改善
肿瘤医疗服务的
中国实践

主　　编　刘远立　张　勇

主编助理　刘美岑

编　　委（按姓氏汉语拼音排序）

白洁菲　陈　茹　陈传本　陈一非　段建春　顾雪非
郭　琛　郭武栋　黄登敏　蒋　倩　蒋昌松　冷家骅
李　凯　李　扬　廖　洪　林钊名　刘　辉　刘卫平
刘远立　路　顺　路春阳　路友华　梅　丹　孟　振
藕顺龙　彭望清　裘佳佳　饶晶晶　盛伟琪　孙　阳
孙言才　汤立晨　田首元　涂虹羽　王绿化　韦　玮
魏　来　魏　娜　魏文强　吴　静　吴晓敏　吴耀贵
肖非易　徐　波　徐　宁　徐海铭　许培文　杨　雪
伊文刚　阴　骏　于金明　张　勇　张建功　张小丹
赵东辉　甄健存　郑荣寿　朱　军　朱富忠

秘　　书　严梦瑶　裴晨阳　黄登敏　张小可　卓　纳　张馨怡

人民卫生出版社
·北　京·

图书在版编目（CIP）数据

改善肿瘤医疗服务的中国实践 / 刘远立，张勇主编 . -- 北京 ： 人民卫生出版社，2025. 6. -- ISBN 978-7-117 -38017-1

Ⅰ. R73

中国国家版本馆 CIP 数据核字第 2025XH6718 号

人卫智网	www.ipmph.com	医学教育、学术、考试、健康，购书智慧智能综合服务平台
人卫官网	www.pmph.com	人卫官方资讯发布平台

改善肿瘤医疗服务的中国实践
Gaishan Zhongliu Yiliao Fuwu de Zhongguo Shijian

主　　编：刘远立　张　勇
出版发行：人民卫生出版社（中继线 010-59780011）
地　　址：北京市朝阳区潘家园南里 19 号
邮　　编：100021
E - mail：pmph @ pmph.com
购书热线：010-59787592　010-59787584　010-65264830
印　　刷：北京顶佳世纪印刷有限公司
经　　销：新华书店
开　　本：710 × 1000　1/16　印张：25　插页：2
字　　数：348 千字
版　　次：2025 年 6 月第 1 版
印　　次：2025 年 7 月第 1 次印刷
标准书号：ISBN 978-7-117-38017-1
定　　价：98.00 元

打击盗版举报电话：**010-59787491**　**E-mail：WQ @ pmph.com**
质量问题联系电话：**010-59787234**　**E-mail：zhiliang @ pmph.com**
数字融合服务电话：**4001118166**　　**E-mail：zengzhi @ pmph.com**

主 编 简 介

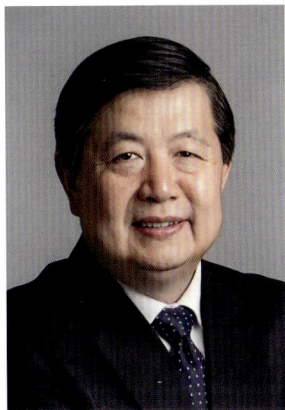

刘远立，国务院参事、北京协和医学院长聘教授、卫生政策与管理学博士研究生导师。2020—2023年担任北京协和医学院卫生健康管理政策学院执行院长，2013—2020年担任北京协和医学院公共卫生学院院长，1993—2013年执教于哈佛大学，卫生健康体系学的创始人之一。曾任哈佛大学公共卫生学院中国中心（China Initiative）创始主任，2011年创立中美健康峰会，曾任联合国千年发展目标顾问委员会委员，世界卫生组织、世界银行等国际组织以及世界500强企业的战略顾问。兼任第二、三届国务院深化医药卫生体制改革领导小组专家咨询委员会委员、中央统战部党外知识分子建言献策专家组成员、国家卫生健康委员会健康促进与教育专家指导委员会副主任委员、国家基本公共卫生服务项目专家组成员、欧美同学会留美医学专业委员会主任委员、现代医院管理能力建设专家委员会医改分委会主任委员。1993年以来，深入参与中国卫生健康领域一系列重大政策研究与战略咨询，包括《"健康中国2030"规划纲要》《中华人民共和国基本医疗卫生与健康促进法》的相关研究。出版学术专著7部，在国内外期刊上发表文章400余篇。2022年入选爱思唯尔"中国高被引学者"榜单，2022年、2023年连续入选全球前2%顶尖科学家"生涯影响力"榜单及全球前2%顶尖科学家"年度影响力"榜单。

主 编 简 介

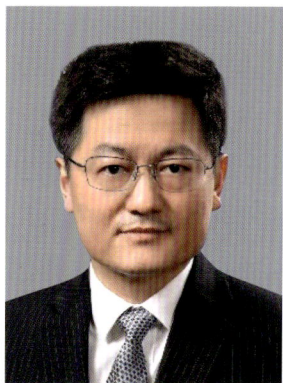

张　勇，国家癌症中心党委书记，中国医学科学院肿瘤医院党委书记，研究员，中国人民政治协商会议第十四届全国委员会委员，全国政协教科卫体委员会委员。兼任中国癌症基金会理事长、中国医院协会肿瘤医院分会主任委员、中国卫生健康思想政治工作促进会委属委管医院分会副会长。长期从事卫生监督、疾病防控、爱国卫生、医院管理、癌症防治等相关政策研究和组织实施工作，取得了丰硕的理论和实践成果。主持国家卫生健康委员会委托健康城市建设推动健康中国行动创新模式试点、中国医学科学院医学与健康科技创新工程"揭榜挂帅"项目等课题 4 项，以第一作者或通信作者身份在 *The Lancet Regional Health-Western Pacific*，*Infectious Diseases of Poverty* 等中英文学术期刊发表高质量学术论文 16 篇。清华大学——《柳叶刀》"中国健康城市"特邀报告编委会联合主席，北京协和医学院"群公学者"，获教育部课程思政教学名师等荣誉。

前　言

在全球范围内,肿瘤已成为威胁人类健康的重大疾病,其防治与管理已成为医学界和公共卫生领域的重大课题。近年来,我国在改善肿瘤医疗服务方面取得了显著的成绩。这不仅得益于政府政策的推动,更离不开医学界专家和科研工作者们的不懈努力。"进一步改善医疗服务行动计划"(2015—2020 年)是党的十八大以来,卫生健康行业认真贯彻新时代党和国家卫生健康工作方针,在大力推进新一轮深化医药卫生体制改革和健康中国建设的过程中所开展的一项重要行动,旨在全方位改善医疗服务安全、质量以及患者的就医体验。受国家卫生健康委员会的委托,我们北京协和医学院团队于2016 年至 2021 年间在 31 个省(区、市)连续五次开展了"全国改善医疗服务第三方评估"工作。我们发现,无论是从患者的角度,还是从行业发展的角度来看,肿瘤医疗服务的持续改善尤为重要。因此,在"第三方评估"项目结束后,我们受国家卫生健康委员会医政司的委托,接着开展了"改善肿瘤医疗服务中国行动"项目,采取线上线下相结合、会上培训交流与现场参观访问相结合的方式,助力我国肿瘤医疗服务水平的提高。这就是《改善肿瘤医疗服务的中国实践》这本书的由来,参与这个项目的不少专家就是本书的编者。

《改善肿瘤医疗服务的中国实践》一书力求全方位地展示我国在肿瘤医疗服务领域的探索与成就,并希望通过这本书,为全球同行提供有价值的参考和借鉴。本书分为五篇,分别是肿瘤疾病防治篇、肿瘤医疗质量篇、肿瘤医疗管理篇、肿瘤医疗资源篇和肿瘤医疗创新篇,详细呈现了我国如何通过科学防治、提升医疗质量、优化医疗管理、合理配置医疗资源、推进医疗创新,来改善肿瘤医疗服务。

肿瘤疾病防治篇详细介绍了我国肿瘤的流行现状和防治成效、肿瘤防治政策的历史进程,重点解读了我国肿瘤防治现阶段的方针和策略。

医疗质量直接关系到患者的生存率和生活质量。肿瘤医疗质量篇重点介绍了我国在提升肿瘤治疗质量方面的努力,包括规范化诊疗服务、药学服务、特定癌种诊疗服务等。

高效的医疗管理是保障医疗质量和服务的基础。肿瘤医疗管理篇涵盖医疗机构的区域联动、上下联动、医院信息化建设以及团队建设等多个方面,结合优秀的医疗管理案例,探讨如何通过科学管理优化肿瘤医疗服务。

合理的资源配置是诊疗质量和服务效率的支柱。肿瘤医疗资源篇重点展示了肿瘤医疗服务中的多层次医疗保障体系、抗肿瘤药物管理政策,以及抗肿瘤创新药物定价和采购等方面的实践经验。

医疗创新是推动肿瘤治疗不断进步的动力。肿瘤医疗创新篇介绍了我国在肿瘤医疗技术与方法上的最新突破,包括靶向治疗、免疫治疗、基因治疗等领域的前沿研究与应用。同时,本篇还将介绍我国肿瘤服务模式创新对肿瘤医疗服务的改善。

本书在编写过程中坚持科学严谨和实事求是的原则,在广泛调研和数据分析的基础上,力求内容的全面性和准确性。编写团队汇聚了国内肿瘤领域的顶尖专家和一线医护人员,确保了内容的权威性。同时,我们重点关注理论与实践的结合,通过大量实例和数据展示,使书中内容更具可读性和参考价值。

本书适合包括从事肿瘤防治研究的科研人员、临床医师、公共卫生工作者,以及医疗管理人员在内的广泛读者群体。同时,本书也可以作为辅助教学资源,帮助医学本科生、研究生深入了解肿瘤防治的最新实践经验,使他们得到启发,并将可借鉴之处应用于实际工作中。

感谢所有为本书付出努力的编者和相关工作人员谢麒等,特别要感谢本书的外部审稿专家张薇、马晶、文进、杨莉、胡瑛,没有你们的辛勤工作,本书难以面世。希望本书的出版能够为推动我国肿瘤防治事业的发展贡献力量。

　　尽管在编写过程中力求完美,但由于时间和水平有限,书中难免存在疏漏和不足之处,恳请读者指正。

刘远立　张　勇

2025 年 5 月 10 日

目　录

Ⅰ　肿瘤疾病防治篇

Ⅱ　肿瘤医疗质量篇

Ⅲ　肿瘤医疗管理篇

Ⅳ　肿瘤医疗资源篇

Ⅴ　肿瘤医疗创新篇

I

肿瘤疾病防治篇

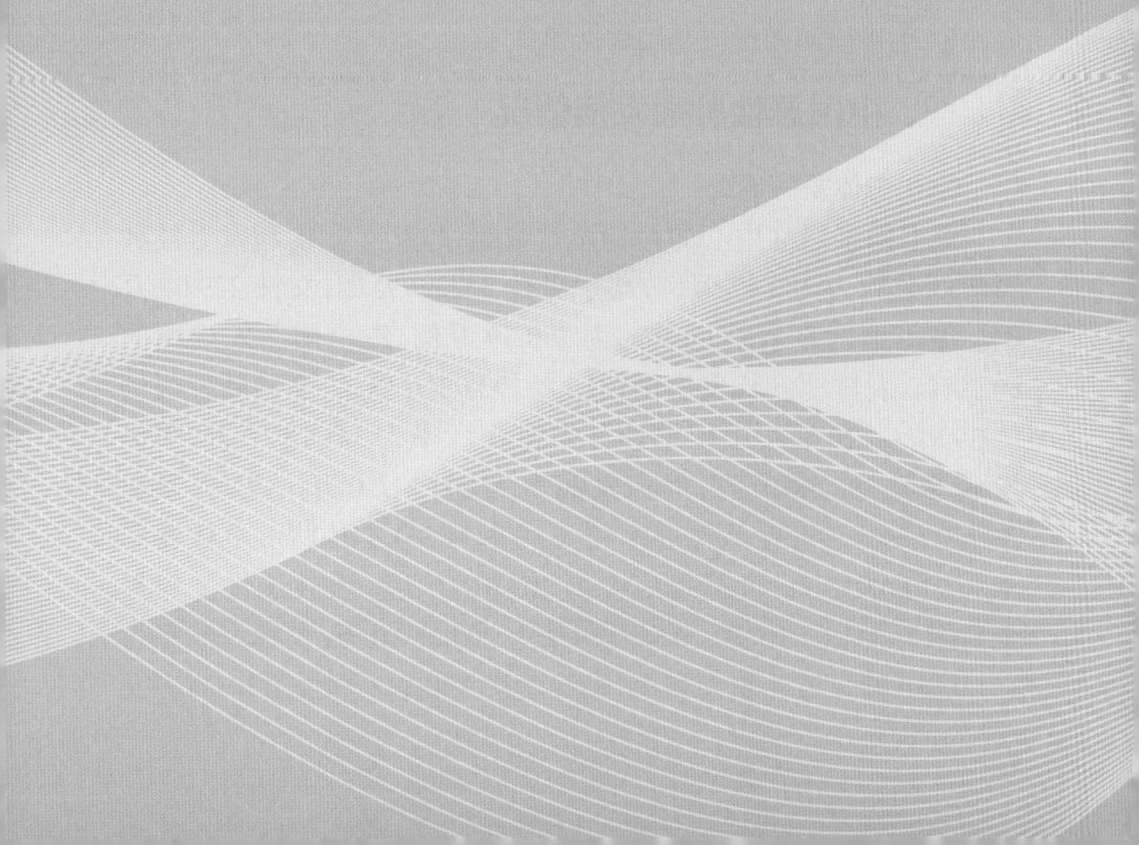

第一章
中国恶性肿瘤流行现状

魏文强　中国医学科学院肿瘤医院
陈　茹　中国医学科学院肿瘤医院
郑荣寿　中国医学科学院肿瘤医院

恶性肿瘤是严重危害我国居民健康的主要疾病之一。2021年中国死因监测数据显示,恶性肿瘤位居死亡原因的第二位,占全部死因的23.12%。近十几年来我国癌症的发病率、死亡率均呈持续上升态势,不同癌症的趋势变化差异较大,各地区癌症谱结构差异明显。恶性肿瘤已成为亟待解决的重大公共卫生问题,防控形势严峻。本章将基于我国肿瘤的登记数据,描述我国恶性肿瘤的流行现状及发展趋势,为肿瘤防控提供基础数据和参考。

一、中国恶性肿瘤发病情况

(一) 总体发病情况

根据国家癌症中心的最新统计数据,2022年全国新发恶性肿瘤病例数约为482.47万例,其中男性253.39万例,女性229.08万例。城市地区新发病例数约为290.39万例,占全国新发病例的60.19%。农村地区新发病例数约为192.08万例,占全国新发病例的39.81%。2022年中国恶性肿瘤粗发病率为341.75/10万,中标发病率为208.58/10万,世标发病率为201.61/10万,0~74岁累积率为22.89%。男性恶性肿瘤粗发病率为351.44/10万,中标发病率为212.67/10万,世标发病率为209.61/10万。女性恶性肿瘤粗发病率为331.64/10万,中标发病率为208.08/10万,世标发病率为197.03/10万。男性粗发病率、中标发病率和世标发病率均高于女性,三者分别为女性的 1.06 倍、1.02 倍和 1.06 倍。城市地区恶性肿瘤粗发病率为 316.23/10 万,中标发病率为 212.95/10 万,世标发病率为 205.57/10 万。农村地区恶性肿瘤粗发病率为 389.24/10 万,中标发病率为 199.64/10 万,世标发病率为 193.94/10 万。农村地区恶性肿瘤粗发病率高于城市地区,但中标发病率和世标发病率均低于城市地区(表 1-1-0-1)。

表 1-1-0-1　2022 年中国恶性肿瘤发病情况估计

地区	性别	发病数 /万	粗发病率 / (×10 万 $^{-1}$)	中标发病率 / (×10 万 $^{-1}$)	世标发病率 / (×10 万 $^{-1}$)	累积率 [a] /%
全国	男性	253.39	351.44	212.67	209.61	24.57
	女性	229.08	331.64	208.08	197.03	21.43
	合计	482.47	341.75	208.58	201.61	22.89
城市	男性	146.95	315.93	215.24	212.00	24.67
	女性	143.44	316.54	214.20	202.60	21.91
	合计	290.39	316.23	212.95	205.57	23.15
农村	男性	106.44	415.98	207.51	205.07	24.32
	女性	85.64	360.44	195.84	186.46	20.50
	合计	192.08	389.24	199.64	193.94	22.32

注:中标发病率,2000 年中国人口年龄标准化发病率;世标发病率,Segi's 世界人口年龄标准化发病率; [a] 0~74 岁。

(二)年龄别发病情况

我国恶性肿瘤发病率随年龄增加逐渐上升,在 0~34 岁时处于较低水平,35~39 岁年龄组发病率快速上升,80~84 岁年龄组发病率处于最高水平,85 岁及以上年龄组的发病率有所下降。30 岁以前男女的发病率均相对较低,0~14 岁年龄组男性恶性肿瘤发病率略高于女性,15~59 岁年龄组女性发病率高于男性,60 岁之后男性发病率高于女性。城市和农村地区的恶性肿瘤年龄别发病率变化模式基本相同。城市地区恶性肿瘤发病率在 5~24 岁年龄组和 65~79 岁年龄组低于农村地区,其他年龄组高于农村地区。城市地区男性恶性肿瘤发病率在 5~19 岁、50~54 岁和 65~74 岁年龄组的发病率低于农村地区,而在其他年龄组则高于农村地区;除5~19岁年龄组外,城市地区女性各年龄组恶性肿瘤发病率均高于农村地区(图1-1-0-1)。

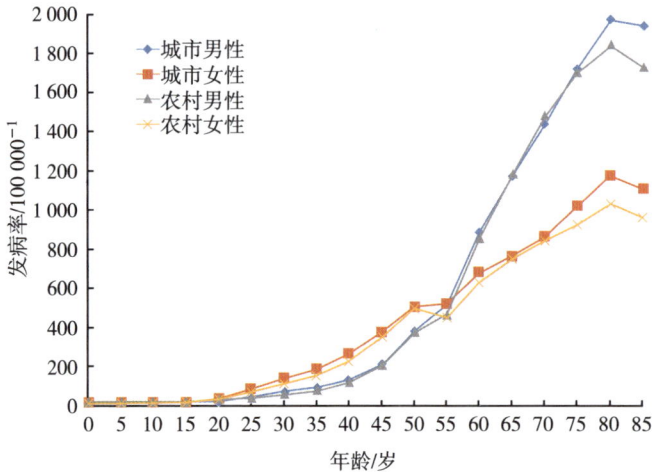

图 1-1-0-1　2022 年中国城市和农村地区恶性肿瘤年龄别发病率

(三) 主要恶性肿瘤发病情况

按发病人数顺位排序,肺癌位居我国恶性肿瘤发病首位。估计结果显示,2022 年我国新发肺癌病例约 106.06 万例,粗发病率为 75.13/10 万,世标发病率为 40.78/10 万,占全部恶性肿瘤发病的 21.98%。其他高发恶性肿瘤依次为结直肠癌、甲状腺癌、肝癌和胃癌,发病率前十位的恶性肿瘤发病约占全部恶性肿瘤发病的 77.81%。男性发病首位的为肺癌,其次为结直肠癌、肝癌、胃癌和食管癌,发病率前十位的恶性肿瘤发病约占男性全部恶性肿瘤发病的 82.71%。女性发病首位的为肺癌,其次为乳腺癌、甲状腺癌、结直肠癌和子宫颈癌,发病率前十位的恶性肿瘤发病约占女性全部恶性肿瘤发病的 81.51%(表 1-1-0-2)。城市地区发病前十位的恶性肿瘤依次为肺癌、甲状腺癌、结直肠癌、女性乳腺癌、肝癌、胃癌、食管癌、子宫颈癌、前列腺癌和胰腺癌(表 1-1-0-3)。农村地区发病前十位的恶性肿瘤依次分别为肺癌、结直肠癌、胃癌、肝癌、食管癌、甲状腺癌、女性乳腺癌、子宫颈癌、前列腺癌和胰腺癌(表 1-1-0-4)。城市地区的甲状腺癌、结直肠癌和女性乳腺癌发病率较高,而农村地区胃癌、肝癌和食管癌的发病率较高。

表 1-1-0-2 2022 年中国前十位恶性肿瘤发病情况估计

顺位	合计					男性					女性				
	部位	病例数/万	粗发病率(×10万⁻¹)	标化率#(×10万⁻¹)	构成比/%	部位	病例数/万	粗发病率(×10万⁻¹)	标化率#(×10万⁻¹)	构成比/%	部位	病例数/万	粗发病率(×10万⁻¹)	标化率#(×10万⁻¹)	构成比/%
	所有部位	482.47	341.75	201.61	100.00	所有部位	253.39	351.44	209.61	100.00	所有部位	229.08	331.64	197.03	100.00
1	肺	106.06	75.13	40.78	21.98	肺	65.87	91.36	52.03	26.00	肺	40.19	58.18	30.34	17.54
2	结直肠	51.71	36.63	20.10	10.72	结直肠	30.77	42.67	24.74	12.14	乳腺	35.72	51.71	33.04	15.59
3	甲状腺	46.61	33.02	24.64	9.66	肝	26.79	37.16	22.72	10.57	甲状腺	34.12	49.40	36.51	14.89
4	肝	36.77	26.04	15.03	7.62	胃	24.66	34.20	19.47	9.73	结直肠	20.94	30.32	15.70	9.14
5	胃	35.87	25.41	13.72	7.43	食管	16.75	23.23	13.09	6.61	子宫颈	15.07	21.81	13.83	6.58
6	乳腺*	35.72	51.71	33.04	7.40	前列腺	13.42	18.61	9.68	5.29	胃	11.21	16.23	8.29	4.89
7	食管	22.40	15.87	8.32	4.64	甲状腺	12.49	17.32	13.25	4.93	肝	9.98	14.44	7.42	4.35
8	子宫颈	15.07	10.67	6.87	3.12	膀胱	7.32	10.15	5.67	2.89	子宫体	7.77	11.25	6.84	3.39
9	前列腺	13.42	9.50	4.56	2.78	胰腺	6.71	9.31	5.29	2.65	卵巢	6.11	8.84	5.68	2.67
10	胰腺	11.87	8.41	4.44	2.46	淋巴瘤	4.81	6.68	4.34	1.90	食管	5.65	8.19	3.78	2.47

注: # 世标发病率; * 仅为女性乳腺癌。

表1-1-0-3 2022年中国城市地区前十位恶性肿瘤发病情况估计

顺位	部位	合计				部位	男性				部位	女性			
		病例数/万	粗发病率/（×10^{-1}万$^{-1}$）	标化率#/（×10^{-1}万$^{-1}$）	构成比/%		病例数/万	粗发病率/（×10^{-1}万$^{-1}$）	标化率#/（×10^{-1}万$^{-1}$）	构成比/%		病例数/万	粗发病率/（×10^{-1}万$^{-1}$）	标化率#/（×10^{-1}万$^{-1}$）	构成比/%
	所有部位	290.39	316.23	205.57	100.00	所有部位	146.95	315.93	212.00	100.00	所有部位	143.44	316.54	202.60	100.00
1	肺	61.16	66.60	41.11	21.06	肺	36.73	78.97	51.59	25.00	甲状腺	25.10	55.39	40.32	17.50
2	甲状腺	34.74	37.83	27.87	11.96	结直肠	19.11	41.09	26.94	13.01	肺	24.43	53.91	31.64	17.03
3	结直肠	32.05	34.91	21.55	11.04	肝	15.10	32.45	21.83	10.27	乳腺	24.28	53.57	35.45	16.92
4	乳腺*	24.28	53.57	35.45	8.36	胃	12.68	27.25	17.81	8.63	结直肠	12.94	28.56	16.56	9.02
5	肝	20.57	22.40	14.28	7.08	甲状腺	9.64	20.73	15.59	6.56	子宫颈	8.55	18.87	12.49	5.96
6	胃	18.83	20.50	12.61	6.48	食管	8.11	17.43	11.36	5.52	胃	6.15	13.58	7.85	4.29
7	食管	10.45	11.38	6.92	3.60	前列腺	7.88	16.94	10.48	5.36	肝	5.47	12.08	6.98	3.82
8	子宫颈	8.55	9.31	6.28	2.94	膀胱	4.30	9.25	5.93	2.93	子宫体	5.01	11.06	7.10	3.49
9	前列腺	7.88	8.58	4.88	2.71	胰腺	3.93	8.44	5.46	2.67	卵巢	3.91	8.62	5.84	2.72
10	胰腺	6.99	7.61	4.59	2.41	肾	3.03	6.52	4.44	2.06	胰腺	3.07	6.77	3.76	2.14

注：# 世标发病率；* 仅为女性乳腺癌。

表 1-1-0-4　2022 年中国农村地区前十位恶性肿瘤发病情况估计

顺位	合计					男性					女性				
	部位	病例数/万	粗发病率/（×10⁻⁴）	标化率#/（×10⁻⁴）	构成比/%	部位	病例数/万	粗发病率/（×10⁻⁴）	标化率#/（×10⁻⁴）	构成比/%	部位	病例数/万	粗发病率/（×10⁻⁴）	标化率#/（×10⁻⁴）	构成比/%
	所有部位	192.08	389.24	193.94	100.00	所有部位	106.44	415.98	205.07	100.00	所有部位	85.64	360.44	186.46	100.00
1	肺	44.90	90.99	40.31	23.38	肺	29.14	113.89	52.74	27.38	肺	15.76	66.33	28.33	18.40
2	结直肠	19.66	39.83	18.23	10.23	胃	11.58	46.82	21.66	11.25	乳腺	11.44	48.15	29.38	13.36
3	胃	17.04	34.53	15.20	8.87	肝	11.69	45.70	24.14	10.99	甲状腺	9.02	37.96	27.93	10.53
4	肝	16.19	32.82	16.25	8.43	结直肠	11.66	45.55	21.94	10.95	结直肠	8.00	33.68	14.59	9.34
5	食管	11.95	24.21	10.10	6.22	食管	8.64	33.76	15.22	8.12	子宫颈	6.52	27.42	16.23	7.61
6	甲状腺	11.87	24.05	17.66	6.18	前列腺	5.54	21.64	8.71	5.20	胃	5.06	21.29	8.9	5.91
7	乳腺*	11.44	48.15	29.38	5.96	膀胱	3.02	11.80	5.34	2.84	肝	4.50	18.94	8.13	5.26
8	子宫颈	6.52	13.2	7.88	3.39	甲状腺	2.85	11.14	8.36	2.68	食管	3.31	13.93	5.09	3.87
9	前列腺	5.54	11.22	4.15	2.88	胰腺	2.79	10.89	5.07	2.62	子宫体	2.76	11.63	6.45	3.23
10	胰腺	4.88	9.88	4.27	2.54	淋巴瘤	1.84	7.19	4.04	1.73	卵巢	2.20	9.26	5.43	2.57

注：# 世标发病率；* 仅为女性乳腺癌。

二、中国恶性肿瘤死亡情况

（一）总体死亡情况

2022 年我国恶性肿瘤死亡病例数约为 257.42 万例,其中男性 162.93 万例,女性 94.49 万例。城市地区恶性肿瘤死亡病例数约为 140.07 万例,占全国死亡病例的 54.41%。农村地区死亡病例数约为 117.34 万例,占全国死亡病例的 45.59%。2022 年我国恶性肿瘤死亡率为 182.34/10 万,中标死亡率为 97.08/10 万,世标死亡率为 96.47/10 万,0~74 岁累积率为 10.87%。男性恶性肿瘤粗死亡率为 225.97/10 万,中标死亡率为 127.70/10 万,世标死亡率为 127.49/10 万。女性恶性肿瘤粗死亡率为 136.79/10 万,中标死亡率为 68.67/10 万,世标死亡率为 67.81/10 万。男性粗死亡率、中标死亡率和世标死亡率均高于女性,三者分别为女性的 1.65 倍、1.86 倍和 1.88 倍。城市地区恶性肿瘤粗死亡率为 152.54/10 万,中标死亡率为 92.37/10 万,世标死亡率为 91.91/10 万。农村地区恶性肿瘤粗死亡率为 237.79/10 万,中标死亡率为 103.97/10 万,世标死亡率为 103.06/10 万。农村地区恶性肿瘤粗死亡率、中标死亡率和世标死亡率均高于城市地区,三者分别为城市地区的 1.56 倍、1.13 倍和 1.12 倍(表 1-1-0-5)。

表 1-1-0-5 2022 年中国恶性肿瘤死亡情况估计

地区	性别	死亡数 / 万	粗死亡率 / ($\times 10$ 万$^{-1}$)	中标死亡率 / ($\times 10$ 万$^{-1}$)	世标死亡率 / ($\times 10$ 万$^{-1}$)	累积率[a]/%
全国	男性	162.93	225.97	127.70	127.49	14.50
	女性	94.49	136.79	68.67	67.81	7.36
	合计	257.42	182.34	97.08	96.47	10.87
城市	男性	88.25	189.74	122.50	122.58	13.75
	女性	51.82	114.35	65.08	64.21	6.78
	合计	140.07	152.54	92.37	91.91	10.16
农村	男性	74.67	291.83	134.97	134.27	15.47
	女性	42.67	179.60	74.21	73.27	8.17
	合计	117.34	237.79	103.97	103.06	11.83

注:中标死亡率,2000 年中国人口年龄标准化死亡率;世标死亡率,Segi's 世界人口年龄标准化死亡率;[a],0~74 岁。

（二）年龄别死亡情况

我国恶性肿瘤年龄别死亡率随年龄增加逐渐上升,在 0~39 岁时处于较低水平,40 岁以后死亡率迅速升高,85 岁以上年龄组达到最高。男性年龄别死亡率在所有年龄组均高于女性。其中,城市地区男性年龄别死亡率在所有年龄组均高于女性,农村地区男性年龄别死亡率除 0~4 岁年龄组低于女性,其他年龄组均高于女性。除了 85 岁以上年龄组,城市地区恶性肿瘤年龄别死亡率在各年龄组均低于农村地区。其中,城市地区男性除 85 岁以上年龄组外,各年龄组恶性肿瘤死亡率均低于农村地区男性;城市地区女性除 80 岁以上年龄组外,各年龄组恶性肿瘤死亡率均低于农村地区女性(图 1-1-0-2)。

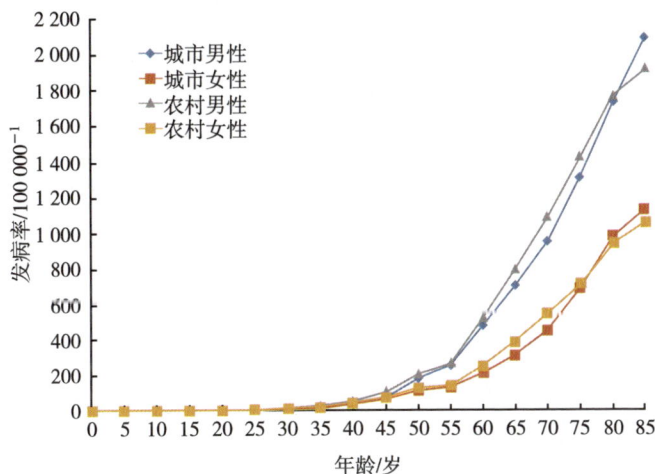

图 1-1-0-2　2022 年中国城市和农村地区恶性肿瘤年龄别死亡率

（三）主要恶性肿瘤死亡情况

按死亡人数顺位排序,肺癌位居我国恶性肿瘤死亡原因首位。估计结果显示,2022 年我国肺癌死亡病例约 73.33 万例,粗死亡率为 51.94/10 万,世标死亡率为 26.66/10 万,占全部恶性肿瘤死亡的 28.49%。其他恶性肿瘤死亡依次为肝癌、胃癌、结直肠癌和食管癌等,恶性肿瘤死亡前十位约占全部恶性肿瘤死亡的 80.85%。男性恶性肿瘤死亡的首位是肺癌,其次为肝癌、胃癌、结直肠癌和食管癌,前十位约占男性全部恶性肿瘤死亡的 86.67%。女性恶性肿瘤死亡的首位为肺癌,其次为结直肠癌、肝癌、胃癌和乳腺癌,前十位约占女性全部恶性肿瘤死亡的 80.55%(表 1-1-0-6)。城市地区恶性肿瘤死亡前十位依次为肺癌、肝癌、结直肠癌、胃癌、食管癌、胰腺癌、女性乳腺癌、脑部恶性肿瘤、子宫颈癌和白血病(表 1-1-0-7)。农村地区恶性肿瘤死亡前十位依次为肺癌、肝癌、胃癌、食管癌、结直肠癌、胰腺癌、女性乳腺癌、脑部恶性肿瘤、子宫颈癌和白血病(表 1-1-0-8)。城市地区的结直肠癌死亡率高于胃癌和食管癌,而农村地区胃癌和食管癌的死亡率高于结直肠癌。

三、中国恶性肿瘤变化趋势

(一) 发病变化趋势

2000—2018 年间,全癌种的年龄标准化发病率每年大约增加 1.4%(95%*CI* 1.0%~1.8%)。表 1-1-0-9 和图 1-1-0-3 展示了分性别的全癌种和特定癌种的发病率变化趋势。男性的全癌种年龄标准化发病率在 2000—2018 年较为稳定,女性的全癌种年龄标准化发病率呈上升趋势,每年增加 2.6%。分癌种看,男性的年龄标准化发病率在甲状腺癌、前列腺癌和结直肠癌中呈上升趋势,在食管癌、胃癌和肝癌中呈下降趋势,肺癌的年龄标准化发病率在 2000—2018 年保持稳定。女性的年龄标准化发病率在甲状腺癌、子宫颈癌、子宫体恶性肿瘤、肺癌和乳腺癌等癌种中呈上升趋势,在食管癌、胃癌和肝癌中呈下降趋势。

(二) 死亡变化趋势

2000—2018 年间,全癌种的年龄标化死亡率每年大约下降 1.3%,主要是由于食管癌(男性下降 3.8%,女性下降 6.2%)、胃癌(男性下降 3.7%,女性下降 4.3%)和肝癌(男性下降 2.8%,女性下降 3.3%)的下降导致的。表 1-1-0-9 和图 1-1-0-4 展示了分性别的全癌种和特定癌种的死亡率变化趋势。在男性中,全癌种的年龄标化死亡率每年下降约 1.2%,但前列腺癌、结直肠癌和胰腺癌死亡率呈上升趋势。在女性中,全癌种的年龄标化死亡率每年下降 1.3%,但宫颈癌、卵巢癌的死亡率呈上升趋势。

表 1-1-0-6 2022 年中国前十位恶性肿瘤死亡情况估计

顺位	合计					男性					女性				
	部位	病例数/万	粗死亡率/(×10万$^{-1}$)	标化率#/(×10万$^{-1}$)	构成比/%	部位	病例数/万	粗死亡率/(×10万$^{-1}$)	标化率#/(×10万$^{-1}$)	构成比/%	部位	病例数/万	粗死亡率/(×10万$^{-1}$)	标化率#/(×10万$^{-1}$)	构成比/%
	所有部位	257.42	182.34	96.47	100.00	所有部位	152.93	225.97	127.49	100.00	所有部位	94.49	136.79	67.80	100.00
1	肺	73.33	51.94	26.66	28.49	肺	51.59	71.55	39.51	31.66	肺	21.74	31.47	14.71	23.01
2	肝	31.65	22.42	12.59	12.30	肝	22.98	31.87	19.14	14.10	结直肠	9.74	14.10	6.48	10.31
3	胃	26.04	18.44	9.39	10.11	胃	18.16	25.18	13.77	11.14	肝	8.68	12.56	6.15	9.18
4	结直肠	24.00	17.00	8.56	9.32	结直肠	14.26	19.78	10.85	8.75	胃	7.88	11.41	5.34	8.34
5	食管	18.75	13.28	6.68	7.28	食管	14.04	19.47	10.70	8.62	乳腺	7.50	10.85	6.10	7.94
6	胰腺	10.63	7.53	3.88	4.13	胰腺	6.11	8.47	4.73	3.75	子宫颈	5.57	8.06	4.54	5.89
7	乳腺*	7.50	10.85	6.10	2.91	前列腺	4.75	6.59	3.26	2.92	食管	4.71	6.82	2.92	4.98
8	脑	5.66	4.01	2.51	2.20	膀胱	3.25	4.51	2.31	2.00	胰腺	4.52	6.55	3.06	4.79
9	子宫颈	5.57	3.95	2.29	2.16	脑	3.16	4.38	2.88	1.94	卵巢	3.26	4.73	2.64	3.46
10	白血病	5.01	3.55	2.37	1.95	白血病	2.92	4.04	2.78	1.79	脑	2.51	3.63	2.15	2.65

注：# 世标死亡率；* 仅为女性乳腺癌。

表 1-1-0-7　2022 年中国城市地区前十位恶性肿瘤死亡情况估计

顺位	合计					男性					女性				
	部位	病例数/万	粗死亡率/(×10万⁻¹)	标化率#/(×10万⁻¹)	构成比/%	部位	病例数/万	粗死亡率/(×10万⁻¹)	标化率#/(×10万⁻¹)	构成比/%	部位	病例数/万	粗死亡率/(×10万⁻¹)	标化率#/(×10万⁻¹)	构成比/%
	所有部位	140.07	152.54	91.91	100.00	所有部位	88.25	189.74	122.58	100.00	所有部位	51.82	114.35	64.21	100.00
1	肺	38.74	42.19	24.94	27.66	肺	27.33	58.75	37.56	30.97	肺	11.41	25.18	13.48	22.02
2	肝	17.25	18.79	11.74	12.32	肝	12.63	27.16	18.09	14.32	结直肠	5.69	12.56	6.60	10.99
3	结直肠	14.29	15.56	8.98	10.20	胃	8.85	19.03	12.08	10.03	乳腺	4.76	10.51	6.36	9.19
4	胃	12.81	13.95	8.21	9.15	结直肠	8.59	18.48	11.65	9.74	肝	4.62	10.19	5.65	8.91
5	食管	8.53	9.29	5.49	6.09	食管	6.67	14.34	9.21	7.56	胃	3.96	8.74	4.72	7.64
6	胰腺	6.26	6.82	4.03	4.47	胰腺	3.58	7.69	4.93	4.05	子宫颈	3.02	6.66	4.11	5.82
7	乳腺*	4.76	10.51	6.36	3.40	前列腺	2.72	5.84	3.41	3.08	胰腺	2.68	5.92	3.18	5.17
8	脑	3.05	3.32	2.30	2.18	膀胱	1.83	3.94	2.37	2.08	卵巢	2.00	4.42	2.70	3.86
9	子宫颈	3.02	3.29	2.09	2.15	脑	1.75	3.75	2.71	1.98	食管	1.86	4.11	2.07	3.60
10	白血病	2.88	3.13	2.27	2.06	白血病	1.67	3.58	2.69	1.89	脑	1.31	2.88	1.90	2.52

注：# 世标死亡率；* 仅为女性乳腺癌。

表1-1-0-8 2022年中国农村地区前十位恶性肿瘤死亡情况估计

顺位	合计					男性					女性				
	部位	病例数/万	粗死亡率/($\times10$万$^{-1}$)	标化率#/($\times10$万$^{-1}$)	构成比/%	部位	病例数/万	粗死亡率/($\times10$万$^{-1}$)	标化率#/($\times10$万$^{-1}$)	构成比/%	部位	病例数/万	粗死亡率/($\times10$万$^{-1}$)	标化率#/($\times10$万$^{-1}$)	构成比/%
	所有部位	117.34	237.79	103.06	100.00	所有部位	74.67	291.83	134.27	100.00	所有部位	42.67	179.60	73.27	100.00
1	肺	34.59	70.09	29.08	29.47	肺	24.26	94.82	42.17	32.49	肺	10.32	43.46	16.49	24.20
2	肝	14.40	29.18	13.93	12.27	肝	10.34	40.42	20.76	13.85	肝	4.06	17.08	6.94	9.51
3	胃	13.23	26.8	10.92	11.27	胃	9.30	36.36	15.90	12.46	结直肠	4.05	17.03	6.39	9.48
4	食管	10.21	20.69	8.15	8.70	食管	7.37	28.79	12.47	9.87	胃	3.92	16.51	6.16	9.19
5	结直肠	9.71	19.68	8.07	8.28	结直肠	5.67	22.14	9.85	7.59	食管	2.84	11.97	4.01	6.66
6	胰腺	4.37	8.86	3.69	3.72	前列腺	2.03	7.95	3.07	2.72	乳腺	2.74	11.52	5.78	6.41
7	乳腺*	2.74	11.52	5.78	2.33	胰腺	2.53	9.88	4.47	3.39	子宫颈	2.55	10.74	5.16	5.98
8	脑	2.61	5.30	2.86	2.23	膀胱	1.42	5.55	2.24	1.90	胰腺	1.84	7.75	2.92	4.32
9	子宫颈	2.55	5.17	2.56	2.17	脑	1.41	5.52	3.15	1.89	卵巢	1.26	5.32	2.58	2.96
10	白血病	2.13	4.31	2.56	1.81	白血病	1.25	4.88	2.99	1.67	脑	1.20	5.06	2.56	2.82

注：#世标死亡率；*仅为女性乳腺癌。

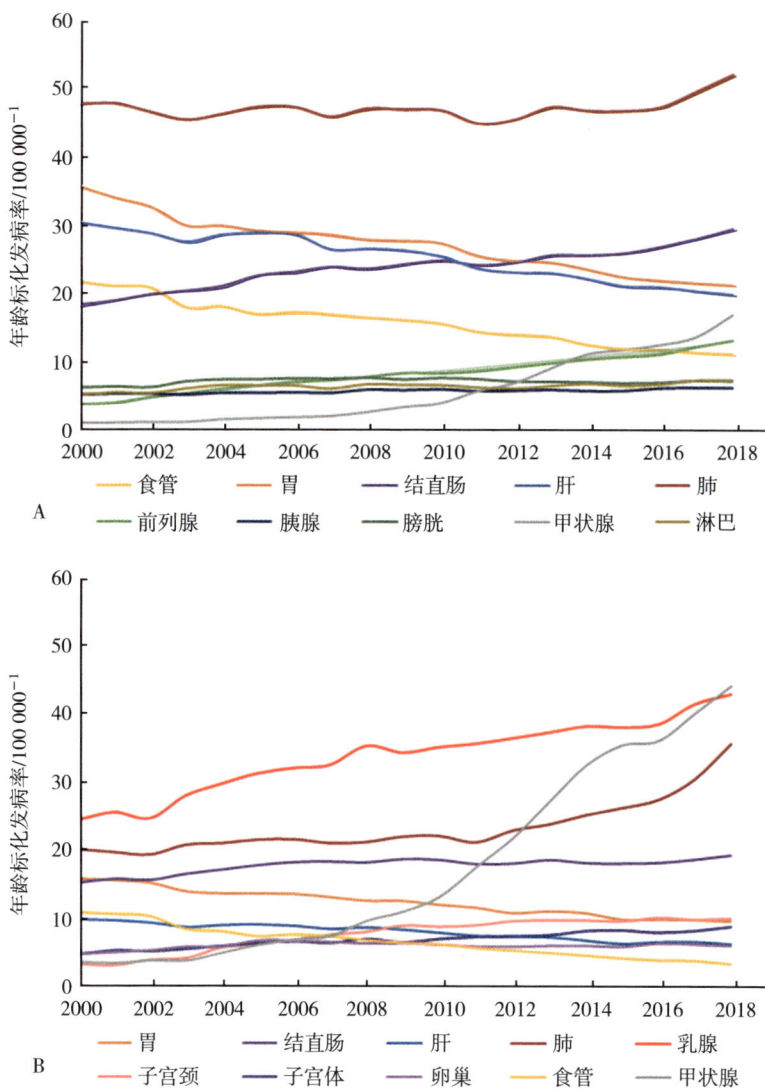

图 1-1-0-3　2000—2018 年中国部分癌症分性别的年龄标准化发病率变化趋势
A. 男性标化发病率；B. 女性标化发病率。

表 1-1-0-9 2000—2018 年中国分性别的部分癌症年龄标准化发病率和死亡率变化趋势

性别	标化发病率		标化死亡率	
	部位	AAPC (95% *CI*)/%	部位	AAPC (95% *CI*)/%
合计	所有部位	1.4*(1.0~1.8)	所有部位	−1.3*(−1.7~−0.9)
男性	所有部位	0.3*(0.1~0.4)	所有部位	−1.2*(−1.4~−1.0)
	食管	−3.5*(−3.8~−3.3)	食管	−3.8*(−4.4~−3.2)
	胃	−2.9*(−3.5~−2.4)	胃	−3.7*(−4.3~−3.0)
	结肠直肠	2.7*(2.2~3.1)	结肠直肠	1.2*(0.9~1.6)
	肝	−2.3*(−2.7~−1.9)	肝	−2.8*(−3.4~−2.2)
	胰腺	1.0*(0.8~1.2)	胰腺	1.1*(0.8~1.4)
	肺	0.5*(0.1~0.9)	肺	−0.6*(−0.9~−0.4)
	前列腺	7.0*(6.5~7.6)	前列腺	4.1*(3.1~5.0)
	膀胱	0.8*(0.3~1.4)	膀胱	−0.1(−0.5~0.3)
	甲状腺	16.9*(14.7~19.1)	脑/中枢神经系统	−0.3(−0.8~0.3)
	淋巴	2.2*(1.0~3.3)	白血病	0.2(−0.6~1.0)
女性	所有部位	2.6*(1.9~3.2)	所有部位	−1.3*(−1.7~−1.0)
	食管	−6.4*(−7.5~−5.2)	食管	−6.2*(−6.5~−5.9)
	胃	−2.8*(−3.0~−2.6)	胃	−4.3*(−4.9~−3.7)
	结肠直肠	1.1*(0.8~1.5)	结肠直肠	−0.3(−1.0~0.4)
	肝	−2.4*(−3.3~−1.5)	肝	−3.3*(−3.8~−2.8)
	肺	3.1*(2.4~3.8)	胰腺	1.1*(0.7~1.5)
	乳腺	3.1*(2.6~3.7)	肺	−1.2*(−1.6~−0.8)
	子宫颈	7.3*(6.2~8.4)	乳腺	0.8*(0.5~1.1)
	子宫体	3.4*(2.7~4.1)	子宫颈	5.1*(4.6~5.6)
	卵巢	1.5*(0.6~2.4)	卵巢	4.4*(2.5~6.3)
	甲状腺	15.7*(13.5~17.9)	脑/中枢神经系统	−0.6*(−1.2~−0.1)

注：*AAPC 差异有统计学意义（*P*<0.05）；AAPC，年平均变化百分比。

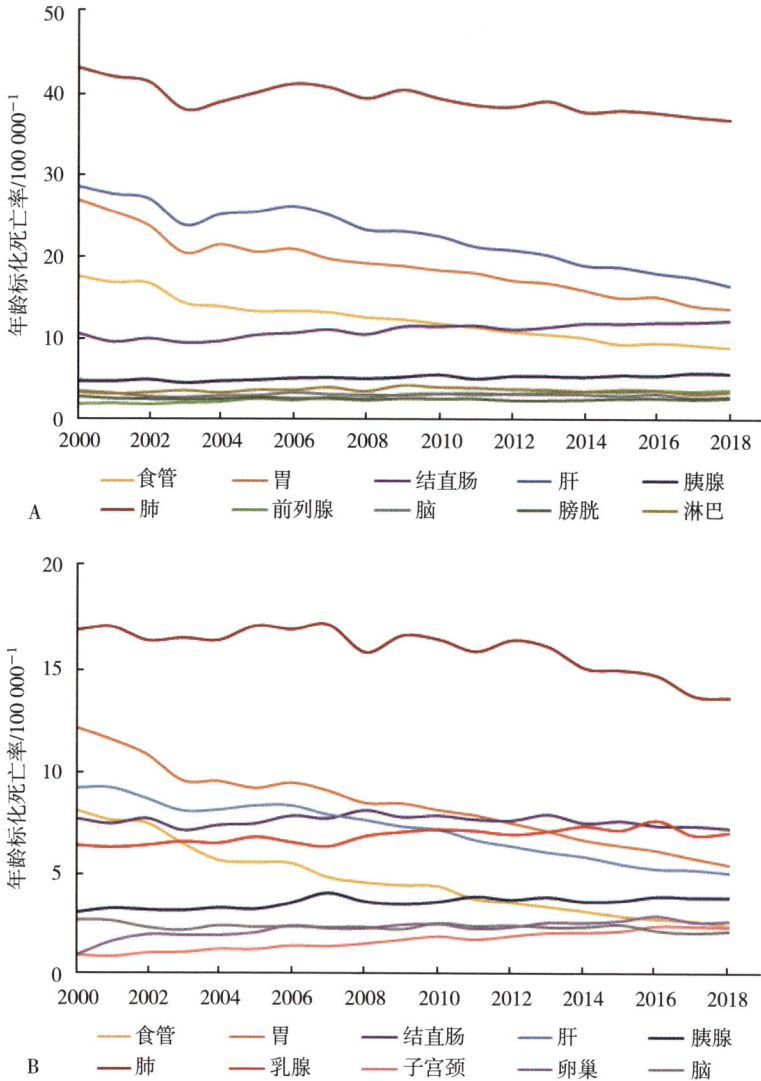

图 1-1-0-4　2000—2018 年中国部分癌症分性别的年龄标准化死亡率变化趋势
A.男性标化死亡率;B.女性标化死亡率。

四、中国恶性肿瘤生存情况

根据国家癌症中心数据推算,我国癌症总体的 5 年生存率从 2003—2005 年的 30.9% 上升到 2012—2015 年的 40.5%。不同癌种之间的生存率存在明显差异。胰腺癌仅为 7.2%,而甲状腺癌可达到

84.3%。食管癌、胃癌、结直肠癌、子宫颈癌、子宫体恶性肿瘤、膀胱癌和甲状腺癌等的 5 年生存率显著提升。鼻咽癌、口腔癌、肝癌、肺癌、乳腺癌、卵巢癌、前列腺癌、肾癌、脑瘤、淋巴瘤和白血病的生存率有所提高,但差异没有统计学意义。胰腺癌和胆囊癌的生存率没有得到改善(表 1-1-0-10)。

表 1-1-0-10　2003—2015 年中国主要癌种 5 年生存率变化情况

部位	年龄标准化的 5 年生存率(95% CI)/%				每阶段平均变化 /%
	2003—2005 年	2006—2008 年	2009—2011 年	2012—2015 年	
合计	30.9(30.6~31.2)	34.9(34.6~35.1)	35.8(35.5~36.0)	40.5(40.3~40.7)	3.0(0.9~5.2)
鼻咽	42.2(38.9~45.5)	50.0(47.3~52.8)	50.6(47.8~53.3)	50.4(48.4~52.5)	2.0(−3.4~7.4)
口腔和咽部	43.8(39.6~48.0)	44.2(40.4~48.0)	43.8(40.3~47.4)	45.5(42.6~48.4)	0.5(−0.7~1.8)
食管	20.9(20.1~21.6)	25.0(24.3~25.8)	25.6(24.9~26.4)	30.3(29.6~31.0)	2.9(0.7~5.2)
胃	27.4(26.7~28.1)	30.5(29.8~31.2)	31.8(31.1~32.5)	35.1(34.5~35.7)	2.5(1.3~3.6)
结直肠	47.2(46.1~48.3)	52.7(51.8~53.6)	52.7(51.9~53.6)	56.9(56.2~57.5)	2.9(0~5.7)
肝	10.1(9.5~10.7)	10.1(9.6~10.7)	9.8(9.3~10.3)	12.1(11.7~12.6)	0.7(−1.2~2.6)
胆囊	20.1(18.1~22.1)	16.2(14.6~17.8)	15.1(13.6~16.5)	16.4(15.1~17.6)	−0.9(−4.4~2.6)
胰腺	11.7(10.5~12.9)	8.6(7.7~9.6)	7.4(6.6~8.2)	7.2(6.6~7.9)	−1.2(−3.1~0.7)
肺	16.1(15.6~16.6)	15.8(15.3~16.2)	16.8(16.4~17.3)	19.7(19.3~20.1)	1.3(−0.8~3.5)
乳腺	73.1(71.2~75.0)	78.9(77.4~80.3)	79.7(78.3~81.1)	82.0(81.0~83.0)	2.5(−0.3~5.2)
子宫颈	45.4(40.7~50.2)	51.7(47.9~55.6)	54.8(50.9~58.7)	59.8(57.1~62.5)	4.5(2.9~6.2)
子宫体	55.1(51.6~58.5)	64.0(60.9~67.1)	67.0(64.1~70.0)	72.8(70.5~75.0)	5.5(2.5~8.5)
卵巢	38.9(35.4~42.3)	37.0(34.6~39.3)	38.0(35.6~40.4)	39.1(37.2~41.0)	0.4(−1.6~2.5)
前列腺	53.8(49.5~58.2)	60.8(56.5~65.0)	59.2(55.2~63.2)	66.4(63.7~69.0)	3.8(−0.8~8.4)
肾	62.0(59.6~64.4)	65.0(63.2~66.8)	647(63.0~66.4)	69.8(68.5~71.1)	2.5(−0.7~5.7)
膀胱	67.3(65.3~69.4)	69.8(68.1~71.4)	70.9(69.3~72.5)	72.9(71.6~74.1)	1.8(1.0~2.5)
脑	18.2(16.0~20.4)	18.9(17.1~20.6)	21.1(19.3~22.9)	26.7(25.1~28.2)	3.0(−0.4~6.5)
甲状腺	67.5(63.3~71.8)	73.9(70.6~77.2)	77.2(73.9~80.5)	84.3(81.8~86.8)	5.4(3.2~7.6)
淋巴瘤	32.6(30.6~34.6)	32.9(31.4~34.5)	33.8(32.2~35.3)	37.2(36.0~38.4)	1.7(−0.5~3.9)
白血病	19.6(17.6~21.7)	21.0(19.2~22.8)	19.2(17.7~20.6)	25.4(24.1~26.8)	1.9(−3.5~7.2)

五、总结

总体上看,我国整体癌症粗发病率仍持续上升,反映我国癌症实际负担沉重。城乡对比分析结果显示,农村地区的恶性肿瘤发病率低于城市地区,但是农村地区恶性肿瘤死亡率高于城市地区;同时城乡的癌谱结构也存在明显差异,表现为城市地区以肺癌、甲状腺癌、结直肠癌和乳腺癌等肿瘤高发,农村地区除肺癌和结直肠外,胃癌、肝癌、食管癌等消化系统肿瘤高发。这也反映了我国当前癌谱结构呈现发达国家癌谱和发展中国家癌谱并存的局面。

我国癌症粗死亡率仍然呈现上升趋势,但调整人口年龄结构后,标化死亡率呈现下降趋势,反映近年来我国癌症综合防控取得初步成效。其中,传统高发而预后较差的食管癌、胃癌、肝癌等肿瘤死亡率逐年降低,但宫颈癌死亡率仍呈上升趋势;发达国家高发的结直肠癌、乳腺癌、前列腺癌等肿瘤的死亡率呈现持续上升趋势,防控形势依然严峻。

近年来,国家制定了一系列卫生政策强调癌症防控的重要性,包括《"健康中国 2030"规划纲要》《健康中国行动(2019—2030 年)》《中国防治慢性病中长期规划(2017—2025 年)》《健康中国行动——癌症防治实施方案(2019—2022 年)》《健康中国行动——癌症防治行动实施方案(2023—2030 年)》等,为癌症防控提供了全面的指导。未来,癌症防控将在体系建设、信息监测、早诊早治、规范诊疗、保障救助、科技攻关等重点领域稳步推进,以减轻不断增加的癌症负担,改善人民的健康状况。

<hr />

参考文献

[1] 中国疾病预防控制中心慢性非传染性疾病预防控制中心, 国家卫生健康委统计信息中心. 中国死因监测数据集: 2021 [M]. 北京: 中国科学技术出版社, 2022.

[2] ZHENG R, ZHANG S, ZENG H, et al. Cancer incidence and mortality in China,

2016 [J]. J Natl Cancer Cent, 2022, 2 (1): 1-9.

[3] ZHANG S, SUN K, ZHENG R, et al. Cancer incidence and mortality in China, 2015 [J]. J Natl Cancer Cent, 2021, 1 (1): 2-11.

[4] QI J, LI M, WANG L, et al. National and subnational trends in cancer burden in China, 2005-20: An analysis of national mortality surveillance data [J]. Lancet Public Health, 2023, 8 (12): e943-e955.

[5] WEI W, ZENG H, ZHENG R, et al. Cancer registration in China and its role in cancer prevention and control [J]. Lancet Oncol, 2020, 21 (7): e342-e349.

[6] 郑荣寿, 陈茹, 韩冰峰, 等. 2022 年中国恶性肿瘤流行情况分析 [J]. 中华肿瘤杂志, 2024, 46 (3): 221-231.

[7] HAN B, ZHENG R, ZENG H, et al. Cancer incidence and mortality in China, 2022 [J]. J Natl Cancer Cent, 2024, 4 (1): 47-53.

[8] ZENG H, CHEN W, ZHENG R, et al. Changing cancer survival in China during 2003-15: A pooled analysis of 17 population-based cancer registries [J]. Lancet Glob Health, 2018, 6 (5): e555-e567.

第二章
中国癌症防治政策解读

吴　静　中国疾病预防控制中心慢性非传染性疾病预防控制中心
吴晓敏　中国疾病预防控制中心慢性非传染性疾病预防控制中心

一、癌症预防与控制概述

距离 2003 年《中国癌症预防与控制规划纲要(2004—2010)》的颁布已经过去了 20 余年。这 20 余年间,随着我国疾病负担的变化,相关政策也在不断完善。在人口结构变化、预期寿命增加和生活方式改变等客观因素作用下,慢性非传染性疾病(慢性病)成为我国居民的主要死因,恶性肿瘤就是主要的慢性病之一。《世界癌症报告(2020)》显示,在全球超过 60% 的国家中,癌症是第一或第二大常见的死亡原因,中国也在其中。近 30 年间整体居民的死亡谱变化情况显示,早在 1990 年的时候,慢性病已经成为我国居民的第一顺位杀手。2019 年我国居民死因构成中传染病和伤害的相对比重在减轻,但是慢性病的比重还在增加,肿瘤的占比也在不断增加,现在我国疾病负担第二位就是癌症。1990 年我国居民死因顺位显示,癌症占据居民死因前十位的约 1/3;而到了 2019 年,癌症占据了居民死因前十位的 2/5。我国目前癌症的发病率已超过 298.94/10 万,受人口老龄化的影响,近几十年来癌症死亡率呈现上升趋势。2019 年我国死因监测报告显示,恶性肿瘤位居死亡原因首位,占全部居民死因的 24.09%。我国总人口占全球总人口的 18% 左右,但我国的癌症患者数量约占全球癌症患者总数的 20%,部分癌种的患者比例甚至已经超过了 20%。加大癌症的防控力度刻不容缓。习近平总书记指出"没有全民健康,就没有全面小康"。党的十八大以来,以习近平同志为核心的党中央把人民身体健康作为全面建成小康社会的重要内涵。2015 年 10 月,十八届五中全会首次提出推进健康中国建设,将"健康中国"提升至国家战略地位。鉴于癌症所造成的巨大疾病负担和经济负担,以及为深入贯彻"健康中国 2030"战略,相关部门制定了防控政策并不断进行完善。从"明确流行情况、普及相关知识、控制危险因素、扩大筛查范围、实施早诊早治、规范诊疗过程、引入适宜技术、加强医疗保障"等方面着手,构建出具有中国特色的癌症防控政策体系。

二、癌症防控策略制定

(一) 癌症登记系统

所谓"知己知彼,百战不殆",明确癌症流行现状是制定防控策略的重要基础。癌症信息登记系统和肿瘤监测是掌握全国和各省(自治区、直辖市)癌症发病和死亡情况的重要手段。2003 年出台的文件《中国癌症预防与控制规划纲要(2004—2010)》就指出要完善癌症信息登记系统,建立统一的癌症数据库。为深入了解癌症的发病情况,《中国癌症防治三年行动计划(2015—2017 年)》和《关于加强肿瘤规范化诊疗管理工作的通知》进一步指出要规范肿瘤登记制度,加强肿瘤监测,扩大肿瘤登记范围,确保覆盖全国 30% 以上人口,绘制全国癌症地图。2014 年,科技部启动了"《中国癌症地图集》编制"项目。而上一版中国癌症地图还停留在 1978 年。2015 年,国家卫生计生委、国家中医药管理局联合印发《肿瘤登记管理办法》,建立了完善的全国肿瘤登记制度,动态掌握我国癌症流行状况和发展趋势。2019 年,国家卫生健康委等 10 部门联合印发《健康中国行动——癌症防治实施方案(2019—2022 年)》,对肿瘤登记覆盖地区、登记数据质量管控和安全有效应用信息资源提出相应要求。2023 年《中华肿瘤杂志》发布《2016 年中国恶性肿瘤流行情况分析》一文。因癌症数据报告具有延后性,所以该文采用的是 2016 年全国各肿瘤登记处上报至全国肿瘤登记中心的恶性肿瘤登记数据。数据显示肺癌、结直肠癌、胃癌、肝癌、乳腺癌是我国当前恶性肿瘤发病的前五位,约占全部新发病例的 57.27%。肺癌、肝癌、胃癌、结直肠癌、食管癌则是主要的肿瘤死因,约占全部肿瘤死亡病例的 69.25%。该报告也刻画了各个区域的主要癌种,在全国 31 个省(自治区、直辖市)中,肺癌在除西藏自治区、甘肃省、青海省的其他地区均居于发病首位;胃癌则是西北和淮河流域的高发癌种,结直肠癌是北上广和东北地区的主要癌种。精确刻画我国癌症地图具有重大的意义,一是可以探索不同空间、不同人群的肿瘤防控工作重点,二是可以探索潜在的危险因素,为肿瘤防控提供潜在的可行方案。

（二）公共意识和生活方式干预

"知信行"模式是个体进行决策的一个重要理论,提升癌症防治核心知识普及率是癌症防治的重要策略。卫生保健知识和信息是建立积极、正确的信念与态度,进而改变健康相关行为的基础。国家也在不断加强防癌科普宣传,提升群众的防癌意识。《中国癌症预防与控制规划纲要(2004—2010)》提出癌症主要危险因素的人群知晓率达到 50%。在达到以上目标后,《中国癌症防治三年行动计划(2015—2017 年)》进一步提出要将癌症防治核心知识知晓率提升至 60%。《健康中国行动(2019—2030 年)》提出到 2022 年和 2030 年癌症防治核心知识知晓率分别不低于 70% 和 80%。2023 年年末,《健康中国行动——癌症防治行动实施方案(2023—2030 年)》再次强调了 2030 年癌症核心知识知晓率达到 80% 的决心和信心。居民癌症核心知识知晓率的稳步提升也为进一步推进防控工作奠定了良好的基础。

随着社会经济结构的变迁,我国正在经历着人口老龄化和疾病模式转型。心脑血管疾病、恶性肿瘤、糖尿病等慢性病已经成为我国主要的疾病负担。"每个人是自己健康的第一责任人",世界卫生组织(World Health Organization,WHO)研究发现,个人行为与生活方式对健康的影响占到 60%。采取健康的行为生活方式进行预防能够有效降低疾病的患病概率。事实上,在消除危险因素后,超过 40% 的癌症是可以预防的。我国的癌谱和人口结构以及癌症综合防控中的一些问题提示,在促进癌症综合防控方面要关口前移。

（三）民生福利政策

《健康中国行动——癌症防治实施方案（2019—2022 年）》由十个部委联合签发，其中一个部委与扶贫相关，可见癌症造成因病致贫、因病返贫的风险比较大，国家层级对其防控也有特殊的重视程度。癌症治疗过程中所产生的高昂费用和后期的康复费用始终是困扰群众的难题。"一枝一叶总关情"，针对这一民生问题中的痛点和难点，党的十八大以来，以习近平同志为核心的党中央把脱贫攻坚摆在治国理政的突出位置，政府着手推进医疗卫生体系改革，致力于解决群众看病难、看病贵问题。为打好"脱贫攻坚"战，国家卫生健康委深入实施健康扶贫工程，努力防止因病致贫、因病返贫。落实城乡居民大病保险、重特大疾病医疗保险和救助等制度。开展医疗保障试点工作，进口抗肿瘤药物减按 3% 征收进口环节增值税，督促推动抗肿瘤药物加快降价、开展抗肿瘤药物医保准入专项谈判。尽力做好每一件民生实事，把民生福祉牢牢记在心上。

乳腺癌和宫颈癌是女性高发癌种，给她们造成了严重的疾病负担。根据全球疾病负担数据库（Global Burden of Disease，GBD）估算以及国内相关研究，乳腺癌是女性发病第一大癌症，宫颈癌的发病率也始终居高不下。妇女两癌始终是政府工作重点，也是重点被筛查的癌种。2009 年，我国将农村妇女宫颈癌、乳腺癌（"两癌"）检查列入重大公共卫生服务项目。2019 年起，"两癌"检查纳入国家基本公共卫生服务项目，逐步建立了分工协作、上下联动的"两癌"防治体系。2018 年，WHO 首次提出消除宫颈癌的全球行动倡议。2020年 11 月，WHO 正式发布《加速消除宫颈癌全球战略》，提出推动人乳头状瘤病毒（human papilloma virus，HPV）疫苗接种、宫颈癌筛查和为患者提供规范治疗管理等阶段性目标。我国政府积极响应世界卫生组织的号召，加入消除宫颈癌计划，将加速消除宫颈癌作为助力实现 2030 年可持续发展议程、保障妇女健康的一项重点工作予以推进。结合我国宫颈癌防治实际，在 2023 年 1 月提出《加速消除宫颈癌行动计划（2023—2030 年）》。推进 HPV 疫苗的接种试点工作，力争覆盖所有适龄女性。计划指出，到 2025 年，试点推广适龄女孩

HPV 疫苗接种服务；适龄妇女宫颈癌筛查率达到 50%；宫颈癌及癌前病变患者治疗率达到 90%。到 2030 年，持续推进适龄女孩 HPV 疫苗接种试点工作；适龄妇女宫颈癌筛查率达到 70%；宫颈癌及癌前病变患者治疗率达到 90%。同时，为保障农村贫困地区妇女"两癌"的防治工作，连续多年调拨中央专项彩票公益金，用于支持低收入妇女"两癌"救助项目。

（四）癌症预防战略体系

2016 年 8 月，习近平总书记在全国卫生与健康大会上强调预防为主、中西医并重，将健康融入所有政策，指出"预防是最经济最有效的健康策略"。2016 年 10 月，中共中央、国务院发布《"健康中国 2030"规划纲要》，再次指出"人民健康是民族昌盛和国家富强的重要标志，预防是最经济最有效的健康策略"。"预防为主"是我国卫生健康工作一以贯之的方针。新中国成立以来，卫生工作方针历经四次调整，但"预防为主"的理念始终贯穿其中。研究表明，1950—2010 年，以预防为主的公共卫生对我国寿命增长的贡献率达 78%。癌症也是慢性病的一大类，它也遵循慢性病防控三级预防的原则。我国癌症防控相关政策也已经形成"三级预防"网络。一级预防是病因预防，在疾病未发生前，针对病因或危险因素采取措施，降低有害暴露的水平，预防疾病或至少延迟疾病的发生。我国癌症相关政策也在针对危险因素积极推进一级预防措施，围绕"以全民健康生活方式为主"，控制主要可防可控致癌因素的增长水平。相关文件都提出要开展致病危险因素监测、调查和综合防控干预，特别是控烟、通过疫苗接种预防乙肝病毒感染进而防范肝癌的发生、营养干预，以及进行职业防护减少职业危害等。早在 2015 年颁布的《中国癌症防治三年行动计划（2015—2017 年）》中就提出要将成人吸烟率下降 3%。《健康中国行动——癌症防治实施方案（2019—2022 年）》中也提出，实施危险因素控制行动，降低癌症患病风险。《中国防治慢性病中长期规划（2017—2025 年）》又提出了到 2025 年，慢性病危险因素得到有效控制，实现全人群全生命周期健康管理的目标。这些都是我国在国家层面开展的以一级预防为主的癌症综合防控措施。二级预防也被称作"三早预防",即早发现、早诊断、早治疗。筛查、定期体检等都是二级预防的重要手段。通过二级预防可以阻止疾病发生到严重阶段或减缓发展过程,减少疾病的恶化。三级预防是在治疗过程中预防疾病的进一步恶化,预防合并症和残疾的发生。三级预防意在降低疾病给个体、家庭和社会带来的负担。

针对二级预防和三级预防,重点强调高危人群筛查和早诊早治。以主要癌症、重点地区为基点,建立重点癌症的早期发现、早期诊断和早期治疗示范基地,并实行扩大癌症筛查和早诊早治覆盖面策略,开展重点癌症早诊早治工作,研究和评估高发癌症高危人群筛查和早诊早治适宜技术。不断提升早诊率,形成行之有效的技术方案,并在全国推广开来。目前癌症的 5 年生存率有所提升,但还处于不容乐观的状态,一方面是因为我国癌谱表现为以生存率不是特别高的癌种为主;另一方面是因为错失早期的治疗窗口期,疾病发现时已经进入了中晚期。通过分析,我们认为虽然各地的癌症流行情况有不同的特点,但是从全国层面来说,如果我们能够有统一的行动,就能够发挥国家制度优势、组织优势,同时能够把在高发区获得的一些行之有效的实施策略和措施加以推广。同时规范癌症诊治过程,修订主要癌症的诊治指南,完善重点癌症的诊疗规范,推广癌症机会性筛查和规范化诊疗。培训相应学科人才,不断提升专业人员的诊治水平。除提供专业的医疗诊治行为外,还要求为患者提供早期干预、随访管理和健康教育等服务,构建全方位的诊疗体系。从 21 世纪开始,我们也陆续启动了国家层面的很多重要项目。比如 2004 年围绕 5 个癌种,在 149 个项目点开展了农村高发区癌症早诊早治项目。还有从 2008 年启动的淮河流域癌症早诊早治项目,围绕 3 个癌种,在 4 个省的 26 个县区不断地推进,而且不断地扩大覆盖面。另外是 2009 年开始启动的农村妇女"两癌"筛查,在 200 多个县区非常顺利地推进中。2012 年启动的城市癌症早诊早治项目,围绕 6 个癌种,16 个省(区、市)稳步推进。这些项目对制定国家层面的癌症防控方案起到了非常好的循证支撑作用。在这样的背景下,《"健康中国 2030"规划纲要》就明确提出,到 2030 年,要实施全人群、全生命周期的慢性病健康管理,要使总体癌症 5 年生存率提高 15%。同时也明确提出,强化慢性病的筛查和早期发现,针对高发地区的重点癌症开展早诊早治工作,推进一系列的机会性筛查。另外我国《"十三五"卫生与健康规划》中也提出了相应要求,即高发地区的重点癌种早诊早治工作,早诊率达到 55%,提高 5 年生存率。在专项规划《中国防治慢性病中长期规划(2017—2025 年)》中也提出,到2025 年,总的癌症 5 年生存率要由基线的 30.9% 提高 10%,顶层设计已经非常明朗。

三、癌症防治进展及未来方向

随着癌症防控政策的不断推进,某些癌种的粗死亡率和世标死亡率均有所下降。但癌症的防控形势依然严峻,癌症防治始终是政府工作的重点。2019 年健康中国行动正式启动。在这次健康中国行动中有 124 项主要指标,这些指标涵盖了政府层面的 11 项约束性指标,社会层面的 65 项预期性指标,还有个人家庭层面的 48 项倡导性指标。在这些指标中,与慢性病直接相关的就占到了 47.6%,而癌症防控是促进相关指标得以实现的重要措施和途径。之后十五个专项行动全面展开,这十五个专项是从三个维度设计的,首先是全方位地干预健康影响因素,接着是维护全生命周期的建设,还有围绕重大疾病进行专项防控。实施癌症防治行动就包含在重大疾病防控专项中。

癌症防控的政策推进和技术推进也在积极践行中。2020 年 6月 1 日实施的《中华人民共和国基本医疗卫生与健康促进法》,强调以"公益性"为基础,"强基层""寓健康于万策"有了更加扎实的实施路径。依规推进,这个"规"指的是规划,是癌症防控推进的重要依据。从技术角度来看,要不断强调慢性病的预防,工作开展可以按病种来分,但是人不能分,所以信息化还须回归"人"这一基本单元。另外,危险因素是相通的,异病同防,最终达到信息通、人员通、资源通、服务通、绩效通的效果。

2022 年,癌症防治体系进一步完善,危险因素综合防控取得阶段性进展,同时提出癌症的筛查、早诊早治和规范性诊疗水平要显著提升。这样,癌症发病率、死亡率的上升趋势能够被遏制,疾病负担得到有效控制。这些目标需要全社会的共同努力才能实现。我们将主要行动进行归纳分类,归纳后主要分为危险因素控制行动、癌症防治能力提升行动、信息化行动、早诊早治行动、癌症诊疗规范化行为、中医药行动、保障救助行动以及重大科技攻关行动。这些主要行动的落实和整个医疗系统、公共卫生系统都有密切关联,在统一的组织领导下由相关部门共同督促落实。通过这种方式,肿瘤防控的目标才能实现。

在个人层面,我们要从八个方面落实自身健康"第一责任人"的责任,包括尽早关注癌症预防、践行健康的生活方式、减少致癌相关感染的机会、定期进行防癌体检、密切关注癌症的危险信号、接受规范治疗、重视康复治疗和合理膳食营养。这也很好地体现了关口前移和预防为主的理念。在政府和社会层面,也要与总体的要求和目标保持一致。比如说从政府和社会的层面提供更多的癌症筛查平台、技术和相应的项目,在工作场所对致癌的职业危险因素进行定期检测、评价等;明确提出对于常见癌症的诊疗规范和临床路径加以提高和完善,开展相关的癌症诊疗技术人员的培训。形成合力来促进癌症患者合理就医。在国家层面,落实不同层面的癌症防控要素。癌症防控工作必须由社会多部门合力才能推进。

科技和人才是癌症防控的两大助力。党的二十大报告提出,必须坚持科技是第一生产力、人才是第一资源、创新是第一动力,深入实施科教兴国战略、人才强国战略、创新驱动发展战略,开辟发展新领域新赛道,不断塑造发展新动能新优势。完善科技创新体系。癌症防控政策也要求全面推进卫生与健康科技创新。围绕恶性肿瘤、心脑血管疾病等重大疾病及罕见病等健康问题和健康产业发展需求,加强医学科学前沿基础研究、关键技术研发、成果转移转化、医药产品开发和适宜技术推广。继续深化科技创新,科技赋能癌症防控,仍将是推动癌症防控的重要策略。

目前癌症防治行动具有两个特色,第一是以点带面,对一些先进典型的引领、重点地区所创造的经验及时进行总结,特别是在癌症防治形势比较严峻的地区,挑战更大,创造的经验更值得我们学习,获得启发。第二是充分发挥举国体制,在全国开展围绕四个大的方面的行动,普及健康生活、优化健康服务、完善健康保障、建设健康环境。总之,我们要以实现"健康中国 2030"目标为己任,以人民健康为中心,实施健康中国行动,踔厉奋发,砥砺前行。

参考文献

［1］ SUNG H, FERLAY J, SIEGEL R L, et al. Global cancer statistics 2020: GLOB-OCAN estimates of incidence and mortality worldwide for 36 cancers in 185 countries [J]. CA Cancer J Clin, 2021, 71 (3): 209-249.

［2］ WANG L, KONG L, WU F, et al. Preventing chronic diseases in China [J]. Lancet, 2005, 366 (9499): 1821-1824.

［3］ Institute for Health Metrics and Evaluation. GBD Results [EB/OL].(2023-12-20) [2024-01-10]. https://vizhub. healthdata. org/gbd-results.

［4］ 国家癌症中心. 2021 中国肿瘤登记年报 [M]. 北京: 人民卫生出版社, 2023.

［5］ 中国疾病预防控制中心慢性非传染性疾病预防控制中心, 国家卫生健康委统计信息中心. 中国死因监测数据集: 2019 [M]. 北京: 中国科学技术出版社, 2020.

［6］ 郑荣寿, 张思维, 孙可欣, 等. 2016 年中国恶性肿瘤流行情况分析 [J]. 中华肿瘤杂志, 2023, 45 (3): 212-220.

［7］ 健康中国行动推进委员会. 健康中国行动 (2019—2030 年)[EB/OL].(2019-07-15)[2024-01-10]. https://www.gov.cn/xinwen/2019-07/15/content_5409694. htm.

［8］ World Health Organization. Preventing chronic diseases: A vital investment: WHO global report [M]. Geneva: World Health Organization, 2005.

［9］ ZHENG R S, ZHANG S W, ZENG H M, et al. Cancer incidence and mortality in China, 2016 [J]. J Natl Cancer Cent, 2022, 2 (1): 1-9.

［10］ 李宏, 高蓓, 王媛. 1990—2019 年我国宫颈癌疾病负担变化趋势分析 [J]. 中国慢性病预防与控制, 2022, 30 (9): 672-675.

［11］ 中华预防医学会新型冠状病毒肺炎防控专家组. 关于疾病预防控制体系现代化建设的思考与建议 [J]. 中华流行病学杂志, 2020, 41 (4): 453-460.

II

肿瘤医疗质量篇

第一章
规范化诊疗服务

第一节　北京大学肿瘤医院提高肿瘤规范化诊疗的实践

刘卫平　北京大学肿瘤医院
朱　军　北京大学肿瘤医院

北京大学肿瘤医院(北京肿瘤医院、北京大学临床肿瘤学院、北京市肿瘤防治研究所)始建于 1976 年,是一所由北京大学、北京市医院管理中心共管的三级甲等肿瘤专科医院。北京大学肿瘤医院以习近平新时代中国特色社会主义思想为指导,全面贯彻党的二十大精神,持续深入推进健康中国癌症防治行动,提升诊疗质量,加强医院学科建设,规范医疗行为,保障医疗质量安全。北京大学肿瘤医院根据《肿瘤诊疗质量提升行动计划》(国卫办医函〔2021〕513 号)、《2022—2024 年北京市肿瘤诊疗质量提升行动方案》(京卫医〔2022〕24 号)及相关要求,通过加强院内与合作医疗机构的肿瘤规范化工作,不断提高肿瘤临床诊治规范化水平,提升肿瘤临床诊疗能力和研究水平。

一、建立多学科诊疗模式,构建完善的诊疗体系

北京大学肿瘤医院自 2002 年率先开始实践多学科团队(multidisciplinary team,MDT)诊疗模式。以患者为中心,为患者制订全周期的诊疗方案,最终让患者通过 MDT 诊疗模式,在临床治疗中获益,是北京大学肿瘤医院进行 MDT 诊疗管理的目标。

(一) 建立 MDT 诊疗管理制度

北京大学肿瘤医院成立了 MDT 管理委员会,主管院长为委员

会组长,委员会成员由医院相关职能处室及临床医技科室负责人组成。委员会主要职责为审议医院MDT相关工作制度、工作计划及实施方案。管理委员会下设MDT办公室,负责MDT管理委员会各项决议及交办的各项具体事务的落实,包括完善相关管理制度,优化工作流程,进行质量管理,收集议题、定期组织召开委员会会议,组织全院医务人员进行各项诊疗规范的培训等工作。

北京大学肿瘤医院成立院内MDT专家组,共同为实现肿瘤MDT诊疗高效运行提供支持;制定院内MDT管理的相关制度;将科研与MDT模式融合,开展系列研究。成立院内MDT评价小组,由相关专业专家和相关职能处室负责人组成,负责行政、业务及工作流程执行情况督查,定期召开评价小组会议,讨论工作中存在的问题并提出解决方案。具体措施如下。

1. 推进全院医师诊疗指南培训

(1)组建诊疗指南培训师资团队:根据国家卫生健康委发布的肿瘤相关病种诊疗指南,美国国立综合癌症网络(NCCN)、中国临床肿瘤学会(CSCO)、中国抗癌协会(CACA)、欧洲肿瘤内科学会(ESMO)定期发布的临床实践指南,由各多学科团队负责人担任相应癌种的培训负责人,牵头组建指南培训师资团队,推出各癌种诊疗指南精品课程。

(2)严格执行培训签到与结业制度:教育处按各专业要求,提前发布各疾病类别培训安排,明确培训内容、培训时间、培训范围和要求,采用线上形式开展培训。全院各学科临床医师(含进修医师、规培医师)按照专业相符原则,选择专业必选疾病类别完成所有癌种的培训课程。

2. 落实诊疗指南医师认证考试 完成院内培训并取得结业证书的临床医师,须报名参加全国诊疗指南医师认证考试。通过院内培训的医师(包括进修医师、规培医师)均须参加认证考试,由医务处统一组织考试报名工作。考试通过后,记入医师技术档案。

3. 抓实诊疗规范的落地

(1)诊疗规范落实到日常病历书写工作中:由医务处组织病案质

量管理委员会制定诊疗规范病历书写规范,将肿瘤治疗依据落实到日常病历文书中。设计"抗肿瘤药物治疗病程记录""放射治疗病程记录""放疗联合抗肿瘤药物治疗病程记录"模板,要求记录诊疗依据、临床分期、治疗适应证、主诊医师、具体治疗方案、不良反应、治疗注意事项等内容。同时,规范影像、超声、病理等检查报告内容,使其符合诊疗指南要求。

(2)增加诊疗规范检查:在日常病历质控检查基础上,增加对国家要求的肿瘤诊疗质量指标的检查,包括肿瘤治疗前病理诊断率、肿瘤治疗前完成临床 TNM 分期率、恶性肿瘤抗肿瘤药物治疗记录符合率、恶性肿瘤放射治疗记录符合率。质控指标每月反馈至科室,并落实绩效考核。

(3)开展规范化诊疗病例点评:由医务处回顾性抽取北京大学肿瘤医院经治病例,癌种包括胃癌、结直肠癌、肺癌、肝癌、乳腺癌、宫颈癌,根据各癌种术前检查评估策略,质控首次肿瘤治疗前临床分期检查完成率,如科室出现诊疗不规范现象,则取消该科室全年评优资格。

(二) 充分运用信息化智能化手段

北京大学肿瘤医院通过信息化手段,推进 MDT 诊疗的规范化管理。北京大学肿瘤医院在消化系统肿瘤、胸部肿瘤、淋巴瘤等诊疗过程中试点应用了 MDT 诊疗系统,实现了 MDT 病历一键生成,病例诊疗流程全景展示、数据资料完整存储、MDT 病例大数据分析、各项指标随时读取等多项功能。门诊、住院 MDT 病历资料相互连通,实现信息系统一体化,进一步促进了 MDT 诊疗的规范化管理。

1. 构建肿瘤专科单病种管理系统　结合医院正在使用的综合医院信息系统,通过市场调研,发现市面上也无满足患者院前管理需求的相关信息系统。因此,医院自行开发建设了肿瘤专科单病种管理系统,围绕患者多学科诊疗,完善诊前信息采集、多学科诊疗、诊中信息和诊后信息采集,实现患者诊疗全流程管理与数据采集,最终形成以多学科诊疗为核心的专病数据库。

2. 建设医疗大数据平台　自 2004 年开始,医院陆续推进了一系列数据利用项目,例如 2004 年的数据仓库课题研究,2008 年全院 BI 平台项目,2012 年的 CIP 数据平台。其中 2017 年上线的专病数据库架构在大数据基础平台之上,采取基于数据分组、双录的质控核查体系,利用标准数据集确定疾病的常用字段,每个字段的值域和对应值域标准,以及数据源对应关系。经过数据标化和对应处理,其中 L1(格式化字段,比如检验数据)直接映射准确率达 100%。通过不同数据加工方法和质控标准,大段文本中结构化归一,准确召回率在 80% 以上,跨多个文本或字段计算的准确率在 70% 以上。

(三)推进 MDT 从院内走向院外

目前北京大学肿瘤医院已成立包括消化系统肿瘤、胸部肿瘤、淋巴瘤、泌尿系统肿瘤、头颈部肿瘤等在内的 14 个病种 / 专业 MDT。肿瘤 MDT 诊疗模式已逐渐融入医院日常诊疗工作中,各专业医师的多学科诊疗意识显著增强。北京大学肿瘤医院优化门诊 MDT 诊疗流程,提高 MDT 诊疗效率,服务于更多患者。每年院内组织召开 MDT 病例讨论会约 500 次,通过 MDT 模式为 3 000 余例患者制订了个体化的规范化肿瘤诊疗方案;每年门诊 MDT 诊疗患者近 2 000 例。以淋巴瘤为例,北京大学肿瘤医院自 1996 年至 2015 年收治 3 760 例淋巴瘤患者,随着时间推移,5 年总生存率明显改善,从 1996—2000 年的 48% 逐渐提高到 2011—2015 年的 65%。

北京大学肿瘤医院在全国范围内积极推广 MDT 诊疗模式,各学科的 MDT 不定期开展国内肿瘤疑难病例线上讨论会,制定诊疗方案,同时开展病例讨论会直播,促进优质医疗资源下沉,带动了其他医疗机构肿瘤规范化诊疗水平的提升。

二、完善管理制度,保证规范化诊疗的运转实施

依托各多学科诊疗团队开展肿瘤规范化诊疗工作,北京大学肿瘤医院医务处牵头制定《北京大学肿瘤医院肿瘤规范化诊疗实施方案》,通过组织实施诊疗规范培训、学习、认证、质控、辐射的"五步走"流程,培养一批符合最新指南要求的肿瘤临床医师,打造标准化、规范化、同质化的诊疗体系;科学制定常见肿瘤诊治规范和质控

标准,开展临床实践应用推广,提升北京大学肿瘤医院肿瘤诊治规范化水平;发挥示范引领和辐射带动作用,推进海淀区医疗机构及国家区域医疗中心项目医院、医联体成员单位和技术合作医院的培训、认证及质控工作。

(一)落实诊疗指南医师认证考试

完成院内培训并取得结业证书的临床医师,须报名参加全国诊疗指南医师认证考试。通过院内培训的医师(包括进修医师、规培医师)均须参加认证考试,由医务处统一组织考试报名工作。考试通过后,记入医师技术档案。

(二)抓实诊疗规范的落地

诊疗规范落实到日常病历书写工作中。由医务处组织病案质量管理委员会制定诊疗规范病历书写规范,将肿瘤治疗依据落实到日常病历文书中。设计"抗肿瘤药物治疗病程记录""放射治疗病程记录""放疗联合抗肿瘤药物治疗病程记录"模板,要求记录诊疗依据、临床分期、治疗适应证、主诊医师、具体治疗方案、不良反应、治疗注意事项等内容。同时,规范影像、超声、病理等检查报告内容,符合诊疗指南要求。

增加诊疗规范检查。在日常病历质控检查的基础上,增加对国家要求的肿瘤诊疗质量指标的检查,包括肿瘤治疗前病理诊断率、肿瘤治疗前完成临床 TNM 分期率、恶性肿瘤抗肿瘤药物治疗记录符合率、恶性肿瘤放射治疗记录符合率。质控指标每月反馈至科室,并落实绩效考核。

开展规范化诊疗病例点评。由医务处回顾性抽取北京大学肿瘤医院经治病例,癌种包括胃癌、结直肠癌、肺癌、肝癌、乳腺癌、宫颈癌,根据各癌种术前检查评估策略,质控首次肿瘤治疗前临床分期检查完成率,如科室出现诊疗不规范现象,则取消该科室全年评优资格。

三、运用医保杠杆,引导临床诊疗行为

肿瘤治疗手段日新月异,按病种付费模式需要与时俱进。新药品、新技术、新诊疗方案的出现,临床路径不断推陈出新,联合治疗方案、日间诊疗、临床试验等新的临床需求,给疾病诊断相关分组(diagnosis related groups,DRG)技术提出了更高的实际要求。北京大学肿瘤医院常规收治的复杂疑难病例,在现有支付模式下,同一个DRG病组、同一个支付标准,考验着医院的成本控制水平和患者服务意识。

随着北京市医疗改革的逐渐深入,医疗、医药、医保等公立医院改革政策已经基本形成联动管理规范,为医疗机构的高质量发展保驾护航。北京大学肿瘤医院积极推进DRG改革,组建领导工作小组,完善工作制度。同时,北京大学肿瘤医院搭建了三级医保管理框架,形成了基本通畅的双向沟通反馈机制,为DRG的内涵式发展带来机遇。以DRG改革为主要手段,加快推进多种方式并存的多元复合式医保支付方式。积极推动国家组织药品和医用耗材集中采购使用改革,促进医院构建低成本、高价值的医保管理MDT模式。完善医保基金监管体系,提升服务行为规范意识,进一步夯实基础工作、保障政策实施、服务临床需要、便利患者需求,构建优质、规范、高效的医保服务。

(一)强化医保基金监管

深入贯彻落实《医疗保障基金使用监督管理条例》和《北京市医疗保障定点医疗机构服务协议》,以压实和履行好基金监管的主体责任,搭建好基金监管体系为总体思路,统一认识、主动作为,对发现的问题进行细致研判和系统整改。依托医保管理委员会,成立医保基金监管工作小组,建立医保基金监管工作例会制度,构建多部门协同医保基金监管模式;建立医保基金监管专项检查制度流程与“横向＋纵向”相结合的病历审核制度流程,以检查促进管理质量提升,以整改促进流程优化,通过事前动态调控、事中预警告知、事后问题追踪分析,持续织密医保基金监管安全网;推进信息平台建设,完善信息系统提示功能,以信息系统优化助力医保管理质量提升。

(二)推动支付制度改革

医保作为医疗服务购买方,支付方式从按项目付费逐渐转变为医保基金总额预付、单病种付费、按病种付费、按床日付费、按人头付费等多元复合式医保支付方式。按项目付费是后付费制,而按疾病诊断相关分组付费、总额预付是预付费制。在预付制下,费用管理压力转移到服务供方,促使医院既要确保医疗质量与安全,又要提高成本管控意识,创新精细化管理,维护医院经济安全运行。北京大学肿瘤医院积极应对支付制度改革,构建医保管理 MDT 模式,探索医院低成本、高价值的医保管理运行方式。

(三) 落实国家药品、耗材集中采购工作

国家药品、耗材集中采购以量换价、量价挂钩,促进药品、耗材价格趋于较低水平,给医保控费带来机遇。北京大学肿瘤医院医保处与药剂科、医务处、采购中心等多部门协同推进,保障国家药品、耗材集中采购工作的实施与任务量完成,逐步完善药品、耗材集中带量采购的配套措施和保障措施。

(四) 加快推进智慧医保建设

完善"互联网诊疗"医保服务,推进国家和北京市医疗保障信息平台建设,进一步推广医保电子凭证,促进医保患者就医更加便捷有序。

(五) 切实推进跨省异地医保就医实时结算

规范患者的医保服务,将北京市与外地医保患者并行管理。在跨省异地医保门诊和住院就医实时结算业务的基础上,进一步提升就医结算的服务质量与效率。根据北京市医保的政策安排,逐步推进跨省异地门诊慢性病的实时结算业务。

(六) 推动医保管理精细化

构建医保基金指标分配体系、医保管理质量评价体系和激励约束机制,以高质量医保管理支撑医院高质量发展,在基金快速增长与临床医疗服务需求之间找寻新的平衡点,实现医保基金整体收支平衡。

根据实际情况和发展规律,灵活运用医保千分考核指标。综合设立医保基金完成占全年总医保基金指标比、服务量(人数、人次)、次(人)均费用、次均药品费用、次均耗材费用、自费比例、病历审核返修率等指标,动态调整、弹性考核,将医保管理与临床工作直接挂钩,提升临床参与医保管理的规范性和积极性。

利用多媒介途径宣教,全面提升对参保人的服务质量及效率。以患者为中心,推进医保供给侧结构性改革,落实医药服务高质量发展各项政策,保障医保药品和医疗服务项目目录动态调改工作的常态化、制度化。

搭建医师、医疗机构与上级政府部门的沟通平台。基于医院端的真实数据,积极开展政策影响分析、卫生经济评估等工作,为国家、北京市制定政策提供参考依据。

四、丰富的临床研究,积极开拓新型抗肿瘤治疗方法和策略

(一) 集中团队优势,大力促进新药新方法的研究

北京大学肿瘤医院具备国内抗肿瘤新药研发优势,具有完备的药物临床试验质量管理规范(good clinical practice)机构。在中国药学会药物临床评价研究专业委员会的指导下,中国临床研究能力提升与受试者保护高峰论坛(CCHRPP)组委会组织业内专家工作组联合药研社统计分析了药物临床试验登记与信息公示平台的数据,形成了《CCHRPP 全国 GCP 机构药物临床试验量值》。2022 年北京大学肿瘤医院位居排行榜总榜第二名、专科医院榜和牵头榜第一名。

北京大学肿瘤医院拥有高水平的临床研究团队,2022 年拥有 41 位牵头全国药物临床试验研究者,24 位器械临床试验研究者,居国内前列。2018—2022 年北京大学肿瘤医院共立项 1 442 项临床试验,其中新药临床试验(investigational new drug,IND)1 108 项。I 期临床试验 284 项,首次临床研究 110 项。2020—2023 年北京大学肿瘤医院牵头全球项目 11 项,近 3 年全球多中心项目中国区牵头 79 项,国内项目 222 项。北京大学肿瘤医院经过 51 次国家药品监督管理局现场核查,均高质量顺利通过。

(二) 加大产学研转化,引领行业诊疗规范

最近五年来,北京大学肿瘤医院助推 110 个抗肿瘤新药成功上

市。每年上市的抗肿瘤新药中 70% 由北京大学肿瘤医院牵头,其中包含诸多重要的里程碑式药物。比如牵头国内首个获批为 1 类生物制品的嵌合抗原受体 T 细胞(chimeric antigen receptor T cell,CAR-T 细胞)瑞基奥仑赛,引领了中国细胞治疗的发展;牵头新一代布鲁顿酪氨酸激酶抑制剂——泽布替尼的注册研究,首次让中国原研抗肿瘤药物走出国门,在美国获批上市;牵头我国第一个国产抗体偶联药物(antibody-drug conjugate,ADC)维迪西妥单抗,获得了美国食品药品监督管理局突破性疗法的认定;牵头第一个国产程序性死亡受体 1(programmed death-1,PD-1)单抗——特瑞普利单抗的注册研究,开创了中国肿瘤免疫治疗的新时代。

2020—2022 年北京大学肿瘤医院发表临床试验相关文章 300 余篇,根据临床试验成果撰写、修改国际和国内指南超过 100 项,进行大会发言或壁报展示 50 次,临床研究申请国际 / 国内专利 40 项。

总之,北京大学肿瘤医院在肿瘤规范化诊疗实践的道路上逐渐走出了一条具有北京大学、北京大学医学部和北京大学肿瘤医院的特色之路,这条道路既有严谨的顶层设计,又有严格的制度保障,兼顾临床实践的规范化和临床试验的创新性,让我们能够在肿瘤专科化的进程中始终发挥引领作用。

参考文献

---

[1]国家卫生健康委, 国家中医药局, 中央军委后勤保障部卫生局. 肿瘤诊疗质量提升行动计划 [EB/OL].(2021-10-15)[2023-12-09]. http://www. nhc. gov. cn/yzygj/s7659/202110/dea7d84638db44e28001fbd7d6c6801a. shtml.

[2]北京市卫生健康委员会. 2022—2024 年北京市肿瘤诊疗质量提升行动方案 [EB/OL].(2022-03-23)[2023-12-09]. https://wjw. beijing. gov. cn/zwgk_20040/zxgk/202203/t20220323_2637198. html.

[3]LIU W, JI X, SONG Y, et al. Improving survival of 3 760 patients with lymphoma: Experience of an academic center over two decades [J]. Cancer Med, 2020, 9 (11): 3765-3774.

[4]国家卫生健康委. 国家卫生健康委办公厅关于印发肿瘤专业医疗质量控制

指标 (2023 年版) 的通知 [EB/OL].(2023-03-27)[2023-12-09]. http://www. nhc. gov. cn/yzygj/s7657/202303/d61a0abf132f4aaf9ebbb6d094764ad2. shtml.

［5］冷家骅, 高广颖, 陈治水, 等. 总额预付制对公立医院基本医疗保险运行效果的影响——以北京大学肿瘤医院为例 [J]. 中国卫生政策研究, 2014, 7 (1): 35-39.

［6］陈治水, 冷家骅, 刘忆, 等. 跨省异地结算政策对患者就医选择及费用负担的影响——基于北京某肿瘤医院的实证分析 [J]. 中国卫生政策研究, 2020, 13 (1): 43-50.

［7］黄珺, 袁延楠, 沈婉丽, 等. 临床研究现场管理组织综合评价体系的构建研究 [J]. 中国研究型医院, 2023, 10 (3): 5-9.

［8］顾芳慧, 卢新璞, 王剑英, 等. 基于卓越绩效模式的研究型医院建设与效果评估 [J]. 医院管理论坛, 2021, 38 (3): 19-21.

［9］赵淑华, 梅昀, 艾杰, 等. 人工智能在药物临床试验质控中的应用与探索 [J]. 中国新药杂志, 2022, 31 (19): 1909-1913.

［10］傅志英, 刘晓红, 赵淑华, 等. 构建药物临床试验高效运行管理模式的实践与探讨 [J]. 医院管理论坛, 2022, 39 (11): 71-74.

［11］YING Z, YANG H, GUO Y, et al. Long-term outcomes of relmacabtagene autoleucel in Chinese patients with relapsed/refractory large B-cell lymphoma: Updated results of the RELIANCE study [J]. Cytotherapy, 2023, 25 (5): 521-529.

［12］SONG Y, ZHOU K, ZOU D, et al. Zanubrutinib in relapsed/refractory mantle cell lymphoma: Long-term efficacy and safety results from a phase 2 study [J]. Blood, 2022, 139 (21): 3148-3158.

［13］SHENG X, WANG L, HE Z, et al. Efficacy and safety of disitamab vedotin in patients with human epidermal growth factor receptor 2-positive locally advanced or metastatic urothelial carcinoma: A combined analysis of two phase II clinical trials [J]. J Clin Oncol, 2024, 42 (12): 1391-1402.

［14］TANG B, CHI Z, CHEN Y, et al. Safety, efficacy, and biomarker analysis of tori-palimab in previously treated advanced melanoma: Results of the POLARIS-01 multicenter phase II trial [J]. S Clin Cancer Res, 2020, 26 (16): 4250-4259.

［15］LIU W, ZHU J. Comments on Chinese guidelines for diagnosis and treatment of malignant lymphoma 2018 (English version)[J]. Chin J Cancer Res, 2019, 31 (5): 738-739.

［16］ZHU J, MA J, Union for China Lymphoma Investigators of Chinese Society of Clinical Oncology. Chinese Society of Clinical Oncology (CSCO) diagnosis and treatment guidelines for malignant lymphoma 2021 (English version)[J]. Chin J Cancer Res, 2021, 33 (3): 289-301.

[17] LIU W, LIN N, FENG X, et al. Long-term survival benefit of anti-PD-1 therapy in patients with relapsed or refractory classical Hodgkin lymphoma [J]. Signal Transduct Target Ther, 2023, 8 (1): 356.

[18] SONG Y, YOON D H, YANG H, et al. Phase Ⅰ dose escalation and expansion study of golidocitinib, a highly selective JAK1 inhibitor, in relapsed or refractory peripheral T-cell lymphomas [J]. Ann Oncol, 2023, 34 (11): 1055-1063.

[19] PENG Z, LIU T, WEI J, et al. Efficacy and safety of a novel anti-HER2 therapeutic antibody RC48 in patients with HER2-overexpressing, locally advanced or metastatic gastric or gastroesophageal junction cancer: A single-arm phase Ⅱ study [J]. Cancer Commun (Lond), 2021, 41 (11): 1173-1182.

[20] FU Z, LIU X, ZHAO S, et al. Reducing clinical trial monitoring resources and costs with remote monitoring: Retrospective study comparing on-site versus hybrid monitoring [J]. R J Med Internet Res, 2023, 25: e42175.

第二节　山东省肿瘤医院肿瘤规范化诊疗的新实践

许培文　山东省肿瘤医院

一、新形势、新要求

党的十八大以来,以习近平同志为核心的党中央把维护人民健康摆在更加突出的位置,召开全国卫生与健康大会,确立新时代卫生与健康工作方针,印发《"健康中国 2030"规划纲要》,发出建设健康中国的号召,明确了建设健康中国的大政方针和行动纲领,人民健康状况和基本医疗卫生服务的公平性、可及性持续改善。党的十九大报告提出了实施健康中国战略,习近平总书记提出人民至上、生命至上的新理念。党的二十大又明确了健康中国建设目标,把保障人民健康放在优先发展的战略地位。人民健康是每个人成长和实现幸福生活的重要基础,是民族昌盛和国家富强的重要标志。作为服务于人民群众健康的广大医务工作者,肩负着国家的重任和人民的重托,责任重大,使命光荣。

习近平总书记强调:"广大医务工作者是人民生命健康的守护者。要大力弘扬伟大抗疫精神,深入宣传抗疫先进事迹和时代楷模,在全社会营造尊医重卫的良好氛围。""广大医务工作者要恪守医德医风医道、修医德、行仁术,怀救苦之心、做苍生大医,努力为人民群众提供更加优质高效的健康服务。"《"健康中国 2030"规划纲要》明确指出,到 2030 年要实现全人群、全生命周期的慢性病健康管理,实现癌症总体 5 年生存率提高 15% 的目标。这是对肿瘤防治领域的医务工作者提出的新的更高的要求,更是我们的使命担当。

二、肿瘤防治领域的挑战

当前在国内肿瘤防治领域面临着诸多的挑战,一是发病率比较高,早诊率低。我国现在社会经济发展还存在着不均衡的现状,发达地区和欠发达地区存在着很多的差异,特别是欠发达地区的早筛意识、三级预防的防控体系等还不够健全,无法实现早诊早治。

二是在肿瘤的治愈率上与国外相比差距较大。一方面这与国内发病率高的瘤种有关,多数是一些难治愈的病种。另一方面在诊疗方面也存在着很多不平衡的现象。我国的医疗资源分布还不太均衡,各个医院之间的技术水平差异也比较大,特别是基层医院的人才、技术、设备还存在比较欠缺的现象,医疗水平有待进一步提高。

三是在肿瘤治疗上存在着乱象。不可否认,现实中存在着肿瘤诊疗的随意性和不规范性,乱收乱治的现象也时有发生。最根本的还是要抓好规范化诊疗。因此,规范肿瘤的诊疗行为,提高肿瘤治疗水平是肿瘤领域亟待解决的问题。

三、肿瘤规范诊疗意义重大

2016 年 3 月,国家卫生管理部门下发了《关于加强肿瘤规范化诊疗管理工作的通知》,对加强肿瘤规范化诊疗管理提出了 4 个方面的工作要求。主要包括:①提高肿瘤诊疗能力。要求各地加强医疗机构肿瘤科及相关学科建设；开展肿瘤诊疗相关人才的培训，将肿瘤诊疗纳入住院医师规范化培训和医务人员继续教育；改善病理、药学、护理、放疗等相关人才紧缺状况；鼓励开展肿瘤防治科学研究。②规范肿瘤诊疗行为。落实肿瘤诊疗规范和临床路径，实施规范化诊疗；控制抗肿瘤药物和辅助用药品种品规数量，不断降低辅助用药的使用比例；定期开展抗肿瘤药物和辅助用药监测与评价；落实处方点评及公示制度。③优化肿瘤诊疗模式。将个体化医学、精准医学理念融入肿瘤诊疗，推行"单病种、多学科"诊疗模式；丰富肿瘤诊疗服务内涵，做好患者的康复指导、疼痛管理、长期护理和营养、心理支持；关注患者的心理和社会需求。④建立科学管理方式。加强康复医院、护理院、临终关怀机构与上级医院的对接，逐步构建从诊疗到康复、从医院到社区的肿瘤全过程管理模式；加强肿瘤登记报告和监测；落实城乡居民大病保险、重特大疾病医疗救助等制度，缓解肿瘤患者因病致贫、因病返贫。通知中的以上要求对于肿瘤规范化诊疗有着非常明确的指导意义，不仅会使肿瘤患者受益，而且对医院和医师都有着重要意义。

一是肿瘤是严重危害人民群众生命健康的重大疾病，通过规范的首诊首治可以让患者最大获益，对改善生活质量和延长寿命至关重要。因此提高医师的诊断水平和技术能力，给予患者正确的治疗方案，对挽救患者生命和改善预后具有重要意义。

二是抓规范诊疗是加强医师道德、塑造良好医风的有力抓手，规范医师的诊疗行为，对于提高医疗质量，保障医疗安全也是重要的一项措施。

三是抓规范诊疗的一个有力抓手就是开展MDT，既能保证肿瘤诊疗的同质化，又能给广大的医师创造学习交流的机会，特别是中青年医师，从实践中学习、提高，能够培养更多优秀的肿瘤医师，造福更多的肿瘤患者。

国家卫生健康委高度重视肿瘤诊疗管理工作，为规范肿瘤诊疗行为，针对肿瘤诊疗全流程制定并发布了一系列部门规章、规范性文件，明确并多次强调有关要求。2021年9月国家卫生健康委、国家中医药局、中央军委后勤保障部卫生局联合印发《肿瘤诊疗质量提升行动计划》，部署开展"肿瘤诊疗质量提升行动"。要求各医疗机构自 2021 年至 2024 年，进一步加大肿瘤诊疗管理工作力度，狠抓相关法律法规、规章制度的落实。推动肿瘤诊疗质量和诊疗规范化水平进一步提升，肿瘤诊疗管理制度不断健全，进一步形成肿瘤诊疗质量监管长效机制，推动肿瘤诊疗服务高质量发展，维护人民群众健康权益，努力为人民群众提供优质的医疗服务。

四、创新多学科会诊模式推进肿瘤规范诊疗

医院发展的硬道理就是不断提高疗效，不断提高医疗质量，进而提高患者的治愈率和生存率。肿瘤治疗不同于其他疾病，首诊首治非常重要，严格意义上来讲，肿瘤患者只有一次最佳的治疗机会。如果首诊不规范，甚至是误诊误治，导致患者病情发展到中晚期，无论花再多的人力、物力、财力，也是难以补救的。所以，解决首诊方案标准化的问题，多学科会诊必不可少。

一是围绕规范诊疗打好基础，在对肿瘤疾病进行传统的外科、内科、放疗科划分基础上，山东省肿瘤医院于 2016 年认真开展了专业细化，把各个大专业又进行亚专科细化，包括医技科室也分方向进行了亚专业细化，实现让专业的人做专业的事，以达到做精、做细、做强的目标。

二是山东省肿瘤医院于 2018 年推行主诊医师负责制，两年一轮，公开遴选，双向选择，动态考核，能上能下，给优秀的青年人创造机会，各个主诊组之间形成一种竞争，更好地调动工作积极性。

三是推行规范的多学科会诊，即 MDT。会诊制度在医院里早已有之，遇到疑难杂症，几个不同学科的医师商量讨论，制定治疗方案。如果超出本学科专业范围或本院能力有限，有时还要请外院甚至外省专家来会诊。以严重危害人身心健康的重大疾病——肿瘤为例，MDT 不仅限于疑难杂症，而是每例患者的需要。随着现代医学的不断进步，治疗方式和手段也不断完善和提高。对确诊的肿瘤患者用哪一种方式去治疗，关乎患者的预后效果。为此，在工作中，山东省

肿瘤医院积极探索肿瘤多学科诊疗新模式。早在 2015 年,山东省肿瘤医院在国内率先尝试利用网络开展 MDT,推行规范诊疗。从医院层面上进行顶层设计,医务、信息、绩效各部门配合,要求各科室必须按一定比例提交首诊病例,由各科专家经信息系统给出意见,组长汇总后明确治疗方案,并且严格检查考核,奖罚分明。随着这项工作的不断推进,山东省肿瘤医院的网络 MDT 已经从刚开始的 10%,逐步达到了 70% 以上;对一些特殊的治疗方式,比如射频消融、粒子植入,必须 100% 经过 MDT 讨论才能够进行治疗。网络 MDT 的优势是时间上可以灵活掌握,也能得到来自各位专家的意见,优化治疗方案,但是因各位专家不是在一个时间点上同时在线,很难保证效率。在 2020 年初,院士提出全面开展"三固定"会议 MDT 模式,即固定时间、固定地点、固定专家,并且对患者进行免费的会议 MDT。凡是来院初诊患者,不管是哪一个专业和医师接诊,都要整理好病历等信息资料,到会诊现场汇报情况,由内科、外科、放疗科以及影像、病理、检验等医技科室的专家们进行讨论。在率先组成以院士为首的肺癌 MDT 专家组之后,全院迅速组成了各个专业的 MDT 专家组,认真选拔组长,使 MDT 专家组的方案能够精准诊治,保证质量。现在医院内的 14 个 MDT 专家组遍布各个专业,并且随着专业细化的不断深入,MDT 专家组数量也在增加。具体做法是:由各专家组秘书把上一周内首诊的住院患者信息全部从信息平台上自动提取,通知各科,按照时间安排到会议现场,先由主管医师汇报情况,各科专家经过充分讨论后确定治疗方案,实现全院肿瘤治疗的规范化、同质化、高端化。规范化——按照统一的疗程治疗。按照国际国内最新的肿瘤诊疗标准对患者进行治疗。同质化——不同科室甚至同一科室不同医师采取相同的标准治疗方案。过去不同科室对于同一疾病情况,可能采取不同的医治方法,现在规定,同一病情经过 MDT 后必须选用同一方案。高端化——由院士亲自领衔、集山东省肿瘤医院团队智慧,对每一位住院患者实行精准诊疗。

至此,院士领衔、"三固定"模式的会议 MDT 在山东省肿瘤医院全面展开,实现了对医院所有专业的首诊住院患者全覆盖,无死角,这一创新举措已经成为山东省肿瘤医院的一个品牌,大大提高了医院的社会影响力。

五、创新管理模式建立规范诊疗长效机制

肿瘤是严重威胁我国人民生命健康的重大疾病之一,最佳的治疗时机只有一次,加强其同质化、规范化诊疗对于提高肿瘤患者生存率、改善肿瘤患者生活质量具有重要意义。为进一步充实完善医疗质控指标体系,国家卫生健康委在前期工作的基础上,组织国家肿瘤质控中心围绕常见恶性肿瘤制定了《肿瘤专业医疗质量控制指标(2023 年版)》。该指标主要有四个方面的特点:一是针对性,二是科学性,三是规范性,四是可操作性。在认真贯彻落实文件精神的基础上,山东省肿瘤医院结合实际,严把质控关,加强肿瘤规范诊疗的管理工作,确保规范化、同质化。

医院高度重视管理的内涵建设。一是坚持用创新理念,狠抓医疗质量和安全,建立了月讲评制度。每个月有三个讲评会,月初由院长对上月业务指标进行分析;月中由医务部逐一对单病种进行点评;月末由各职能部门以问题为导向,以具体数据为依据,点评各科室、各主诊组,真正做到让问题多的科室和个人"红红脸、出出汗"。

二是以医疗质量和绩效为抓手,不断完善考核体系。各职能部门根据各自职责对临床科室进行检查监督,如医务管理部针对医疗行为和职业道德,药学管理部针对临床合理用药情况,医保物价管理部针对医保政策执行情况,还有护理、质管、设备、后勤等。特别是医务管理部还专门成立了 MDT 质控小组,定期抽查病例,检查经过 MDT 讨论的方案落实情况,对于没有执行的,或者是变通执行的,要确保奖罚措施到位,并且坚持每月的讲评结果在内网上公布。

三是绩效分配改革,打破平均主义"大锅饭"。建立多劳多得、优绩优酬的分配机制,实行动态考核,拉开档次。临床医技科室的绩效根据医疗效率和质量核算到主诊组,实行内部二次分配;院领导和行管后勤中层干部绩效由现场各科室代表投票确定,每月一次,推送给个人;行管后勤职工实行定岗定编,由身份管理向岗位管理转

变。全院各个岗位全部实行月工作量绩效二次分配,根据工作业绩评价,动态调整,一人一月一绩效。以此鼓励先进、激励后进、拒绝"躺平",在全院营造了浓厚的比学赶超的文化氛围,极大地调动了干部职工的工作积极性。

通过创新的管理理念,多措并举,以严格的制度来规范医疗行为,以有效的检查监督来落实规范诊疗,以科学严谨的绩效杠杆来激励职工,确保规范诊疗的旗帜在山东省肿瘤医院的上空高高飘扬、永远飘扬。

六、打造规范诊疗品牌推进全省肿瘤诊疗规范化

规范诊疗对提高医疗质量和保障医疗安全具有重要作用。近年来,规范诊疗已成为山东省肿瘤医院的一个品牌,医院影响力不断扩大,吸引了省内外大量的患者前来就医,自 2020 年开展会议 MDT 以来,至今已有 13 万余人次从中获益。初步统计数据显示,三期和四期肺癌、肝癌等的疗效明显提高,得到了国内同行的充分认可,赢得了社会各界的高度赞誉,为医院营造了良好的发展环境。

作为全省肿瘤领域的龙头单位,又是山东省抗癌协会、山东省癌症中心、山东省肿瘤质控中心的挂靠单位,山东省肿瘤医院有责任、有义务推进全省的肿瘤规范化治疗水平提升。由山东省卫生健康委牵头,山东省肿瘤医院承办在全省各医院抽调肿瘤患者病历进行质控的任务,组织专家线上点评,成为省内肿瘤诊疗质控的有力抓手并形成长效机制。为推动优质资源下沉和基层帮扶,山东省肿瘤医院建立了 94 个肿瘤规范化诊疗基地,遍及全省各市、县级医院,利用定期、不定期查房会诊,组织学术会议和技术培训,来院进修学习等形式开展帮扶工作。每年还利用彩虹工程、肿瘤防治宣传周等,在全省各地开展巡讲活动,重点是培训基层医师,提高基层医疗机构的技术水平,推进全省的肿瘤规范化治疗水平提升。

另外,山东省肿瘤医院作为全省癌症防治的组织管理和技术支持单位,按照山东省卫生健康委《关于印发山东省重大传染病防控项目工作任务的通知》,积极推进国家下达的癌症筛查与早诊培训项

目,精心组织对承担项目的单位和人员进行技术培训,不断提高山东省癌症筛查与早诊工作能力。山东省作为全国癌症早诊早治工作实施最早、完成筛查任务最多的省份之一,自 2006 年起,先后承担了国家重大公共卫生专项——农村、淮河和城市三大癌症早诊早治项目,累计完成肺癌、乳腺癌、上消化道癌、肝癌和结直肠癌等高发癌症筛查 80 万人次,检出各类阳性患者 3 万余例,早诊率达 75% 以上,有效延缓和阻断了疾病进展,显著提高了患者的生存率和生存质量,取得了良好的社会效益,打造了一张癌症防治的"山东名片"。

七、打造肿瘤诊疗高地推动医院快速发展

近年来,医院一直保持着快速发展的良好势头。山东省肿瘤医院始终坚持一体两翼的发展战略,强体健翼。以医疗为主体,科研创新和人才培养为两翼,创建高水平科研临床型医院。

目前,医院学科建设齐全,形成了以手术、放疗、化疗、靶向治疗、免疫治疗、内分泌、介入、微创、中医药等多种技术相互配合的综合治疗优势。放疗专业处于国际一流、国内领先的地位,拥有质子放射治疗系统、磁共振引导加速器、射波刀、TOMO 等一批代表国际先进水平的图像引导高端放疗设备,接收来自全国各地甚至国外的肿瘤患者,单日放疗超 1 800 人次。长期以来,山东省肿瘤医院坚持以优势学科带动薄弱学科发展,集中财力支持外科,建设新的手术大楼,配备精良的设备设施,采购了包括达芬奇手术机器人在内的先进手术器械,加强外科医师技术培训和能力培养,手术量逐年提高,患者等待手术的时间大大缩短,满足了患者的需求。目前,山东省肿瘤医院有国家临床重点专科 2 个,肿瘤科、普外科;省级临床重点专科 4 个,肿瘤科、妇科、普外科、检验科;还有一批省医药卫生重点学科、省精品特色专科,为医疗工作打下了坚实的基础。

医院的发展离不开人才和科研的支撑,山东省肿瘤医院坚持引培并举、重在培养的人才建设策略,院内实施"十百千人才建设工程",每年院里出资,选送十名青年骨干到国外培训学习;设立"青苗计划"和"起航计划",为新入职的博士提供资助,延续科研项目,

开展选拔后备人才工作,凡是具备"博士学位、出国一年以上、有国自然项目、40岁以下"这四个条件的,经考察合格即可破格提拔重用。目前,四个梯队的人才建设已经成型,形成了"70后掌舵、80后领军、90后骨干"的可喜局面。同时山东省肿瘤医院也吸引和柔性引进了一批学科带头人,填补儿童肿瘤、淋巴瘤、血液及临床药物试验等学科空白,带动了病理、检验及基础研究等薄弱学科的发展。目前,山东省肿瘤医院拥有中国工程院院士1人,中央联系的高级专家、中央保健会诊专家、享受国务院政府特殊津贴专家、"长江学者奖励计划"青年专家和"国家高层次人才特殊支持计划"专家等10余人,"泰山学者攀登计划"、"泰山学者"特聘专家、"泰山学者"青年专家、"山东省有突出贡献的中青年专家"、"齐鲁卫生与健康领军人才培育工程"领军人才等70余人。

这些年来山东省肿瘤医院狠抓科研创新,科研创新能力明显增强。2020年以来发表了一批高水平的学术论文,承担了许多国家级重大课题,2021年和2022年连续两年放疗学科获得国家自然科学基金(简称"国自然")项目15项,6次获得国家科技重大(重点)专项。荣获多项科研奖项,近十几年获得国家科学技术进步奖二等奖四项和一批省、部级一等奖。每年在美国放疗年会上被选中的参会报告数量名列前茅,2020年和2023年入选美国ASTRO大会口头报告的数量占比分别为14/280和13/203,高居全国第一,两次荣获大会唯一国际优秀论文奖,充分展现出山东省肿瘤医院放疗学科已在国际放疗领域占有一席之地。

鉴于山东省肿瘤医院放疗学科的国内和国际影响力不断扩大,省领导、市领导高度重视,大力支持,共同投资,共建共享。自2018年开始动议,2019年获得国家卫生健康委甲类大型医用设备配置许可,此后,建设速度屡创新高,仅用四年多的时间,就完成了基础建设、设备安装调试和临床试验,获得了国家《辐射安全许可证》和《医疗器械注册证》,现已正式投入临床使用,惠及省内外的肿瘤患者,使他们在国内就享受到高端的先进医疗设备。2023年在省市的共同支持下,又开工建设重离子中心,成为国内首家且唯一同时拥有质子和重离子两套放疗系统的医院,为广大肿瘤患者特别是儿童肿瘤患者带来更多福音,实现立足山东,辐射全国,面向东北亚的发展目标。

目前,山东省肿瘤医院已经形成了一院两区的科学布局,占地面积约 33.3 万平方米,建筑面积 33.97 万平方米,资产总值 70 余亿元,在职职工 2 600 多人,编制床位 1 950 张,年门诊量 70 万人次。医院各项业务指标逐年大幅增长,即便是在疫情期间,门诊人次、入院人数、手术台次、放疗人次、医疗收入等都保持了 20% 以上的增长,至今仍保持着高基数上的高速增长。同时,山东省肿瘤医院也加大对信息化建设的投入,逐步提高医院的信息化水平,不断改进就医流程,提高患者的就医体验,比如预约诊疗、自助打印、自助查询、随手付、床旁结算、院内导航等,新建立体停车楼、两层连廊,为患者就医提供诸多方便,患者满意率大幅提升。近年来,医院获得多项荣誉称号。省委、省政府分别授予"山东省先进基层党组织"和"山东省抗击新冠肺炎疫情先进集体",连续四次被评为"山东省人才工作先进单位";是首批"泰山学者攀登计划岗位"、首批"泰山学者岗位"、"山东省肿瘤放射治疗中心"、"山东省质子中心";放射肿瘤学团队被省政府评为"山东省优秀创新团队"、记集体一等功,还获得"全国工人先锋号"称号;医院于 2022 年荣获"全国五一劳动奖状"。

这些成绩的取得,离不开国家和各级政府领导及相关部门的大力支持、关心和帮助,国家和省市领导多次来医院进行调研和指导,对山东省肿瘤医院的发展战略、管理理念、学科建设和科研思路给予高度评价,"是一所进步最快、发展健康、潜力巨大、前景光明的医院"。国家级和省市级的各家新闻媒体也连续多次对山东省肿瘤医院的建设发展进行了广泛的宣传报道。

当前,进入新时代,踏上新征程,党和国家高度重视人民生命健康,把保障人民健康放在优先发展的战略地位。为深入推进健康中国建设,进一步深化医药卫生体制改革,全面提升医疗质量安全水平,建设中国特色优质高效的医疗卫生服务体系,保障人民群众健康权益,2023 年 5 月 26 日,国家卫生健康委和国家中医药局发布《全面提升医疗质量行动计划(2023—2025 年)》,这是立足新发展阶段,紧扣公立医院高质量发展新形势、新任务而制定的行动计划,是今后一个时期医疗卫生工作的重点,指明了前进的方向。

随着医药卫生科技的不断进步,我国的医疗技术水平和科研创新能力得到极大提高,在医药卫生领域创造了许多突破,为人民群众身体健康作出积极贡献。但不可否认的是,受人口老龄化加剧、大气环境污染等因素影响,我国的癌症发病率和死亡率仍居高不下,肿瘤防治工作任重而道远。在新的历史时期,我们要积极响应党和国家的号召,不忘初心使命,传承和发扬医院的"四大基因",即拼搏基因、创新基因、和谐基因、开放基因,以及"干就干最好,争就争第一"的"山肿精神",勇于拼搏奉献,努力担当作为,打造国内一流的肿瘤诊疗高地,为广大肿瘤患者保驾护航,为我国的肿瘤防治事业作出新的更大的贡献。

参考文献

[1] 中共中央 国务院. "健康中国 2030" 规划纲要 [EB/OL].(2016-10-25)[2024-10-25]. https://www. gov. cn/zhengce/2016/10/25/content_5124174. htm.

[2] 国家卫生计生委办公厅, 国家中医药管理局办公室. 关于加强肿瘤规范化诊疗管理工作的通知 [EB/OL].(2016-03-22)[2024-10-25]. http://www. nhc. gov. cn/yzygj/s3593/201603/53341b6ab1c14963acceb5d1f37540df. shtml.

[3] 国家卫生健康委, 国家中医药局, 中央军委后勤保障部卫生局. 关于印发肿瘤诊疗质量提升行动计划的通知 [EB/OL].(2021-10-15)[2024-10-15]. http://www. nhc. gov. cn/yzygj/s7659/202110/dea7d84638db44e28001fbd7d6c6801a. shtml.

[4] 许晨. 生命至上 [M]. 济南: 山东人民出版社, 2023.

[5] 国家卫生健康委. 国家卫生健康委办公厅关于印发肿瘤专业医疗质量控制指标 (2023 年版) 的通知 [EB/OL].(2023-03-27)[2024-03-27]. http://www. nhc. gov. cn/yzygj/s7657/202303/d61a0abf132f4aaf9ebbb6d094764ad2. shtml.

[6] 国家卫生健康委, 国家中医药局. 全面提升医疗质量行动计划 (2023—2025 年)[EB/OL].(2023-05-29)[2024-05-29]. http://www. nhc. gov. cn/yzygj/s3585/202305/cfe6b26bce624b9f894cef021a363f3e. shtml.

第二章
规范化药学服务

第一节　规范化药学服务概述

梅　丹　中国医学科学院北京协和医院

随着肿瘤诊疗能力的不断提高,近十年我国肿瘤患者5年生存率从30.9%提高到40.5%,但美国的癌症总体5年生存率更是达到69%。世界卫生组织的研究结果显示三分之一的肿瘤可以完全预防,三分之一的肿瘤可通过早期发现得到根治,三分之一的肿瘤可运用医学措施延长生命、减轻痛苦,肿瘤已成为一种可防可治的慢性病。为此,改善肿瘤医疗服务势在必行,从药师的角度来说,如何配合医疗团队,在保障药品供应的同时为患者提供规范的药学服务,是临床合理用药、提升医疗质量、改善患者体验的要素之一。

抗肿瘤新药越来越多,药师需要关注新药审评,自主学习并掌握其药学特点,在药品遴选、处方审核、发药交代与用药教育等各环节、多场景做好工作,并在分级诊疗、双通道与互联网等新业态下发挥作用。

一、关注新药审评,让更具临床价值的新药应用落地

最近20年,全球畅销药榜单上的心脑血管用药逐渐被抗肿瘤生物药替代,2000年主要以消化系统用药、抗高血压药、调血脂药如奥美拉唑、氨氯地平、辛伐他汀、阿托伐他汀等为先,而到了2022年,几乎一半多为靶向抗肿瘤生物药如帕博利珠单抗、吉非替尼、来那度胺、伊布替尼等,反映出肿瘤治疗领域的快速进展。

（一）药品监管理念和制度的变化

了解政策的变化，以便更好地服务临床。

1. 新药分类变化 《中华人民共和国药品管理法》《药品注册管理办法》更新后已开始实施，药品注册按中药、化学药和生物制品分类，化学药又进一步细化为创新药、改良型新药和仿制药；生物制品则分为创新药、改良型新药、已上市生物制品（含生物类似药）等。为让更多的肿瘤患者有机会获得治疗，国家药品监督管理局药品审评中心（药审中心）支持以临床价值为导向的药物创新，建立了突破性治疗药物、附条件批准、优先审评审批及特别审批程序四个加快审批的通道。

如何面对创新的药物、创新的靶点、创新的作用机制、创新的制剂技术，让技术进步的药品尽早应用于临床治疗，体现其临床价值，是医院药师面临的挑战。

2. 全生命周期管理药品 肿瘤的治疗方式从手术、放疗、化疗发展到靶向治疗、免疫治疗、基因治疗和细胞治疗。国家卫生健康委每年更新的《新型抗肿瘤药临床应用指导原则》内收录的药物品种数已远远超过 2020 年版《中华人民共和国药典临床用药须知》收载的抗肿瘤药物品种数，且呈逐年递增的趋势。经海南自由贸易港博鳌乐城特殊路径，国内尚未审批的药物已可离岛带到区域医疗中心提供后续治疗。对药师而言，在关注审评新政、新药药效的同时，更要关注其他国家同种同类药品的药物警戒信息。对附条件批准的药品，应要求上市许可持有人提供其药品风险管理计划，并能按审评要求主动开展上市后研究，完成药品注册批件上留的"作业"。如完成Ⅲ期临床研究或收集真实世界的数据，进一步确证药品的安全性、有效性和质量可控性。药品上市并不是终点，只有实行全生命周期管理，深化药物警戒的理念，才能提高患者用药安全性、降低医院的医疗风险，同时也才能收集到患者用药后提出的适用性建议和意见，在创新的基础上不断改进。

（二）真实世界对快速审批上市药品临床价值的评判

新药上市除了满足临床未满足的治疗需求，审评机构也在不断跟踪突破性疗法批准的药品在真实世界验证的情形,美国食品药品监督管理局(FDA)对上市后未体现临床适应证的药物不予最终获批,但与对照组相比无临床优势的劣效灰色信息往往不会大张旗鼓宣传。如何捕捉获得相关信号,特别是FDA已批而国内尚未获批该肿瘤治疗适应证的药品,对药师而言至关重要。在某些肿瘤发生疾病进展或脑转移等时,在充分知情的情况下,临床医师可能考虑超说明书用药,但药师应及时把FDA更新的规则嵌入HIS的审方软件系统,或结合国情加以管理。

治疗的金标准是药品的有效、安全和质量数据。FDA反思加速审评30年来留下的很多"作业",需要进行纠偏。因有10万人死于药物过量而加强药物风险管控,2022年6月发布了《行业指南:撤销突破性治疗认定的注意事项》,强调跟踪用药过程中的安全问题。回眸国内新药开发经过,同靶点的竞争内卷,从PD-1竞争到ADC大战,类同产品在争患者、争临床、争市场,影响了整个行业的生态。支撑新药处方集管理既要审评以临床需求为导向,更要临床一线通过规范的临床研究和真实世界的数据来综合评价。

二、学习新药、新剂型、新知识点,让药师的基本功更扎实

药品是工具,要应用于临床,才能让患者通过治疗改善疾病状态或提高生活质量。国家支持以临床价值为导向、对疾病有效的药物创新,鼓励有新机制、对人体有多靶向系统性调节干预功能的新药研制,推动药品和制药工艺的技术进步。对药师而言,若要提升服务技能,须先懂药,要从对新药的学习、新指南的学习、新政策的学习、新信息的了解开始,掌握新药的药学特性,不断更新知识点。

(一)认识新药

抗体药物不仅为现有小分子药物疗效不佳者提供了更优的选择,更是打破了许多疾病无药可治的局面。如帕博利珠单抗,截至2024年12月,我国已批准12个瘤种适应证,FDA批准的适应证更是覆盖了21个瘤种、近42项,泛肿瘤治疗几乎囊括了一线、二线和

多线治疗。结合病情诊治不断与各种各样的药物合用,扩展更多更新的适应证。

间变性淋巴瘤激酶(anaplastic lymphoma kinase,ALK)的 TKI 已是三代同堂,用于 *ALK* 阳性局部晚期或转移性非小细胞肺癌(NSCLC)、*ROS1* 阳性的晚期 NSCLC 患者的克唑替尼,在用药一段时间后,患者又出现局部复发或脑转移甚至全身转移,因此,临床期待既能很好吸收,产生较高的血药浓度,又能穿透血脑屏障起到治疗作用的新药。新上市的布格替尼水溶性更好,求得药效/药动学性质的平衡;阿来替尼可诱导颅内肿瘤消退,是 ALK-TKI 的新选择,各有特点。

(二)认识新剂型

1. 改变给药途径 皮下注射抗体类药物属于改良型创新。具有生物活性的抗体制剂的使用和携带不如化疗药便捷,同时因静脉给药须占用床位,增加医疗机构负担,给患者带来不便。自从抗体类药物皮下给药途径的应用范围从自身免疫病扩展到肿瘤领域,2017年利妥昔单抗皮下注射剂成为首款恶性肿瘤皮下注射抗体,2021年NMPA 附条件批准恩沃利单抗,为全球首款肿瘤治疗的皮下注射PD-L1 单抗制剂。2024 年 12 月 FDA 已批准纳武利尤单抗皮下制剂上市,用于其静脉制剂批准的实体瘤适应证。皮下给药的抗体制剂会越来越多地走进临床,充实日间治疗的用药选择。

大分子抗体药能实现皮下给药,是由于制剂中加入了重组人透明质酸酶 rHuPH20 等关键辅料。rHuPH20 水解皮下原本稳定的透明质酸结构,使给药体积大于 2ml 时也不会在注射部位产生"鼓包",并且 1~2 天后透明质酸结构又可更新恢复,关键辅料帮助新型药物递送技术实现生物药给药方式从静脉注射(i.v.)到皮下注射(s.c.)的跃迁。

从静脉注射到皮下注射,再过渡到可居家用注射笔、预充注射笔/自动注射笔,皮下给药将降低整体医疗费用、提高效率、改善患者体验。未来,抗肿瘤抗体药皮下剂型开发将成为常态,实现大部分癌症可在门诊完成日间治疗的目标。

2. 高端复杂制剂——微球 微球是将药物溶解/分散于聚合物材料中形成粒径 1~250μm 的长效缓释剂型,可提高顺应性。材料应具有良好的生物相容性和可降解性,载药量高、包封率不低于 80% 且不会突释,才能通过缓慢释放维持有效血药浓度,减少药物浓度波动带来的不良反应。如治疗前列腺癌的戈舍瑞林微球即采用固/油/水"(S/O/W)工艺,实现药物高包封率和批间稳定性,为全球首个戈舍瑞林微球剂型,改变了市场仅有植入剂进口的情况。

(三)认识新的治疗方案

帕博利珠单抗经典给药方案是每三周输注一次,FDA 快速批准了六周给药一次的方案,剂量增加但给药间隔延长,解决了患者不能及时复诊的问题。布格替尼的剂量调整方案为前 7 天 90mg/ 次,每日一次慢慢建立耐受,然后增量至 180mg/ 次,每日一次,患者带回家用药时必须交代清楚,患者记住了才能不用错剂量。肿瘤专业的临床药师曾发现带三个月的药回家时,部分患者因惯性思维连续服用抗肿瘤药,引发了不必要的不良事件。

(四)认识创新

"创新"并不只是 first in class,me better 为分子结构的创新,而差异化的适应证布局则属于临床创新,剂型改良更是技术突破,提高用药顺应性和便利性同样能为患者带来更好的感受。

抗体偶联药物(ADC)由肿瘤抗原特异性单克隆抗体、稳定的可裂解或不可裂解连接子和强效细胞毒性药三部分组成。通过单抗靶向识别肿瘤部位并释放细胞毒性药物,提升疗效并降低治疗毒性,解决了传统化疗药无法区分健康组织和肿瘤细胞、治疗窗窄的问题,将化疗药精准递送入细胞也降低了脱靶毒性,是兼具靶向精准性和化疗杀伤性的治疗策略。关键要素是既有足够的稳定性使 ADC 能在血液循环中稳定存在且定位至靶点,不过早裂解(避免非特异性毒性),又能在递送至靶细胞后快速裂解释放药物,甚至还能引起旁观者效应。

研究人员和工业界的研发创新,解决了是否有药可用的问题,医院药师面临的创新就是如何用得好,让患者获益。

（五）学习新指南

除了学习跟进经典指南，更要遵循国家卫生健康委的《新型抗肿瘤药物临床应用指导原则》。抗肿瘤药物的应用涉及临床多个学科，合理应用是提高疗效、降低不良反应、充分利用卫生资源的关键。须考虑药物可及性、患者治疗意愿、疾病预后和用药安全性四大要素，规范应用，提高治疗水平，才能保障医疗质量和医疗安全，维护肿瘤患者的健康权益。

（六）了解治疗学地位

同一瘤种，众多的新药，哪些该用于一线治疗？哪些能保持一线、二线治疗学地位？哪些又可联合应用？哪些因表现优效能替代原来的治疗方案？ ××替尼是治疗非小细胞肺癌使用最多的药物，虽然 ALK 阳性仅占 NSCLC 的 5%~7%，但治疗药物也经历了从第一代克唑替尼，第二代塞瑞替尼、阿来替尼，到第三代洛拉替尼的更新。发现异同，才能跟上快速迭代的药物变化。

毋庸置疑，新药多注重在靶点选择、分子设计及适应证布局等维度体现差异化。肿瘤的诊疗模式逐步过渡到以疾病为核心的 MDT，同样，健康管理模式也需全方位跨学科更新。

三、优化管理院内管药用药流程，促进临床合理用药

药品监管从研发、生产到商业目前已能很好追溯，而医院用药终端服务领域如何跟踪，特别是随着创新药快速上市，医保目录更新也已常态化，每年 6 月 30 日前获批的新药都有机会进入国家谈判，因此，新药先进医保目录后进医院的情况越来越普遍。在尚无用药感受或经验的情况下，药品已经通过价格谈判纳入基本医疗报销，DRG/DIP 制度又希望能将更具性价比的药物用于解除病痛。如何用好全程管理是医院药事管理思考的重点内容。在掌握新药药学特点的同时，还要学习药物经济学、药品综合管理、临床综合评价，从安全、有效、经济、创新、适宜、可及等多模块选药。

（一）药品遴选

什么是有效的药？规范治疗又需要哪些药？肿瘤治疗除了化疗和靶向治疗，同样也需要辅助治疗药。科学识药，是单臂试验研究数据还是随机双盲对照研究结果；是按部就班审评审批还是经"快速通道"上市；是通过药事会审核，还是"双通道"或临时采购；是体现学科发展方向，还是仅满足个体的治疗需要。需要识别新药的优势和特点，跟进归纳其风险点，并为有效的药付费。

（二）处方审核

药师的工作挑战是多维度的，遵循药品临床应用指导原则、临床诊疗指南和药品说明书等，对医师处方、用药医嘱的适宜性进行审核。审核处方一定要到位。使用合理用药软件可使关口前移，缩短处方审核时间，综合提升处方处置能力；对院内用抗肿瘤药物的日剂量、给药频次、给药途径等也在 HIS 中设定阈值上限拦截或预警提示。

（三）用药教育

带回家的药怎么吃是最基本的用药教育，讲清药物用法同样也是药师的基本技能之一，尤其是具有特殊药物用法的药物，如必须 1 周给药 1 次的甲氨蝶呤；需服用 3 周停用 1 周的卡培他滨、瑞戈非尼、来那度胺；服用 4 周停用 2 周的替吉奥、舒尼替尼等。

（四）差错防范

抗肿瘤药多属高风险药品，调剂过程中常见的风险因素有药品名称的读音相似，包装的外观相似等，须结合工作经验加以区分，减少因思维定式或包装数量变更带来的拿错和发错问题。

美国卫生技术和安全全球独立组织 ECRI 和美国用药安全实践协会（ISMP）发现流程和系统不一致时，会威胁患者／医务工作者的安全，需基于系统方法来解决问题。2023 年美国医疗机构十大患者安全关注点清单提及"在'五个正确'（5R）下实现药物安全"，即 5R 安全框架。应用更高层级的策略和可操作的流程支持才能提高用药安全性。

患者用药清单不准确也会导致用药错误，医疗机构内部和各医疗机构间应建立有效的沟通协调机制,强调医护药流程标准化及执行率;在开具新处方和给药前让患者／家属参与进来,维护最新药物清单并将其带到每次就诊中;确定负责药物剂量调整的主责人,也是实现分级诊疗、减少差错的基本要素。

(五)规范诊疗与合理应用

深化医疗体制改革,促进医院高质量发展,必须规范诊疗行为。但管理理念不只包含药品管理,对患者服务的价值理念也需要学习提升,深入一线了解临床用药过程中的问题,真正配合临床解决问题,让患者用上药、用好药,对药师而言也是重任在肩。

根据《国务院办公厅关于推动公立医院高质量发展的意见》(国办发〔2021〕18号)、《全面提升医疗质量行动计划(2023—2025年)》和《改善就医感受提升患者体验主题活动方案(2023—2025年)》,改善肿瘤服务综合行动是改善医疗服务全国行动中的重要活动之一。政策驱动,探索服务,让"专科医师"变成"专病医师",从"专科门诊"向"专病门诊"转化,药师可以在多个场景尝试新的实践,如医药联合门诊、药师门诊、查房会诊、MDT会诊、医疗队、社区、医联体或互联网等。日间医疗和互联网服务使医疗资源扩容增效的同时,也需药师在简化流程、提升患者体验方面做工作。

四、关注医保药品谈判,看清服务形式,开通保供新渠道

国家医疗保障局通过谈判从价格角度提高了用药可及性,"双通道"模式促进了药品落地"最后一公里"问题的解决。但DTP(direct to patient)药房是一种新型药品零售模式,即国外的specialty pharmacy,除了提供药品外,更多的是要同时提供药学服务,在后续的对肿瘤患者提供持续高质量改善服务行动中发挥药师的专业技术作用。2023年7月,26个省(区、市)依托全国医保信息平台已完成省级统一电子处方上线,实现全国跨省电子处方流转互认及结算;2023年10月,北京市医疗保障局公示纳入"双通道"试点的药店。

未来医院定点合作的药店是仅限 DTP 药房或特定品种？从长远看，特药药房比拼的必然是专业服务能力，患者首次用药，后续的药师服务如何不缺位？药房不仅是简单的渠道终端，更是连接制药企业、医院和患者的平台化存在。

外购药的流程可以是：医师开方→医院药师审方，收取知情同意书→药店药师再度审方→收费、调剂、发药。处方外配首先要确认处方医师电子签名的合法性。其次考虑怎么通过 HIS 开具处方药，是以通用名（商品名）开具还是仅用通用名？如遇到不同厂牌，规格不一，或带着尾缀不同的罗马数字Ⅰ、Ⅱ、Ⅲ等情况，药师怎么发药，目前法规尚未允许药师使用等效替代品产生的"药品短缺"责任风险。最后患者到底在医院附近的药店取药，还是到拿取方便的居家周围的药店等一系列问题，操作流程需要走通并规范。

五、了解患者需求，规范用药教育，帮助提升用药安全

医院提供的服务包括医疗性技术服务，也包括非医疗性的生活照护服务，二者对患者预后和就医体验的影响很难完全分开。因此，扩大服务的主要增长空间是目前患者普遍不太满意的非医疗性服务，而肿瘤患者这一特殊人群的就医体验提升则更具现实意义，特别是从"多提供药品"向"用性价比更高的好药"转变，实现价值医疗。

终身学习（life-long learning，LLL），自主学习，发现源自临床的问题，跟上监管理念的变化，了解企业有效安全稳定的平衡点，在保供的同时，帮助公众获得他们用药治疗和改善健康所需的科学信息。说明书是我们手边最为常用、最易得到并具有法律效力的工具，应在准确的基础上完成近来提出的通用化、适老化服务优化。

处方外流将带动信息流、服务流、资金流、物流的重构。拓宽处方流转场景，打通患者、互联网医院与零售药店的线上通道，推动医院电子处方、患者在线购药、药师在线审方、药店实时配药、医保在线结算的全流程服务。在这个充满机遇和挑战的时代，要从大处着眼，小处着手，尽快干起来，让社会认识药师。

参考文献

［1］国家卫生健康委疾病预防控制局. 癌症防治核心信息及知识要点 [EB/OL]. (2019-03-29)[2024-05-02]. http://www. nhc. gov. cn/jkj/s5878/201903/81140f820 513439f8a8a57f49f8ae8b7. shtml.

［2］国家药品监督管理局. 恩沃利单抗注射液 [EB/OL].(2021-11-24)[2024-05-02]. https://www. nmpa. gov. cn/datasearch/search-info. html？ nmpa=aWQ9O-TUwMTkwY2VkZmM1YTg5NGZkZDNmZWRiZjUxODcxNWImaXRlbUlkP-WZmODA4MDgxODNjYWQ3NTAwMTg0MDg4MWY4NDgxNzlm.

［3］肖明朝. ECRI: 2023 年美国医疗机构十大患者安全关注点 [Z/OL].(2023-04-06)[2024-05-02]. https://www. cn-healthcare. com/articlewm/20230405/content-1532917. html.

［4］国务院办公厅. 国务院办公厅关于推动公立医院高质量发展的意见 [EB/OL]. (2021-05-14)[2024-05-02]. https://www. gov. cn/gongbao/content/2021/ content_5618942. htm.

［5］国家卫生健康委, 国家中医药局. 关于开展全面提升医疗质量行动 (2023—2025 年) 的通知 [EB/OL].(2023-05-26)[2024-05-02]. https://www. gov. cn/zhengce/ zhengceku/202305/content_6883704. htm.

［6］国家卫生健康委, 国家中医药局. 关于开展改善就医感受提升患者体验主题 活动的通知 [EB/OL].(2023-05-26)[2024-05-02]. https://www. gov. cn/zhengce/ zhengceku/202305/content_6883385. htm.

［7］北京市医疗保险事务管理中心. 关于公布第一批国家医保谈判药品"双通道" 管理试点药店的通知 [EB/OL].(2023-10-28)[2024-05-02]. https://ybj. beijing. gov. cn/tzgg2022/202310/t20231027_3289280. html.

第二节 规范化肿瘤药学服务

魏 来 重庆医科大学附属第二医院

一、肿瘤药学服务的意义

药学服务是医疗机构诊疗活动的重要内容,是促进合理用药、提高医疗质量、保证患者用药安全的重要环节。药师是提供药学服务的重要医务人员,是参与临床药物治疗、实现安全、有效、经济用药目标不可替代的专业人员。药师为人民群众提供高质量的药学服务,是卫生健康系统提供全方位、全周期健康服务的组成部分,也是全面建立优质高效医疗卫生服务体系的必然要求。药学服务模式已由传统的以药品为中心转变为以患者为中心,提供个体化、全程化药学服务是现代药学服务的主要任务。

临床实践中,肿瘤患者用药比较复杂,用药安全值得特别关注。规范的肿瘤药学服务将有助于临床药师在临床用药实践中为肿瘤患者制订规范化、个体化治疗方案,提高患者临床用药的有效性及安全性,促进合理用药,提高肿瘤患者生命质量。

二、肿瘤药学服务的特点

肿瘤药学服务应以患者为中心,以患者利益为出发点,以恰当的药物治疗保障患者的生命健康。

(一)与药物治疗密切相关

肿瘤药学服务要求药师不仅要提供合格的药品,更重要的是关注肿瘤的合理治疗,参与肿瘤治疗的全过程,包括药物的选择、剂量的确定、给药方法的优化、治疗效果的评估等,同时还包括提供人文关怀,以实现安全、有效、经济的药物治疗。

(二)主动实施药学服务

强调药师应主动对肿瘤患者实施药学服务,这种行为方式不同于既往被动按处方发药的服务方式。

(三)药学服务的预期目标

肿瘤药学服务的预期目标包括确保药物治疗的有效性及安全性、优化药物治疗方案,消除或减轻症状、阻止或延缓病程、减少药物不良反应,降低治疗成本,提高患者的依从性及满意度,提高患者生命质量。

三、肿瘤药学服务的内容

肿瘤药学服务是指由专业的药师为肿瘤患者提供药物治疗相关

的咨询、管理和支持。肿瘤药学服务包括但不限于参与用药方案制订、药物重整、药学监护、药品不良反应监测、用药教育、癌性疼痛管理、居家社区药学服务、营养治疗、跨学科协作、心理干预等,以期满足肿瘤患者需求,提高患者生命质量。

(一) 用药方案制订

药师根据肿瘤患者的病理、生理特点,结合循证医学和循证药学证据,与临床医师共同制订治疗方案;关注药物相互作用及抗肿瘤药物可能导致的不良反应及相应处理措施,保障患者用药安全、有效。

(二) 药物重整

药物重整是指药师在肿瘤患者入院、转科或出院等重要环节,通过与患者沟通、查看相关资料等方式,了解患者用药情况,比较正在使用的所有药物与用药医嘱是否合理一致,给出用药方案调整建议,并与医疗团队共同对不适宜用药情况进行调整的过程。

1. 服务对象 药物重整的服务对象为住院患者,重点面向以下肿瘤患者:①同时接受多系统、多专科治疗的患者,如慢性肾脏病、高血压、糖尿病、高脂血症、冠心病、脑卒中等患者;②同时使用5种及以上药物的患者;③医师提出有药物重整需求的患者。

2. 服务内容

(1)入院患者药物重整服务:通过与患者或其家属面谈、查阅患者既往病历及处方信息等方式,采集既往用药史、药物及食物过敏史、药品不良反应等相关信息。具体包括正在使用的药物、既往使用过的与疾病密切相关的药物和保健品的名称、剂型规格、用法用量、用药起止时间、停药原因、依从性等。药师根据诊断及采集到的用药信息,对比患者正在使用的药物与医嘱的差异。如正在使用的药物与医嘱存在不适宜用药或出现不一致的情况,药师应当提出用药方案调整建议,并与经治医师沟通,由医师确认后调整。药师根据上述信息建立药物重整记录表,由患者或其家属确认、经治医师签字。

(2)转科、出院患者药物重整服务:药师根据转科或出院医嘱,对比患者正在使用的药物与医嘱的差异。如正在使用的药物与医嘱存在不适宜用药或出现不一致的情况,药师应当提出用药方案调整建议,并与经治医师沟通,由医师确认后调整。药师建立药物重整记录表。

3. 重点关注要点 ①核查用药适应证及禁忌证;②核查是否存在重复用药;③核查用法用量是否正确;④关注特殊剂型/装置药物给药方法是否恰当;⑤核查是否需要调整用药剂量,重点关注需根据肝肾功能调整剂量的药物;⑥关注有潜在临床意义的相互作用、发生不良反应的药品,考虑是否需要调整药物治疗方案;⑦关注有症状缓解作用的药品,明确此类药物是否需要长期使用;⑧关注特殊人群用药,如老年人、儿童、妊娠期与哺乳期妇女、肝肾功能不全者、精神疾病患者等,综合考虑患者药物治疗的安全性、有效性、经济性、适宜性及依从性;⑨核查拟行特殊检查或医疗操作前是否需要临时停用某些药物,检查或操作结束后,须评估是否续用;⑩关注静脉药物及有明确疗程的药物是否需继续使用。

(三) 药学监护

药学监护(pharmaceutical care)是临床药师参与临床药物治疗工作的主要内容之一,临床药师应当对重点患者(如危重患者、应用易发生严重不良反应药品的患者等)实施药学监护。肿瘤细胞来源于正常体细胞,且两者缺少根本性的代谢差异,抗肿瘤药物在抑制和杀伤肿瘤细胞的同时,也会对正常细胞、组织、器官造成损害。与其他药物相比,抗肿瘤药物不良反应的发生率和严重程度更加突出。如果处理不及时,轻则影响生活质量,重则可能中断有效治疗甚至危及患者生命。因此,加强抗肿瘤药物的药学监护、在保证疗效的前提下减少不良反应的发生显得尤为重要。

药学监护服务应贯穿患者药物治疗的全过程,从确认患者为监护对象开始,至治疗目标完成、转科或出院为止。如患者转科,再次转回病区后,应重新评估是否将其列为药学监护对象。临床药师可充分依托闭环式药学服务模式,紧紧围绕入院-在院-出院的所有环节,做好药学监护。

用药前,了解患者药物过敏史、既往用药史、基础疾病等,评估化疗禁忌。用药中,根据药物理化特性,确保溶媒配制正确,关注输注方式,以使药物疗效最大化;输注初期,观察患者是否发热,有无潮红、寒战、呼吸困难、低血压或心率加快等输液反应。用药后,关注患者血液学、肝肾功能等指标,对可能出现的病毒、细菌感染情况予以必要预防治疗并对出院患者进行宣教与指导。

药学监护服务要点包括以下几个方面。

1. 用药方案合理性评估　包括药物的适应证、禁忌证、用法用量、配伍禁忌、相互作用、用药疗程等。针对不合理的药物治疗方案,药师应给出专业性的调整意见并及时将具体建议、参考依据向医师/护士反馈。对于共性问题,药学部门应定期与临床科室进行沟通纠正,记录沟通过程和改正效果。临床药师应对患者正在使用的药物进行药物重整,给出用药建议,包括用药时机、用药方法、注意事项、可能的不良反应及其防治措施。

2. 用药方案疗效监护　判断药物治疗的效果,若疗效不佳或无效,药师应协助医师分析原因并讨论重新调整药物治疗方案。

3. 药品不良反应监护　对可能发生的药品不良反应进行预防和监测,及时发现、判断并予以处置。

药物不良反应的预防和管理对于抗肿瘤药物治疗连续性及患者预后转归极为重要。因此,应尽可能全面认识不同抗肿瘤药物可能发生的不良事件,早期检测并预防,监测治疗期间患者各项症状和指标的变化,及时采取合理有效的治疗措施。治疗结束后的一段时间内,同样定期或不定期通过对某些实验室检查指标和脏器功能进行检测,从而及时发现一些延迟出现的毒性反应。根据患者病情发展情况、身体状况等,跟踪监护患者,根据药物不良反应发生的情况,对症处理并及时调整用药治疗方案。此外,药物不良反应管理还需要跨学科专家共同参与,对于常规治疗无法缓解的不良事件,应及时联合专科医师进行会诊,实施多学科综合管理,从而保障患者的生命安全。

4. 药物治疗过程监护　关注用药方案的正确实施,包括输液治疗的安全性监护和首次使用特殊剂型药物的用药指导。

5. 患者依从性监护 药物依从性是指患者用药实际情况与医嘱的一致性；而从药物治疗的角度来讲,药物依从性是指患者对药物治疗方案的执行程度。用药依从性是疾病治疗效果的关键,只有严格按照医嘱用药,才能有效控制病情,防止病情恶化。如果患者随意更改药物剂量或中断用药,可能导致疾病控制不佳,造成药物的不良反应增加(尤其是擅自增加药物剂量或用药次数)、药效减弱或丧失(用药剂量不足或减少用药次数),从而使患者的病程延长,病情加重,甚至导致严重的药源性疾病。提高患者用药依从性,有助于帮助患者按时、按量、按疗程使用药物。可从以下方面提高药物依从性。

(1)优化药物治疗方案:复杂的药物治疗方案是造成患者依从性差的主要原因之一。因此,药物治疗方案应遵循"安全、有效、经济"的原则,做到尽可能少的药物、尽可能少的药物不良反应、剂型合适、剂量方案简单,以及尽量缩短疗程等。一般药品的用药次数较为频繁,易造成患者的依从性差。因此,可以采用一些长效或缓释制剂,提高患者依从性。在病情允许的情况下,尽量采用患者容易接受的药物剂型,如内服剂型,因为患者对这类剂型的药物依从性较高;避免使用不方便使用的药物剂型,如注射剂。

(2)规范调剂服务:调剂服务质量的好坏直接影响到患者接受药物治疗的安全性和有效性,优质的调剂服务有利于提高患者对药师的信任感,从而改善用药的依从性。为保障患者合理、正确用药,药师在调剂过程中,对每一张处方都要严格审查,做到"四查十对",确保审核、调配和发药无误。提高药师自身的业务素质,过硬的业务素质容易赢得患者的信任;发药时注意详细交代服药方法,对于特殊药品应该交代注意事项,如特殊储存条件的药物,滴眼剂、喷雾剂的使用方法,妊娠期妇女和儿童用药等,使患者对药师产生信任感,提高药物依从性。

(3)加强对患者的用药指导:药师应积极主动地对患者进行用药指导。药师与患者的有效沟通是指导用药的前提,在此过程中务必注意采取科学的方法,包括个人形象、语言表达、动作神态等。有效的沟通有利于与患者建立起良好的关系,赢得患者的信任与合作,提高患者的药物依从性。

(4)持续督导和用药提醒:针对健忘和理解力差的患者,持续督导和及时的用药提醒是提高药物依从性的有效手段。提醒方式包括电子钟、用药日记以及定时发放药物等。随着手机的普及,用药短信也是一种行之有效的提醒方法,通过建立手机用药指导系统,以短信的方式,及时提醒患者按时、准确地服药。

(5)药师应对药物基因检测、治疗药物监测等结果进行解读,并根据结果实施药学监护。

(四) 药品不良反应监测

恶性肿瘤的治疗中,常因为疾病进展、药品不良反应和多药耐药而限制或延迟疾病的治疗。肿瘤患者常需同时服用多种抗肿瘤药物,导致其药物不良反应发生率较高且对患者的不同躯体功能造成了不同程度的影响。抗肿瘤药物常见的药品不良反应有消化道反应、药物性肝损伤、皮肤及其附件损害等。药品不良反应的预防和管理对于抗肿瘤药物治疗连续性及患者预后转归极为重要。临床药师的职责之一是负责肿瘤患者药品不良反应的预防、识别、判断、处理建议和上报。临床药师的具体工作内容主要为:加强与临床医师之间的联系沟通,了解可能出现药物不良反应的相关要素,包括药物毒性特点、药动学特点、药物相互作用、使用注意事项、配伍禁忌等,协助医师对可预防的药物不良反应采取积极措施。同时,临床药师可借助中国医院药物警戒系统,将传统的"被动监测"模式转变为"主动监测",并通过自动提取患者实验室检查指标、病历信息等资料实现抗肿瘤药物的药物不良反应预警,有利于临床预防或及时采取治疗措施,避免发生严重药物不良反应,保障患者的用药安全。

(五) 用药教育

1. 用药教育方式　用药教育方式包括口头、书面材料、实物演示、视频音频、宣教讲座、电话或互联网教育等。

2. 用药教育内容　①药物(药物装置)的通用名、商品名或其他常用名称,以及药物的分类、用途及预期疗效;②药物剂型、给药途径、剂量、用药时间和疗程,主要的用药注意事项;③药物的特殊剂型、特殊装置、特殊配制方法的给药说明;④用药期间应当监测的症状体征、实验室检查指标及监测频率,解释药物可能对相关实验室检查结果的干扰以及对排泄物颜色可能造成的改变;⑤可能出现的常见和严重不良反应,可采取的预防措施及发生不良反应后应当采取的应急措施,发生用药错误(如漏服药物)时可能产生的结果以及应对措施;⑥潜在的药物 - 药物、药物 - 食物 / 保健品、药物 - 疾病和药物 - 环境相互作用或禁忌;⑦药品的适宜贮存条件,过期药或废弃装置的处理;⑧患者对药物和疾病的认知,提高患者的依从性;⑨饮食、运动等健康生活方式指导;⑩患者如何做好用药记录和自我监测,以及如何及时联系到医师、药师。

3. 特殊人群用药教育　特殊人群,如老年人、儿童、妊娠期与哺乳期妇女、肝肾功能不全者、多重用药患者以及认知、听力或视力受损的人群等,应当根据其病理、生理特点及药代动力学、药效学等情况,制订个体化的用药教育方案,保障患者用药安全、有效。

(六)癌性疼痛管理

癌性疼痛(癌痛)是肿瘤患者常见临床症状之一,晚期癌痛发生率可达 60%~80%,其中 1/3 的患者为重度疼痛,如果癌痛不能得到及时、有效的控制,会严重影响患者及家属的生活质量。临床药师参与疼痛评估和镇痛药物安全性和有效性的监测与干预,有助于提高晚期癌痛患者的镇痛效果。治疗初期,临床药师对患者开展疼痛评估,包括疼痛部位及性质、镇痛药物疗效、药物不良反应及患者用药依从性;治疗期间,临床药师积极参与镇痛方案的制订,为医师提供专业药学建议,同时对患者开展用药宣教,关注服药细节,纠正用药误区,保证临床合理用药,提高患者用药依从性。临床药师在患者的治疗全过程均须进行癌性疼痛管理,为患者制订疼痛治疗药学监护表,提供全程治疗监护,最大限度地提高患者的生命质量。

(七)居家社区药学服务

在家庭医师签约服务等基层医疗卫生服务中,积极开展用药咨询、药物治疗管理、重点人群用药监护、家庭药箱管理、合理用药科普等服务。鼓励医疗联合体内将二级以上医疗机构药师纳入家庭医师签约服务团队,有条件的地区可探索为行动不便的老年人、孕产妇、儿童等重点人群开展上门的居家药学服务。大力开展全科医师、社区护士的合理用药知识培训,采取进修学习、对口支援、远程教育等方式,帮助基层提高药学服务水平。

(八) 营养治疗

在荷瘤导致的应激状态和肿瘤组织不断增殖的双重作用下,肿瘤患者往往呈现出明显的异常代谢状态,被认为是营养不良的高危人群。调查显示,40%~80% 的肿瘤患者会发生营养不良,部分患者常有恶病质征象,表现为厌食、进行性体重下降、贫血和低蛋白血症等,晚期还会出现疼痛、呼吸困难和器官衰竭,营养不良和营养失调是 22% 的肿瘤患者的直接死亡原因。肿瘤患者由于营养不良,血浆蛋白水平降低,机体对化疗药物的吸收、分布、代谢及排泄均产生障碍,明显影响化疗药物的药代动力学,导致化疗药物的毒性作用增加,机体耐受性下降,抗肿瘤治疗效果明显降低。营养治疗作为临床治疗及康复的基础手段之一,国内外大量循证医学证据表明,合理、有效地提供营养治疗并不会增加肿瘤复发率、转移率或降低生存率,而且可明显提高肿瘤患者术后营养和免疫状况,减少术后并发症和感染的发生,提高患者救治率、降低病死率、有效提高住院患者的治愈率和床位周转率,降低药占比及医疗支出,对大部分营养不良肿瘤患者具有积极意义。

因此,肿瘤患者应积极进行营养筛查及营养状况评价,预防并及时补充营养。在肿瘤患者的营养支持中,药师可采取的服务内容包括以下形式:①根据患者入院后营养筛查及评估结果,协助医师制订营养治疗计划,同时提供全程药学监护,包括指导患者正确服用肠内营养制剂,审核肠外营养相关医嘱等;②为医师、护士及营养师提供营养药物相关的药学信息,如药物相互作用、药物不良反应等;③对患者及家属进行营养治疗相关知识宣教,提高患者营养观念;④定期随访,提高患者自我营养管理水平。在肿瘤药学服务中,临床药师积极探索更佳的营养支持方案、最佳的实施方法,并及时与医师、患者沟通,有利于改进临床治疗方案,改善患者营养状态和生命质量、减少或减轻药物不良反应,促进肿瘤患者的康复。

(九) 跨学科协作

肿瘤患者常伴有多种慢性疾病,且抗肿瘤治疗过程也会导致多种损伤或诱发并发症。肿瘤患者综合治疗常需要与其他医疗团队成员(如医师、护士、营养师等)合作,确保患者得到全面的诊治。肿瘤MDT 是以循证医学理念为引导,以 MDT 为整合平台,以多中心随机临床研究为基础,由两个以上相关学科构成,具有相对固定组成的专家小组,根据患者的身体状况、肿瘤的病理类型、肿瘤侵犯范围(分期)和发展趋势,有计划地、合理地应用现有的各科治疗手段,向肿瘤患者提供一种综合、全面、以患者为中心的新型诊断治疗模式。通过将传统的个体式经验性医疗模式转变为现代的小组协作规范化决策模式,提高肿瘤患者的治愈率和生存质量,减轻患者经济负担。药师作为 MDT 中的一员,应根据患者个体差异,与团队成员及时沟通、共同探讨诊疗措施,为患者提供维持或改善功能状态的药学相关服务。同时,还可纳入不同专业的药师,如肿瘤专业药师、神经内科专业药师、抗感染专业药师、营养药师等,发挥各自专业优势为患者提供相应的约学建议。

(十) 其他

1. 心理干预 躯体伤痛、不良情绪及高治疗费用等都会给肿瘤患者造成心理上的痛苦和困扰,心理问题将会影响患者的治疗依从性及生命质量。因此,除了关注疾病本身,还必须将心理干预整合到肿瘤药学服务中。药师对肿瘤患者的心理干预主要是帮助患者在治疗期间调整心理状态以及行为,帮助患者树立良好的心态,改善负面情绪。药师可在患者治疗期间进行科普教育,有助于患者对疾病、药物不良反应建立正确的认知。通过讲解药物的作用特点、使用注意事项、可能出现的药物不良反应及应对策略,纠正患者对癌性疼痛药物使用成瘾等认知误区,减轻患者对药物不良反应的恐惧。与药物无关的心理问题,建议患者积极进行自我调适,必要时咨询心理医师并进行会诊评估。对于心理问题严重的患者,建议专科医师及时会诊,使用抗焦虑、抗抑郁药物及时干预。

2. 抗肿瘤药物综合评价　抗肿瘤药物综合评价是指将药品的作用机制、药理作用以及不良反应等进行系统性评价,从安全性、有效性、经济性、创新性、适宜性、可及性 6 个维度开展评价,以达到合理、优化治疗方案的目的。抗肿瘤药物综合评价可以帮助医师及患者了解药品的作用机制、药理作用以及不良反应,控制不合理药品费用支出,从而制订更加合理的治疗方案,达到治疗效果的同时保证患者的安全,并且更高质量地满足人民群众的用药需求。

3. 开展"互联网 + 药学服务"　开展互联网诊疗或远程医疗服务,以实体医疗机构内的药师为主体,积极提供在线药学咨询、指导肿瘤患者合理用药、用药知识宣教等"互联网 + 药学服务"。

四、肿瘤药学服务的质量管理

（一）质量管理

医疗机构应当制定肿瘤药学服务管理制度,定期对肿瘤药学服务的内容进行质量控制,其内容包括肿瘤药学服务的内容及过程是否恰当、肿瘤药学服务的实施情况、工作记录是否完整、是否保障医疗质量和医疗安全、患者及医护人员的满意度等。同时应当持续加强药师专业技能培训,提高药师专业服务能力,保障药学服务质量。

（二）效果评价及持续改进

应当定期总结肿瘤药学服务效果,及时总结评估肿瘤药学服务的开展情况,可以从有效性、安全性、经济性、依从性等多维度进行评价。定期收集患者、医护人员对药学服务的意见建议,分析工作成效和存在的问题,评价工作效果。制定针对性改进措施并督促落实,跟踪实施和持续改进,促进药学服务的持续改进。

———————— 参考文献 ————————

[1] 国家卫生健康委, 财政部, 国家医保局, 等. 关于印发加强医疗机构药事管理促进合理用药的意见的通知 [EB/OL].(2020-02-26)[2024-02-21]. http://www.

nhc. gov. cn/yzygj/s7659/202002/ea3b96d1ac094c47a1fc39cf00f3960e. shtml.

［2］国家卫生健康委. 国家卫生健康委办公厅关于印发医疗机构药学门诊服务规范等 5 项规范的通知 [EB/OL].(2021-10-13)[2024-10-13]. http://www. nhc. gov. cn/yzygj/s7659/202110/f76fc77acd87458f950c86d7bc468f22. shtml.

［3］高君伟, 程学芳, 冯婷婷, 等. 新型抗肿瘤药物不良反应分析及药学监护 [J]. 上海医药, 2022, 43 (2): 140-158.

［4］刘静静, 张伟, 王彤, 等. 临床药师开展肿瘤患者药学服务的实践 [J]. 中国医药导刊, 2021, 23 (9): 700-704.

［5］樊宗兵, 张凤, 彭加兵, 等. 规范化药学服务模式用于癌痛全程化管理效果分析 [J]. 中国药业, 2022, 31 (8): 121-124.

［6］李增宁, 谢颖. 营养师在肿瘤 MDT 中的作用和思考 [J]. 肿瘤代谢与营养电子杂志, 2014, 1 (2): 31-34.

［7］吴小枫, 刘碧丽, 颜志文, 等. 健康中国战略下肿瘤康复药学服务模式的探索 [J]. 中国合理用药探索, 2022, 19 (4): 87-91.

［8］国家药物和卫生技术综合评估中心. 国家药物和卫生技术综合评估中心关于发布心血管病、抗肿瘤、儿童药品临床综合评价技术指南的通知 [EB/OL]. (2022-06-29)[2024-07-01]. http://www. phirda. com/artilce_28170. html.

第三节　抗肿瘤药物超说明书使用策略

张小丹　安徽省肿瘤医院
孙言才　安徽省肿瘤医院

一、超说明书用药定义

　　药品说明书是药品生产企业提供,经国家药品监督部门批准,用来指导安全、合理使用药品的法定文书,是医护人员、药师及患者购置、储存、使用药品的重要参考资料。随着临床医学实践的积累,临床指南与诊疗规范的不断更新,说明书的某些内容有一定的滞后性,无法满足临床实际需求,这就导致临床实际工作中超说明书用药情况的出现。

　　超说明书用药又称"药品说明书外用法""药品未注册用法",是指药品使用的适应证、剂量、疗程、途径或人群等未在药品监督管理部门批准的药品说明书记载范围内的用法。美国医院药师协会（American Society of Hospital Pharmacists，ASHP）将超说明书用药定义为：临床实际使用药品的适应证、给药方法或剂量不在具有法律效力的说明书之内的用法，包括年龄、给药剂量、适应人群、适应证或给药途径等与药品说明书中的用法不同的情况。

二、超说明书用药现状

目前针对超说明书用药立法的国家有 9 个，包括中国、美国、法国、德国、荷兰、意大利、新西兰、日本和印度，除印度因患者知情同意实施困难而禁止超说明书用药外，其余 8 个国家均允许合理的超说明书用药。在美国，FDA 明确表示，"不强迫医师必须完全遵守官方批准的药品说明书用法。"

超说明书用药行为在国内外临床医疗工作中广泛存在。欧盟 16 国超说明书用药统计结果显示，整个门诊数据中超说明书用药比例在 6%～72%。国内部分医院调查结果显示，门急诊处方超说明书用药比例在 9.27%～21.61%。超说明书用药在肿瘤、罕见病、儿科、精神病学等领域更为常见。

由于抗肿瘤药物治疗方案更新速度快，联合用药多，医师和患者均有较强意愿尝试新的治疗方案，导致超说明书用药情况在抗肿瘤治疗中普遍存在。根据美国癌症协会的报告，多达一半的抗肿瘤药物存在超说明书用药情况。国外一项关于抗肿瘤药物超说明书用药的系统综述对纳入的 23 项研究进行分析，结果显示，住院癌症患者的超说明书用药比例为 18%～41%，13%～71% 的成年癌症患者在治疗过程中至少接受过一次超说明书用药，其中转移性癌症和姑息治疗患者接受的超说明书用药最多。一项对国内 24 家医疗机构超说明书用药现状的调查结果显示，参与调研的医院均存在不同程度的超说明书用药现象。在 24 家医院入选的 1 652 项超说明书用药中，涉及抗肿瘤药物 388 项，占全部上报超说明书用药的 23.5%，在各类药物中排名第一。其中，73.3% 的超说明书用药被国外药品说明书、国际指南、国内指南、专家共识、临床专著或专业教科书收录，或有文献报道、个案报道等循证医学证据支持。

三、超说明书用药原因

超说明书用药的出现存在多方面的原因,有客观原因,也有主观因素。主要包括以下几个方面。

(一) 药品说明书更新滞后

新药批准时往往基于有限的临床数据,而药品上市后经过临床实践会有较多新的用法或用量,这些新用法或用量可能已经在国内外临床指南、诊疗规范、国家药典等中明确规定可以使用。由于更新药品说明书内容的审批过程复杂,制药公司需要花费大量时间、消耗巨额费用,导致药品说明书的更新往往比临床医学实践的发展更为滞后。

(二) 药品说明书自身因素

部分药品说明书存在信息缺失、内容不完善等情况。此外,同一种药物由于生产厂家不同,甚至是上市国家不同,其说明书也存在差异。

(三) 医师执业行为不规范

医师的用药决策受自身用药经验、药品商业宣传等多因素影响。部分医师对超说明书用药的潜在风险认识不足,在循证医学证据不足的情况下超说明书用药;也有部分医师为了自身利益,在商业诱导下进行不合理的超说明书用药。

(四) 新药临床试验忽视特殊人群

由于肿瘤患者、孕妇及哺乳期妇女、儿童、老年人等特殊人群用药临床试验的可操作性与伦理学问题,使得这些群体常被排除在新药临床试验之外,造成了超说明书用药在这些患者的治疗过程中比较常见。

四、超说明书用药风险

药品说明书是产生医疗损害责任纠纷时主要的执法依据。超说明书用药属于探索性治疗,其安全性、有效性尚未得到充分论证,相比按照说明书用药具有更高的不良事件风险,容易引发医疗损害责任纠纷。

(一) 患者用药风险

超说明书用药由于缺乏临床试验验证,从而加大了患者临床用药的风险性。有研究表明,超说明书用药是发生药物不良事件的高风险因素之一。其中,缺乏科学依据的超说明书用药不良事件发生率最高,明显高于说明书内用药。美国 FDA 曾收到 38 例使用硫酸奎尼丁引起严重不良事件的报告,其中 37 例(97%)为超药品说明书用药。可见,超说明书用药存在严重的用药安全隐患,会增加药品不良事件的发生风险。此外,超说明书用药也可能由于过度医疗而给患者带来较大的经济负担。

(二) 医务人员执业风险

药品说明书是处理医疗纠纷的主要法律文件之一,属于法律规定的临床用药常规,具有明确的法律效力。超说明书用药并不意味着不恰当、不合理或试验性用药,某些情况下甚至能给患者带来更大的治疗获益,但与说明书内用药相比,超说明书用药大大增加了医师执业风险,医师往往要承担更多的医疗责任。《中华人民共和国民法典》第一千二百一十九条规定:"医务人员在诊疗活动中应当向患者说明病情和医疗措施。需要实施手术、特殊检查、特殊治疗的,医务人员应当及时向患者具体说明医疗风险、替代医疗方案等情况,并取得其明确同意;不能或者不宜向患者说明的,应当向患者的近亲属说明,并取得其明确同意。医务人员未尽到前款义务,造成患者损害的,医疗机构应当承担赔偿责任。"因此,医务人员要遵守行业法规和诊疗规范。医师为治病救人确需超说明书用药时,应当掌握科学、全面的循证医学证据,并充分遵循患者知情同意原则。

五、国内超说明书用药管理规定

(一) 药物超说明书使用管理规定

2010 年广东省药学会发布《药品未注册用法专家共识》,是我国第一部由专业学会发布的超说明书用药规范,首次提出了超药品说明书用药的五大原则：在影响患者生活质量或危及生命的情况下，无合理的可替代药品；用药目的不是试验研究；有合理的医学实践证据；经医院药事管理与药物治疗学委员会及伦理委员会批准；保护患者知情权。

2013 年出版的《超药品说明书用药参考》是国内第一部以循证医学为基础的超说明书用药学术专著，提出利用 Micromedex 循证分级系统对超药品说明书用药进行评价，提倡从循证的角度规范超说明书用药。

2015 年中国药理学会发布《超说明书用药专家共识》，介绍超说明书用药现状及立法情况，并提出超说明书用药专家共识推荐意见。同年，广东省药学会发布《超药品说明书用药目录（2015 年版）》，进一步明确了超说明书用药的具体循证证据要求。之后每年一版，至2024 年已更新至第 10 版。

2017 年，广东省药学会发布《医疗机构超药品说明书用药管理专家共识》，就医疗机构超说明书用药管理流程达成共识，管理流程包括：超说明书用药申请；药学部门初审；药事会和伦理会审批；超说明书用药品种和目录备案；超说明书用药处方权限及管理；使用前签署知情同意书，病程中详细记录。

2021 年 8 月 20 日通过的《中华人民共和国医师法》，首次将超说明书用药写入该法第二十九条："医师应当坚持安全有效、经济合理的用药原则，遵循药品临床应用指导原则、临床诊疗指南和药品说明书等合理用药。在尚无有效或者更好治疗手段等特殊情况下，医师取得患者明确知情同意后，可以采用药品说明书中未明确但具有循证医学证据的药品用法实施治疗。医疗机构应当建立管理制度，对医师处方、用药医嘱的适宜性进行审核，严格规范医师用药行为。"

（二）抗肿瘤药物超说明书使用管理规定

2020 年 12 月，国家卫生健康委员会印发《抗肿瘤药物临床应用管理办法（试行）》，其中第二十四条规定："医疗机构应当遵循诊疗规范、临床诊疗指南、临床路径和药品说明书等，合理使用抗肿瘤药物。在尚无更好治疗手段等特殊情况下，应当制订相应管理制度、技术规范,对药品说明书中未明确但具有循证医学证据的药品用法进行严格管理。特殊情况下抗肿瘤药物使用采纳的循证医学证据,依次是其他国家或地区药品说明书中已注明的用法,国际权威学协会或组织发布的诊疗规范、临床诊疗指南,国家级学协会发布的诊疗规范、临床诊疗指南和临床路径等。"

2021 年 6 月,为贯彻落实《抗肿瘤药物临床应用管理办法(试行)》,国家卫生健康委制定了《抗肿瘤药物临床合理应用管理指标(2021 年版)》,其中第六项指标为住院患者抗肿瘤药物拓展性临床使用比例。该指标旨在统计医疗机构住院患者抗肿瘤药物拓展性临床使用的情况,即抗肿瘤药物超说明书用药情况。

此外,为规范新型抗肿瘤药物临床应用,2018 年《新型抗肿瘤药物临床应用指导原则(2018 年版)》发布,并且每年进行修订完善,目前已更新至《新型抗肿瘤药物临床应用指导原则(2023 年版)》。《新型抗肿瘤药物临床应用指导原则(2023 年版)》中指出:"抗肿瘤药物的药品说明书是抗肿瘤药物临床应用的法定依据,其规定的适应证经过了国家药品监督管理部门批准。抗肿瘤药物临床应用须遵循药品说明书,不能随意超适应证使用。"其在抗肿瘤药物超说明书用药管理方面与《抗肿瘤药物临床应用管理办法(试行)》一致。

六、医院抗肿瘤药物超说明书使用管理策略

超说明书用药不等同于不合理用药,但是不合理用药常以超说明书用药为表现形式。不合理的超说明书用药不仅大大增加患者的经济负担,浪费社会资源,还严重危害患者的健康与生命。尤其是抗肿瘤药物的超说明书使用给患者用药安全带来了严重隐患。因此,医疗机构应加强抗肿瘤药物超说明书使用管理,规范医师诊疗行为,维护医疗安全,保障患者利益。

(一) 制定超说明书用药管理制度

超说明书用药应由医院药事管理与药物治疗学委员会(药事会)、伦理委员会(伦理会)、药学部、医务部等部门联合管理。医院应根据自身情况,制定超说明书用药管理规定与审批流程,明确临床用

药原则上不得超药品说明书范围,确因病情需要超说明书使用的,须按规定完成申请、审批手续(包括伦理审查),并对超说明书用药签署知情同意书的情形等进行规定。超说明书用药管理制度和流程中,建议明确利益相关方包括临床科室、药学部、药事会、伦理会、患者或家属等的责任和义务。

(二)执行超说明书用药管理流程

参考《医疗机构超药品说明书用药管理专家共识》,制定医院超说明书用药备案审核管理流程并严格执行。超说明书备案审核管理流程应包括以下主要内容。

1. 临床科室申请 临床科室应主动向医院药事会提交超说明书用药申请,并附上超说明书用药方案、风险应急预案以及超说明书用药依据。

2. 药学部初审 药学部对临床科室提交的超说明书用药申请进行初审,主要针对药品的超说明书用法或用量进行循证医学评价,形成初审意见上报院药事会。

3. 院药事会审议 院药事会组织召开会议,对临床科室提交的超说明书用药申请进行审议,审议结果提交院伦理会。

4. 院伦理会审查 院伦理会对药事会审议通过的超说明书用药申请进行伦理审查,并出具伦理审查意见。

5. 超说明书用药备案 院药事会将伦理会审查通过的超说明书用药汇编成《超说明书用药目录》,在医务部备案。并由医务部、药学部联合向临床科室发布通知。

6. 临床医师处方用药 临床医师实施已备案的超说明书用药方案,应向患者或家属、监护人告知用药理由、治疗方案、预期效果以及可能出现的风险,征得患者或其家属的同意,并签署知情同意书。知情同意书须保留在纸质病历中存档。实施超说明书用药治疗时,必须在病历中记录患者用药的详细情况及使用后反应。

(三)重视循证医学证据的评价

超说明书用药须具备充分的循证医学证据支持。循证医学证据评价是超说明书用药备案审核管理流程中的重要环节。根据《新型抗肿瘤药物临床应用指导原则(2023 年版)》,特殊情况下抗肿瘤药物超说明书使用的循证医学证据采纳根据依次是:其他国家或地区药品说明书中已注明的用法;国际权威学协会或组织发布的诊疗规范、临床诊疗指南;国家级学协会发布的经国家卫生健康委员会认可的诊疗规范、临床诊疗指南和临床路径等。医师在临床实践中需要超说明书使用抗肿瘤药物时,应该遵循证据等级高且可靠的治疗方案,尽量规避用药风险,保障患者的健康权。

(四)落实抗肿瘤药物分级管理

严格落实抗肿瘤药物分级管理。限制使用级抗肿瘤药物的使用须严格遵循药品说明书,且使用信息化维护,不得超说明书使用。如需超说明书用药,必须通过医院流程审批同意。

具有限制使用级抗肿瘤药物使用资质的医师可对限制使用级和普通使用级抗肿瘤药物进行超说明书用药申请、备案、使用等;具有普通使用级抗肿瘤药物使用资质的医师仅可对普通使用级抗肿瘤药物进行超说明书用药申请、备案、使用等。无抗肿瘤药物使用资质的医师无相关权限。

(五)超说明书用药信息化管理

推进处方审核信息化体系建设,实现与电子病历系统、检验检查系统、护理系统等互联互通,充分借助信息化手段对超说明书用药处方的适宜性进行审核,对明确禁止的、不合理的超说明书用药处方进行拦截。对于医院伦理会审查通过的超说明书用药,及时在审方系统中进行维护,维护后系统不再执行超说明书用药拦截。

(六)强化药师的监督指导作用

加强对抗肿瘤药物超说明书用药的处方审核和点评,强化药师在临床治疗中的监督和指导作用。审方药师在审方过程中,一旦发现超说明书用药处方应及时与医师、患者沟通,确保患者用药准确安全。成立超说明书用药专项点评小组,临床药师定期开展抗肿瘤药物超说明书用药点评,评价内容包括:抗肿瘤药物超说明书用药及备案情况、是否签署知情同意书、是否在病程中详细记录等,点评结果及时通报、反馈临床,促进临床规范、合理用药。

（七）建立高效的医患沟通机制

加强医患沟通,医师应第一时间让患者或家属了解相关疾病治疗中存在的超说明书用药情况,告知超说明书用药原因、具体治疗方案以及可能出现的风险等,确保患者或家属对超说明书用药充分理解,在征得患者或家属同意并签署知情同意书后,方可实施超说明书用药。

（八）加强超说明书用药知识培训

加强对医师、药师及其他相关人员的超说明书用药知识培训,让医务人员充分了解超说明书用药管理规定与审批流程,了解各自的责任与义务。定期组织开展超说明书用药相关法律知识培训,学习法律风险案例,强化超说明书用药风险意识,引导医师规范超说明书用药行为。

（九）重视临床医师职业道德培养

医院应加强对医师队伍的职业道德建设,建立医德考核机制。医师应明确自己的权力与职责,规范自己的执业行为,坚持合理用药,抵制制药企业的错误信息和诱导,避免不合理超说明书用药带来的危害。

（十）建立超说明书用药评价机制

医院药事会应针对超说明书用药开展临床应用监测、评价和超常预警工作。医务部门会同药学部门定期组织医学和药学专家对抗肿瘤药物超说明书使用的药品品种进行安全性和有效性评估,及时终止不安全、不合理用药,以保障患者用药安全,降低医疗风险。

（十一）加强超说明书用药安全性监测

抗肿瘤药物的不良反应发生率高,并且更容易发生严重不良反应。医院应建立超说明书用药不良反应评价体系,对抗肿瘤药超说明书用药产生的不良反应及时上报和追踪分析,尤其须关注新的和严重的不良反应。对于没有达到有效治疗且发生严重不良反应的药品不再纳入医院超说明书用药目录。

七、结语

超说明书用药是国内外临床普遍面临的一个严峻问题。随着癌症治疗临床实践的快速发展,抗肿瘤药物尤其是新型抗肿瘤药物的超说明书用药比较普遍。《中华人民共和国医师法》的出台,初步建立了超说明书用药管理的法律基础,使我国超说明书用药有法可依,但相关管理体系建设尚不完善。为了保障患者获得最佳治疗的权益,规范临床用药行为,规避医疗风险,亟待加强超说明书用药的科学管理。医疗机构应当组织跨学科、跨部门、跨领域的多方面协作,制定抗肿瘤药物超说明书用药全程管理制度和流程并严格落实,做到保障患者利益最大化的同时,最大程度地规避医务人员的法律风险。

参考文献

［1］国家药品监督管理局. 药品说明书和标签管理规定 [EB/OL].(2006-03-15) [2023-11-29]. https://www. samr. gov. cn/zw/zfxxgk/fdzdgknr/bgt/art/2023/art_ b1a64fa4b9314ecabadf3c6662b70c48. html.

［2］中国药理学会治疗药物监测研究专业委员会药品风险管理学组. 超说明书用药专家共识 [J]. 药物不良反应杂志, 2015, 17 (2): 101-103.

［3］Anon. ASHP statement on the use of medications for unlabeled uses [J]. Am J Hosp Pharm, 1992, 49 (8): 2006-2008.

［4］刘容吉, 牛子冉, 左玮, 等. 国外对超说明书用药的态度和医保覆盖情况及其启示 [J]. 中华医院管理杂志, 2021, 37 (10): 838-842.

［5］Anon. Use of approved drugs for unlabeled indications [J]. FDA Drug Bull, 1982, 12 (1): 4-5.

［6］Directorate-General for Health and Food Safety. Study on off-label use of medicinal products in the European Union [M]. Luxembourg: EU publications, 2019.

［7］王萍, 张伟侠. 某院门诊超说明书用药处方的调查分析 [J]. 医学综述, 2019, 25 (16): 3321-3324.

［8］宋聪聪, 张慧芝, 陈耀升, 等. 某院超说明书用药原因分析及对策 [J]. 中国现代医药杂志, 2022, 24 (2): 93-96.

［9］LEVÊQUE D. Off-label use of targeted therapies in oncology [J]. World J Clin Oncol, 2016, 7 (2): 253-257.

［10］POLYZOS S A, MAKRAS P, TOURNIS S, et al. Off-label uses of denosumab in metabolic bone diseases [J]. Bone, 2019, 129: 115048.

［11］ ALAZMI A, ALASMARI Z, YOUSEF C, et al. Off-label drug use in pediatric out-patient care: A multi-center observational study [J]. O Hosp Pharm, 2021, 56 (6): 690-696.

［12］ HEFNER G, WOLFF J, TOTO S, et al. Off-label use of antidepressants, antipsychotics, and mood-stabilizers in psychiatry [J]. J Neural Transm (Vienna), 2022, 129 (11): 1353-1365.

［13］ American Cancer Society. Off-label drug use [EB/OL].(2023-09-11)[2023-11-29]. https://www. cancer. org/cancer/managing-cancer/treatment-types/off-label-drug-use. html.

［14］ SAIYED M M, ONG P S, CHEW L. Off-label drug use in oncology: A systematic review of literature [J]. J Clin Pharm Ther, 2017, 42 (3): 251-258.

［15］ 张镭, 谭玲, 王少华, 等. 国内 24 家医疗机构超说明书用药现状调查与分析 [J]. 中国药学杂志, 2016, 51 (2): 151-154.

［16］ 彭华, 郑雪倩, 吴杰, 等.《医师法》视角下超说明书用药临床应用对策 [J]. 中国医院, 2022, 26 (10): 73-75.

［17］ 成芳, 梁敏, 刘丽萍, 等. 超说明书用药现状分析及对策研究 [J]. 中国药物评价, 2015, 32 (2): 110-113.

［18］ 丁瑞琳, 邵蓉. 超说明书用药的法律风险分析及政策完善建议 [J]. 上海医药, 2022, 43 (2): 99-105.

［19］ EGUALE T, BUCKERIDGE D L, VERMA A, et al. Association of off-label drug use and adverse drug events in an adult population [J]. JAMA Intern Med, 2016, 176 (1): 55-63.

［20］ FAIRMAN K A, CURTISS F R. Regulatory actions on the off-label use of prescription drugs: Ongoing controversy and contradiction in 2009 and 2010 [J]. J Manag Care Pharm, 2010, 16 (8): 629-639.

［21］ 广东省药学会. 关于印发《药品未注册用法专家共识》的通知 [J]. 今日药学, 2010, 20 (4): 1-3.

［22］ 广东省药学会. 医疗机构超药品说明书用药管理专家共识 [J]. 中国现代应用药学, 2017, 34 (3): 436-438.

［23］ 全国人民代表大会常务委员会. 中华人民共和国医师法 [EB/OL].(2021-08-20)[2023-11-29]. http://www. npc. gov. cn/npc/c2/c30834/202108/t20210820_313104. html.

［24］ 国家卫生健康委. 国家卫生健康委关于印发抗肿瘤药物临床应用管理办法 (试行) 的通知 [EB/OL].(2020-12-28)[2023-11-29]. http://www. nhc. gov. cn/yzygj/s7659/202012/a7600740bed44d1db7015ca5a1be2cc0. shtml.

［25］国家卫生健康委. 国家卫生健康委办公厅关于印发抗肿瘤药物临床合理应用管理指标 (2021 年版) 的通知 [EB/OL].(2021-06-28)[2023-11-29]. http://www. nhc. gov. cn/yzygj/s7659/202106/43a10d8cc7d043f4ab078f90a54dd11a. shtml.

［26］国家卫生健康委. 国家卫生健康委办公厅关于印发新型抗肿瘤药物临床应用指导原则 (2023 年版) 的通知 [EB/OL].(2024-01-02)[2024-12-29]. https://www. gov. cn/zhengce/zhengceku/202401/content_6925043. htm.

［27］刘利军, 肖龙华, 李睿, 等. 超说明书用药认识问题及管理对策研究 [J]. 中国医院用药评价与分析, 2014, 14 (4): 361-364.

［28］云南省药学会循证药学专业委员会, 昆明市第一人民医院. 云南省医疗机构超药品说明书适应证用药专家共识 [J]. 医药导报, 2023, 42 (9): 1265-1269.

［29］安徽省卫生健康委. 关于印发三级医院评审标准 (2022 年版) 安徽省实施细则 (试行) 的通知 [EB/OL].(2023-07-18)[2023-11-29]. https://wjw. ah. gov. cn/public/7001/56838361. html.

［30］ZUO W, SUN Y, LIU R, et al. Management guideline for the off-label use of medicine in China (2021)[J]. Expert Rev Clin Pharmacol, 2022, 15 (10): 1253-1268.

［31］张雷, 马文兵, 宋鹏飞, 等. 抗肿瘤药品超说明书使用面临的伦理问题探析 [J]. 中国医学伦理学, 2023, 36 (7): 714-717.

［32］湖北省医院协会药事专业委员会《湖北省医疗机构药品拓展性临床应用管理专家共识》编写组. 湖北省医疗机构药品拓展性临床应用管理专家共识 [J]. 医药导报, 2022, 41 (9): 1261-1263.

［33］陈慧, 孙阳, 王峰. 我院新型抗肿瘤药超说明书用药循证评价标准的应用分析 [J]. 药学与临床研究, 2023, 31 (3): 270-274.

第四节 抗肿瘤药物临床合理应用
管理指标解读

甄健存 首都医科大学附属北京积水潭医院
饶晶晶 首都医科大学附属北京积水潭医院

一、抗肿瘤药物临床合理应用管理指标制定背景与意义

恶性肿瘤作为严重威胁人类健康的疾病之一,受到全社会的关

注。世界卫生组织国际癌症研究机构发布的最新癌症负担数据显示：2020 年我国恶性肿瘤新发病例、死亡病例分别是 456.8 万例和 300.3 万例，新发病例和死亡病例数均位居全球第一，并将持续上升，造成巨大的公共卫生负担。近 10 年，全球抗肿瘤药物研发蓬勃发展，新型抗肿瘤药物数量不断攀升并加速上市，中国创新药市场规模也持续增长，全球占比越来越大。国家层面加速审批、医保谈判、集中带量采购、"双通道"管理等政策的统筹推进，保障了临床用药需求，但如何对抗肿瘤药物的临床应用进行有效监管，提高抗肿瘤药物临床应用的合理性成为亟待解决的问题。2018 年 9 月，国家卫生健康委发布了《新型抗肿瘤药物临床应用指导原则（2018 年版）》（国卫办医函〔2018〕821 号）以指导新型抗肿瘤药物的合理应用，并每年进行更新。同年 12 月，发布了《关于开展全国抗肿瘤药物临床应用监测工作的通知》（国卫办医函〔2018〕1108 号），将抗肿瘤药物临床应用监管提升至新的高度。2020 年 12 月、2021 年 6 月，国家卫生健康委又先后发布了《抗肿瘤药物临床应用管理办法（试行）》（国卫医函〔2020〕487 号）和《抗肿瘤药物临床合理应用管理指标（2021 年版）》（国卫办医函〔2021〕336 号）。随着《抗肿瘤药物临床合理应用管理指标（2021 年版）》的颁布，国家对于合理用药的标准日趋完善，其影响贯穿了肿瘤治疗管理的全过程，中国肿瘤治疗在"有药可用"的基础上向提升医疗质量又迈进了一步。

二、抗肿瘤药物临床合理应用管理指标主要内容与重点

《抗肿瘤药物临床合理应用管理指标（2021 年版）》是《抗肿瘤药物临床应用管理办法（试行）》后，国家出台的一份有关操作细则的配套文件，其中列出了管理、临床和服务三大方面六大类共 15 个子项的量化指标，并给出具体的计算公式与说明（表 2-2-4-1）。相较于《抗肿瘤药物临床应用管理办法（试行）》和《新型抗肿瘤药物临床应用指导原则》两个方向性、原则性的文件，其以量化的方式客观评价用药情况，帮助医疗机构设立科学的指标并进行持续监测，可以推动

临床用药的规范化、同质化,也为国家监管提供了客观数据。总的来说,能够在一定程度上客观反映临床用药的合理性、经济性及安全性。另外,由于该指标是为了更好地贯彻落实《抗肿瘤药物临床应用管理办法(试行)》,所以重点强调的依然是抗肿瘤药物分级管理与药物的规范、循证使用。药师是提供药学服务的重要医务人员,是实现安全、有效、经济用药目标不可替代的专业队伍,参与抗肿瘤药物的遴选、方案制定、处方审核、药品调剂、配制、用药监护、不良反应监测、处方点评、药物评价、绩效指标管理等全过程,此次《抗肿瘤药物临床应用管理办法(试行)》和《抗肿瘤药物临床合理应用管理指标(2021年版)》的出台,更是进一步明确了药师在抗肿瘤治疗中的职责与任务,也对药师水平提出了新的要求,给医疗机构药事管理及药学服务带来了挑战。

表 2-2-4-1　抗肿瘤药物临床合理应用管理指标

一级指标	二级指标	计算公式
限制使用级和普通使用级抗肿瘤药物的使用率	限制使用级抗肿瘤药物使用率 普通使用级抗肿瘤药物使用率	1. 门诊患者限制使用级抗肿瘤药物使用率 = 门诊患者限制使用级抗肿瘤药物处方数 / 同期门诊患者抗肿瘤药物处方总数 ×100% 2. 住院患者限制使用级抗肿瘤药物使用率 = 住院患者限制使用级抗肿瘤药物医嘱条目数 / 同期住院患者抗肿瘤药物医嘱条目总数 ×100% 3. 门诊患者普通使用级抗肿瘤药物使用率 = 门诊患者普通使用级抗肿瘤药物处方数 / 同期门诊患者抗肿瘤药物处方总数 ×100% 4. 住院患者普通使用级抗肿瘤药物使用率 = 住院患者普通使用级抗肿瘤药物医嘱条目数 / 同期住院患者抗肿瘤药物医嘱条目总数 ×100%
抗肿瘤药物使用金额占比	抗肿瘤药物使用金额占比 限制使用级抗肿瘤药物使用金额占比 普通使用级抗肿瘤药物使用金额占比	1. 抗肿瘤药物使用金额占比 = 抗肿瘤药物使用总金额 / 同期药物使用总金额 ×100% 2. 限制使用级抗肿瘤药物使用金额占比 = 限制使用级抗肿瘤药物使用金额 / 同期抗肿瘤药物使用总金额 ×100% 3. 普通使用级抗肿瘤药物使用金额占比 = 普通使用级抗肿瘤药物使用金额 / 同期抗肿瘤药物使用总金额 ×100%

一级指标	二级指标	计算公式
抗肿瘤药物处方合理率	门诊患者抗肿瘤药物处方合格率 住院患者抗肿瘤药物应用合理率 门诊患者抗肿瘤药物处方干预成功率 住院患者抗肿瘤医嘱干预成功率	1. 门诊患者抗肿瘤药物处方合格率＝门诊患者合理的抗肿瘤药物处方人次/同期门诊患者抗肿瘤药物处方总人次数 ×100% 2. 住院患者抗肿瘤药物应用合理率＝住院患者合理的抗肿瘤药物使用病例数/同期点评住院患者抗肿瘤药物使用总病例数 ×100% 3. 门诊患者抗肿瘤药物处方干预成功率＝医师同意修改的门诊患者不适宜抗肿瘤药物处方数/同期药师建议修改的门诊患者不适宜抗肿瘤药物处方总数 ×100% 4. 住院患者抗肿瘤药物医嘱干预成功率＝医师同意修改的住院患者不适宜抗肿瘤药物医嘱条目数/同期药师建议修改的住院患者不适宜抗肿瘤药物医嘱总条目数 ×100%
抗肿瘤药物不良反应报告数量及报告率	抗肿瘤药物不良反应报告数量 抗肿瘤药物严重或新的不良反应报告数量 住院患者抗肿瘤药物严重或新的不良反应报告率	1. 抗肿瘤药物不良反应报告数量＝门诊患者抗肿瘤药物不良反应报告份数＋住院患者抗肿瘤药物不良反应报告份数 2. 抗肿瘤药物严重或新的不良反应报告数量＝门诊患者抗肿瘤药物严重或新的不良反应报告份数＋住院患者抗肿瘤药物严重或新的不良反应报告份数 3. 住院患者抗肿瘤药物严重或新的不良反应报告率＝住院患者抗肿瘤药物严重或新的不良反应报告份数/同期住院使用抗肿瘤药物患者人次数 ×100%
使用抗肿瘤药物患者的病理诊断和检测率	抗肿瘤药物使用前病理诊断率 抗肿瘤靶向药物使用前分子病理检测率	1. 抗肿瘤药物使用前病理诊断率＝抗肿瘤药物使用前病理确诊的患者人数/同期初次使用抗肿瘤药物患者人数 ×100% 2. 抗肿瘤靶向药物使用前分子病理检测率＝抗肿瘤靶向药物使用前分子病理检测患者人数/同期初次使用抗肿瘤靶向药物患者人数 ×100%
住院患者抗肿瘤药物拓展性临床使用比例	住院患者抗肿瘤药物拓展性临床使用比例	住院患者抗肿瘤药物拓展性临床使用比例＝住院患者抗肿瘤药物拓展性临床使用病例数/同期点评住院患者抗肿瘤药物使用总病例数 ×100%

三、抗肿瘤药物临床合理应用管理指标解读

（一）限制使用级和普通使用级抗肿瘤药物的使用率

《抗肿瘤药物临床应用管理办法（试行）》及《抗肿瘤药物临床合理应用管理指标（2021年版）》根据抗肿瘤药物的安全性、可及性、经济性等因素，将抗肿瘤药物分为限制使用级和普通使用级，明确要求医疗机构应根据本机构的肿瘤疾病诊疗需求制定抗肿瘤药物供应目录，实现药物使用的分级管理，并限定医师的处方权。限制使用级和普通使用级抗肿瘤药物的使用率反映了限制使用级和普通使用级抗肿瘤药物的使用情况，当限制使用级抗肿瘤药物的使用率明显增长时，须评估其用药合理性。目前，临床上应用的抗肿瘤药物种类繁多，肿瘤治疗分布在医院多个科室，抗肿瘤药物不良反应多、价格昂贵，特别是部分新药上市时间短、临床使用经验相对不足。因此对抗肿瘤药物临床应用实行分级管理，目的在于促进抗肿瘤药物的合理使用，也可以进一步明确医疗机构药品临床使用和效果评估制度，有助于医疗机构对抗肿瘤药物治疗进行深化、细化管理。分级管理的重点在于：①分级管理不是限制抗肿瘤药物的使用，而是保障具有相关诊疗能力和用药经验的医师可以合理使用抗肿瘤药物，从患者的角度出发，确保在开具处方时做出让患者利益最大化的决策；②做好处方权限的控制，医师按照被授予的处方权来开具不同级别的抗肿瘤药物，保障了新药和毒副反应较大的药物由经验丰富的医师进行临床处方，避免医师业务能力不足而导致的用药不规范、不合理问题，进一步保障了患者临床用药的有效性和安全性。

目前限制使用级和普通使用级的划分相对灵活，没有统一的标准。不同的医疗机构级别不同、性质不同，医师对抗肿瘤药物，尤其是新型抗肿瘤药物的使用经验差别较大，医疗机构所在地区的经济水平不同，同样价格的药物在不同地区的可及性不同，因此安全性、可及性和经济性的界定是抗肿瘤药物分级管理目录制定的工作重点和难点，需要临床药师参与其中。临床药师可以根据《抗肿瘤药物分级管理专家共识》《广东省医疗机构抗肿瘤药物分级管理指导意

见》等参考资料,结合本医疗机构的特点,协助制定科学、可执行的分级管理目录,并进行动态调整。临床药师应结合分级管理、临床治疗特点和国家政策做好抗肿瘤药物遴选工作,还应根据本项指标增长情况,加强处方审核、药物重整和处方点评等,促进合理用药。

(二) 抗肿瘤药物使用金额占比

抗肿瘤药物使用金额占比包含了抗肿瘤药物使用总金额占比、限制使用级抗肿瘤药物使用金额占比和普通使用级抗肿瘤药物使用金额占比这 3 项指标。该指标与医疗机构诊治的病种范围、患者病理生理情况及经济能力有关,医疗机构可以利用该指标进行自我对照比较分析。此项指标的重要性表现为:①不是单纯地控制药品费用,其初衷也是促进临床合理用药。通过该指标的自我对照可以分析医疗机构抗肿瘤药物的临床使用情况和使用趋势,在一定程度上反映本机构接诊肿瘤患者的增长情况及治疗需求。各类抗肿瘤药物使用金额占比的细化统计,与主要接诊病种、发展趋势的匹配度,与国家监管政策、医保政策及药品消耗总趋势的匹配度都能间接反映药品的合理使用情况并做出超常预警,结合临床药师进行处方点评,能够进一步评估用药的合理性,对抗肿瘤药物不合理使用情况及时采取有效的干预措施。②限制使用级、普通使用级抗肿瘤药物使用金额占比也从另一方面反映了抗肿瘤药物分级管理的实施情况,进而不断完善相关制度。③此项指标也提示临床要重视抗肿瘤药物的经济性,医保、集采等政策可大幅度提高个人可负担性及选择性。临床医师在对药物治疗方案进行决策时,除疗效外,必须考虑药物性价比与患者经济承受能力,并做好知情同意。作为临床药师也应该从药物经济学的角度考虑,结合循证证据参与临床治疗方案的选择,对药物适应证、疗效、不良反应和价格等进行全面比较,积极控制患者治疗成本,减轻医保负担,进一步提高合理用药水平。

(三) 抗肿瘤药物处方合理率

此项指标包含抗肿瘤药物处方合格率和处方干预成功率,反映了医疗机构抗肿瘤药物处方和医嘱用药合理性以及药师处方审核工作的开展情况。2007 年《处方管理办法》(中华人民共和国卫生部令第 53 号）出台时,就要求药师调配药品前应确认处方的合法性、对处方用药适宜性进行审核,要求医疗机构建立处方点评制度,对处方实施动态监测及超常预警,对不合理用药及时予以干预。一直以来,国内外医院评审标准体系也均对处方审核进行了明确要求。2018 年《医疗机构处方审核规范》（国卫办医发〔2018〕14 号）、2010 年《医院处方点评管理规范（试行）》（卫医管发〔2010〕28 号）的出台,更体现了卫生主管部门对处方审核和处方点评在保障医疗质量和安全中的作用的认可和重视。2020 年 2 月国家卫生健康委等六部门印发的《关于加强医疗机构药事管理促进合理用药的意见》（国卫医发〔2020〕2 号）文件当中也明确提出要开展处方点评工作,并纳入绩效考核。因此,此项指标是抗肿瘤药物合理用药管理最重要的指标。抗肿瘤药物处方合理率,属于专项处方点评的指标,其计算方法可以参照国际国内相关的指南,同时考虑临床实际情况,按照《医院处方点评管理规范（试行）》的要求,多学科合作,确定处方抽样方法,随机抽取处方,确定点评的范围和内容,对抗肿瘤药物的使用进行用药合理性评估。抗肿瘤药物处方审核（点评）内容多,步骤复杂,对药师的专业能力要求高。医疗机构还应建立处方审核的技术规范和实施细则,开展药师培训和考核,提升药师审方能力,统一审核流程,规范审核结果。临床药师应借助信息化手段进行处方审核,对不合理使用情况实时进行干预,加强循证用药管理;同时监测患者药物使用期间的体征、转归等情况,对药品不良反应等进行预警,以及时调整治疗方案,保障患者安全,同时通过事后的处方点评,完成一个闭环,达到持续改进的目的,促进合理用药。处方审核（点评）的难点在于规则的建立,北京市区域点评采用"大数据初筛—专家团队评估—医院申诉"的点评程序,有助于规则库的建立及处方合格率的提升。另外由国家癌症中心 / 中国医学科学院肿瘤医院牵头制定的《抗肿瘤药物处方审核系列专家共识》推荐的六步处方审核法也值得借鉴。

（四）抗肿瘤药物不良反应报告数量及报告率

2024 年 3 月 26 日,国家药品不良反应监测中心发布的《国家药品不良反应监测年度报告(2023年)》显示:2023年药品不良反应/事件报告涉及的化学药品中,肿瘤用药排名第2位,严重不良反应/事件报告中,肿瘤用药占比最高,为32.8%。抗肿瘤药物不良反应发生率高,严重或新的不良反应也容易发生,且危害大,因此抗肿瘤药物不良反应报告尤为重要。此项指标反映了医疗机构用药安全的管理情况,特别是对抗肿瘤药物严重或新的不良反应的关注度。因此医疗机构应当建立药品不良反应、药品损害事件监测报告制度,并按照国家有关规定向相关部门报告。医疗机构应当将抗肿瘤药物不良反应,尤其是新型抗肿瘤药物不良反应报告纳入医疗质量考核体系,定期分析和报告抗肿瘤药物不良反应的动态和趋势。临床医师、护理人员和临床药师应当密切随访患者的用药相关毒性,并及时上报不良反应。临床药师对于抗肿瘤药物不良反应的管理,不能单纯地局限于不良反应的上报,要了解发生率、严重程度、主要症状、实验室检查异常、用药期间监测方法、监测频率、对症处理方法以及剂量调整等,要关注发生率高的常见不良反应,也要重视罕见的严重不良反应,同时警惕新的不良反应,保障患者用药的安全性。

(五)使用抗肿瘤药物患者的病理诊断和检测率

使用抗肿瘤药物患者的病理诊断和检测率,即肿瘤患者开始抗肿瘤药物和抗肿瘤靶向药物治疗前进行组织/细胞学或分子等病理诊断和病理检测的百分比,旨在监控病理诊断和检测对患者合理使用抗肿瘤药物和抗肿瘤靶向药物的指导情况,避免误诊误治和盲目用药。病理检查是肿瘤诊断的金标准,原则上经组织或细胞学病理诊断确诊或特殊分子等病理检测成立的恶性肿瘤,才有指征使用抗肿瘤药物和抗肿瘤靶向药物。单纯依据患者的临床症状、体征和影像学结果得出临床诊断的肿瘤患者没有抗肿瘤药物和抗肿瘤靶向药物的使用指征。对于某些难以获取病理诊断的肿瘤,如胰腺癌,其确诊可参照国家相关指南或规范执行;对于有明确靶点的抗肿瘤靶向药物,须进行相应靶点检测后方可使用;病理报告应具有可信性,需由具有相应资质的医疗机构出具病理诊断和检测报告或病理会诊报告,不得在未做相关检测的情况下盲目用药。目前我国几乎所有的省级大型医院都具有分子病理检测体系,市级医院也已经达到60%~80% 的水平,但县级医院只有 30%~50% 的水平。此项指标主要针对正在兴建的基层肿瘤中心,以及正在转向参加肿瘤内科治疗的医务人员。此项指标虽然是临床指标,但作为临床药师,应该结合处方审核和处方点评,严格把握抗肿瘤药物的适应证,做好合理用药的"守门人"。

(六) 住院患者抗肿瘤药物拓展性临床使用比例

该指标旨在统计医疗机构住院患者抗肿瘤药物拓展性临床使用的情况。抗肿瘤药物拓展性临床使用包括临床使用药品未注册用法,以及《新型抗肿瘤药物临床应用指导原则》中"特殊情况下的药物合理使用",简单说就是超说明书用药。抗肿瘤治疗中超说明书用药是普遍存在的现象:①随着癌症治疗临床实践的快速发展,目前上市的抗肿瘤药物尚不能完全满足肿瘤患者的用药需求,药品说明书也滞后于临床实践,一些具有高级别循证医学证据的用法未能及时在药品说明书中进行修订;②许多恶性肿瘤患者经过标准治疗后,仍不可避免地发生了复发和转移,对于三线或以上的治疗,指南中大多无推荐用药方案,然而部分患者的治疗意愿非常强烈,因此在肿瘤多线治疗中,超说明书用药情况较为普遍。超说明书用药并不等同于不合理用药,其体现的是临床诊疗需求和患者的治疗权益,但同时某些超说明书用药的有效性和安全性尚未得到充分验证,存在未知风险。我国对超说明书用药的合理性判定及操作规范非常重视,2022 年 3 月 1 日起实施的《中华人民共和国医师法》首次对诊疗指南、循证医学指导下的超说明书用药进行了约束。在一定程度上解决了超说明书用药无法律保障和医疗纠纷风险等问题。此外,多省也发布超说明书用药目录,为提高药品治疗的有效性、安全性提供参考依据。因此,医疗机构应当制定相应管理制度、技术规范,对药品说明书中未明确、但具有循证医学证据的用法进行严格管理。原则上对于特殊情况下抗肿瘤药物的使用权应当仅限于三级医院授权的具有高级专业技术职称的医师,充分遵循患者知情同意原则,并且应当做好用药监测和跟踪观察。抗肿瘤药物循证医学证据的采纳根据依次是：其他国家或地区药品说明书中已注明的用法，国际权威学协会或组织发布的诊疗规范、临床诊疗指南，国家级学协会发布的经国家卫生健康委员会认可的诊疗规范、临床诊疗指南和临床路径等。特殊情况下，无法获取证据级别较高的有效性证据时，建议在评估低等级循证依据（如病例对照、病例系列、病例报告等）的同时，结合疾病严重程度、有无替代治疗方案、药物特点、经济性等多种因素，评估患者可能的获益和风险。临床药师应该根据相关原则做好超说明书用药管理工作。

四、管理指标对肿瘤专科临床药师的影响

近年来国家卫生健康委陆续发布《关于加强肿瘤规范化诊疗管理工作的通知》（国卫办医发〔2016〕7号）、《关于印发加强医疗机构药事管理促进合理用药的意见的通知》（国卫医发〔2020〕2号）和《抗肿瘤药物临床应用管理办法（试行）》（国卫医函〔2020〕487号）等文件，要求构建从诊疗到康复、从医院到社区的肿瘤全过程管理模式，明确多学科诊疗是以患者为中心、以多学科专业人员为依托，为患者提供科学诊疗服务的模式；医疗机构应加强药学人员配备，培养临床药师，并正式将临床药师纳入多学科诊疗专业队伍；要求拓展药学服务范围，围绕患者需求和临床治疗特点开展专科药学服务。要求临床药师参与患者抗肿瘤药物治疗方案的制订与调整，开展处方和医嘱审核与干预，提供药学监护与用药教育等。以上文件为培养肿瘤专科临床药师，构建肿瘤药学体系提供了政策依据，同时也明确了患者全程化用药安全管理工作的工作内容以及工作方法，为肿瘤专科药师角色的定位及作用的发挥提出了明确要求。在药学工作的转型中，临床药师起到了不可替代的作用，但无论是规模还是质量都还需要大幅提升。根据《2022中国卫生健康统计年鉴》，截至2021年底，药师520 865人，注册护士5 019 422人，执业医师3 590 846人，平均每位药师要服务6.9名医师，9.6名护士。肿瘤专科临床药师更是极度紧缺，即使在医疗水平较高的地区也明显不足。因此医疗机构更要加强肿瘤专科临床药师的配备及药学服务能力的

建设,促进抗肿瘤治疗规范化管理:①注重肿瘤临床药师培养,包括亚专业方向;②建立肿瘤临床药师工作体系;③以合理用药为核心,注重肿瘤患者全程化管理;④发挥临床药师专业特点,实现临床药师在 MDT 中的专业价值;⑤完善信息化建设与精准医疗,提高合理用药水平;⑥医教研相结合,进一步完善肿瘤临床药师工作。

参考文献

［1］ World Health Organization. Data visualization tools for exploring the global cancer burden in 2020 [EB/OL].(2020-01-01)[2023-10-13]. https://gco. iarc. fr/today/home.

［2］ LI G Q, QIN Y H, XIE C C, et al. Trends in oncology drug innovation in China [J]. Nat Rev Drug Discov, 2021, 20 (1): 15-16.

［3］ 国家卫生健康委. 国家卫生健康委办公厅关于印发抗肿瘤药物临床合理应用管理指标 (2021 年版) 的通知 [EB/OL].(2021-06-28)[2023-11-28]. http://www. nhc. gov. cn/yzygj/s7659/202106/43a10d8cc7d043f4ab078f90a54dd11a. shtml.

［4］ 国家卫生健康委. 国家卫生健康委关于印发抗肿瘤药物临床应用管理办法 (试行) 的通知 [EB/OL].(2020-12-28)[2023-11-28]. http://www. nhc. gov. cn/yzygj/s7659/202012/a7600740bed44d1db7015ca5a1be2cc0. shtml.

［5］ 戴媛媛, 李国辉, 赫捷, 等. 抗肿瘤药物分级管理专家共识 [J]. 中华肿瘤杂志, 2021, 43 (9): 897-900.

［6］ 广东省药学会. 广东省医疗机构抗肿瘤药物分级管理指导意见 [J]. 今日药学, 2022, 32 (1): 1-3.

［7］ 卫生部. 医院处方点评管理规范 (试行)[J]. 中国药房, 2010, 21 (12): 1060-1061.

［8］ 李国辉, 杨珺, 戴助, 等. 抗肿瘤药物处方审核专家共识——肺癌 [J]. 中国药学杂志, 2019, 54 (10): 847-854.

［9］ 国家药品不良反应监测中心. 国家药品不良反应监测年度报告 (2023 年)[EB/OL].(2024-03-26)[2024-11-28]. https://cdr-adr. org. cn/drug_1/aqjs_1/drug_aqjs_sjbg/202403/t20240326_50614. html.

［10］ 左玮, 刘莹, 杨丽娟, 等. 2014 年全国医院药事管理质量控制的调查与分析 [J]. 中国药房, 2017, 28 (31): 4325-4329.

［11］ 国家统计局. 中国统计年鉴—2022 [M]. 北京: 中国统计出版社, 2022.

［12］ 邱亭林, 林伟龙, 马建辉, 等. 肿瘤规范化诊治现状及质量控制管理探讨 [J]. 中国肿瘤, 2018, 27 (5): 343-346.

第三章
特定癌种诊疗服务

第一节 非小细胞肺癌规范化诊疗服务

陈一非 山西省肿瘤医院
段建春 中国医学科学院肿瘤医院

伴随诊断技术的进步和时代的发展,人们对于肺癌的发生发展有了更深入的了解,诊断治疗水平不断提高,突出表现在靶向治疗和免疫治疗时代来临,极大地改善了肺癌患者的预后。随着对于肺癌早筛早诊早治重视程度的提高,医疗保险对患者检查和治疗覆盖的范围越来越广,非小细胞肺癌规范化诊疗也越来越受关注。

一、非小细胞肺癌的规范化诊断

原发性支气管肺癌(primary bronchogenic carcinoma),简称肺癌(lung cancer),是起源于支气管黏膜或腺体的恶性肿瘤。从病理和治疗角度,肺癌大致可以分为非小细胞肺癌(non-small cell lung cancer,NSCLC)和小细胞肺癌(small cell lung cancer,SCLC)两大类,其中非小细胞肺癌约占85%,包括腺癌、鳞癌、大细胞癌等组织学亚型。多数 NSCLC 患者确诊时已为晚期,失去手术机会。而早期肺癌可以通过多学科综合治疗实现较好的预后,甚至达到治愈的效果。因此,NSCLC 的规范化诊断尤为重要。

（一）流行病学

肺癌是世界范围内最常见的癌症之一,居全球癌症死因之首。近年来全球肺癌发生率和死亡率都呈上升趋势,据统计,2020 年全球约有 220.7 万例新发肺癌病例,占全部恶性肿瘤的 11.4%;死亡

179万例,占全部恶性肿瘤死亡的18%。肺癌的年龄标准化死亡率在男、女性中分别为56/100 000人和38/100 000人。发病率与年龄呈正相关,男性发病率显著高于女性,吸烟者发病率高于非吸烟者。

(二)危险因素

1. 吸烟和被动吸烟　大量研究表明,吸烟是肺癌发病率进行性增加的首要原因,烟雾中的苯并芘、尼古丁、亚硝胺和少量放射性元素等均有致癌作用,尤其易致鳞状上皮细胞癌和小细胞肺癌。与不吸烟者相比,吸烟者发生肺癌的危险性高4~10倍。被动吸烟或环境吸烟也是肺癌的病因之一。

2. 空气污染　空气污染包括室内小环境和室外大环境污染。室内被动吸烟、燃料燃烧和烹调过程中均可产生致癌物。室内用煤、接触煤烟或其不完全燃烧物为肺癌的危险因素,对女性腺癌的影响较大。

3. 呼吸系统病史　慢性阻塞性肺疾病、肺结核、肺炎等呼吸系统疾病史可使肺癌发病率提高。其中慢性阻塞性肺疾病与肺癌的关系最为密切,使肺癌的发病风险提高了144%。

4. 职业暴露　多种特殊职业的职业接触可增加肺癌的发病危险,包括石棉、氡、铍、铬、镉、镍、硅、煤烟和煤烟尘等。其中石棉是公认的致癌物质,接触者肺癌、胸膜癌和腹膜恶性间皮瘤的发病率明显增高。

5. 肺癌家族史和遗传易感性　肺癌患者存在家族聚集现象。这些发现说明遗传因素可能在对环境致癌物易感的人群和／或个体中起重要作用。

6. 其他　与肺癌发生有关的其他因素还包括营养及膳食、体育锻炼、免疫状态、雌激素水平、感染(人类免疫缺陷病毒、人乳头状瘤病毒)、肺部慢性炎症、经济文化水平等。

(三)肺癌的症状

肺癌的临床表现具有多样性,但缺乏特异性,因此常导致肺癌诊断的延误。

1. 原发肿瘤本身局部生长引起的症状　①咳嗽,50%以上的肺癌患者在诊断时有咳嗽症状;②咯血,肺癌患者大约有 25%~40% 会出现咯血症状,通常表现为痰中带血丝,大咯血少见;③呼吸困难;④发热;⑤喘鸣。

2. 原发肿瘤侵犯邻近器官、结构引起的症状　包括:胸腔积液,声音嘶哑,膈神经麻痹,吞咽困难,上腔静脉阻塞综合征,心包积液,肺尖肿瘤综合征或肺错构瘤等。

3. 肿瘤远处转移引起的症状　最常见的是中枢神经系统转移而出现的头痛、恶心、呕吐等症状。骨转移可出现较为剧烈而且不断进展的疼痛症状等。

(四) 影像诊断

非小细胞肺癌的影像学诊断推荐胸部增强 CT 或 PET/CT。通过胸部增强 CT、头部增强 MRI 或增强 CT、颈部 / 锁骨上淋巴结超声或 CT、上腹部增强 CT 或超声、全身骨扫描或 PET/CT 进行影像分期。获取组织学或细胞学样本的技术包括:纤维支气管镜、纵隔镜或超声支气管镜检查(EBUS)、经皮穿刺、淋巴结或浅表肿物活检、体腔积液细胞学检查、电磁导航支气管镜、胸腔镜、纵隔镜、痰脱落细胞学。

大多数肺癌患者的胸腔积液由肿瘤引起。只有极少数患者的胸腔积液多次细胞病理学检查呈阴性,综合考虑这些因素并结合临床确定积液与肿瘤无关时,胸腔积液将不作为分期依据。增强 MRI 在诊断脑转移方面显著优于非增强 MRI 和增强 CT。

当纵隔淋巴结是否转移影响治疗决策,而其他分期手段难以确定时,推荐采用 EBUS/EUS 等有创分期手段明确纵隔淋巴结状态。痰细胞学是可行的病理细胞学诊断方法,但由于容易产生诊断错误,在组织活检或体腔积液(如胸腔积液)细胞学检查等可行的情况下,应尽可能减少痰细胞学的诊断。采用 AJCC/UICC TNM 分期对肺癌患者进行疾病分期,并根据不同的分期指导患者后续治疗。

(五) 病理学诊断

病理学诊断的目的是对肺癌进行组织学 / 细胞学分类,确定肿瘤侵犯的范围和手术切缘的情况。

1. 形态学(常规苏木精-伊红染色) 从组织形态学明确小细胞肺癌和非小细胞肺癌。非小细胞肺癌须进一步明确鳞癌、腺癌或其他。

2. 免疫组织化学(染色) 形态学不明确的 NSCLC,手术标本使用一组抗体鉴别腺癌、鳞癌和其他,晚期活检病例尽可能使用 TTF-1、P40 两个免疫组织化学指标鉴别腺癌或鳞癌,尽可能留存更多的组织标本进行分子病理诊断。

(六)分子病理诊断

肺癌的分子检测可预测相关靶向治疗的敏感性和耐药性。对于可手术的ⅠB~Ⅲ期患者,推荐非鳞非小细胞肺癌常规行表皮生长因子受体(epidermal growth factor receptor,EGFR)编码基因检测,指导辅助靶向治疗;对于不可手术的Ⅲ期及Ⅳ期患者,病理诊断时应预留足够的组织标本进行分子分型检测。非鳞癌组织标本常规检测 EGFR 突变、间变性淋巴瘤激酶(anaplastic lymphoma kinase,ALK)融合、c-ros 癌基因 1(c-ros oncogene 1,ROS1)融合、转染重排(rearranged during transfection,RET)融合及间质表皮转化因子(mesenchymal to epithelial transition factor,MET)14 外显子跳跃突变;当无法获取肿瘤组织或获得的组织太少时,可用外周血游离肿瘤 DNA(circulating tumor DNA,ctDNA)检测 EGFR 突变。EGFR-酪氨酸激酶抑制剂(EGFR-tyrosine kinase inhibitor,EGFR-TKI)耐药后,建议再次活检行 EGFR T790M 检测;当肿瘤组织不可获取时,建议行 ctDNA EGFR T790M 检测。对于首次行基因检测的肺癌患者,建议采用多重 PCR 或小 panel 二代测序技术(next generation sequencing,NGS)一次性行多基因检测。采用免疫组织化学法检测组织程序性死亡受体配体 1(programmed death ligand 1,PD-L1)表达。

二、非小细胞肺癌精准化治疗现状

(一)治疗原则

肺癌的治疗原则是多学科综合治疗和个体化治疗。肿瘤的综合治疗是一个依照循证医学证据,结合患者的实际情况,有计划、有顺序、有步骤的多学科协作的诊治模式。个体化治疗就是在综合治疗的基础上根据患者个体差异进行调整。

(二) I~Ⅳ期 NSCLC 治疗

下面将根据肺癌的 AJCC/UICC 第八版 TNM 分期对 NSCLC 的治疗进行阐述。

1. I 期 NSCLC　首选解剖性肺叶切除加系统性肺门纵隔淋巴结采样或清扫术。如实施了根治性手术,IA 期患者不推荐辅助治疗,EGFR 突变阳性的 IB 期患者可考虑奥希替尼辅助治疗,EGFR 突变阴性的 IB 期患者不推荐辅助化疗。不完全性切除情况下,建议患者再次手术 ± 化疗或术后三维适形放疗 ± 化疗。若因医学原因不能接受标准手术,可行亚肺叶切除术加系统性肺门纵隔淋巴结采样或清扫术,不宜或不愿手术治疗的患者可行体部立体定向放射治疗(stereotactic body radiotherapy,SBRT)。

2. Ⅱ期 NSCLC　可手术的患者建议行解剖性肺叶切除 + 肺门及纵隔淋巴结清扫术,术后基因检测 EGFR 敏感突变阳性患者,给予奥希替尼或埃克替尼或吉非替尼辅助治疗;EGFR 敏感突变阴性患者,行术后辅助化疗。不可手术的患者,行 SBRT 或同步放化疗。

3. Ⅲ期 NSCLC　可手术的患者,根据原发病灶特点、单站 / 多站 N_2 等临床情况,选择新辅助治疗 ± 放疗 + 手术,EGFR 突变者可行 EGFR-TKI 新辅助靶向治疗。手术后达到完全切除者,EGFR 突变阳性,给予 EGFR-TKI 辅助治疗;EGFR 突变阴性,辅助化疗。不完全切除者,推荐术后放化疗。临界可切除的患者,采用诱导治疗 / 靶向治疗后,重新评估手术的可行性。不可手术的患者,采用同步放化疗 + 免疫巩固治疗,不耐受同步放化疗者可序贯放化疗后继续免疫巩固治疗。

4. Ⅳ期 NSCLC　①驱动基因阳性的患者,推荐一次性发现可靶向的驱动基因并一线使用靶向治疗。同时有多种治疗选择时,兼顾疗效、安全性、生存质量和补偿机制制订整合治疗方案。要建立多学科整合诊疗模式、制订个体化整合诊疗方案,最终实现效益最优化的整合医学效果。以"最小创伤、最大获益"为原则进行局部治疗。可进行 ctDNA 监测,有助于判断预后、疗效和耐药。条件允许,可推荐进入临床试验。②驱动基因阴性的患者,推荐初始治疗前行 PD-L1 检测,根据 PD-L1 表达水平推荐免疫单药或免疫联合化疗。不适合免疫联合化疗的非鳞 NSCLC,推荐抗血管生成治疗联合化疗。一线未接受过免疫治疗的,二线推荐免疫单药。一线接受过免疫治疗的,二线推荐化疗或化疗联合抗血管生成治疗。条件允许,推荐进入临床试验。

(三) 围手术期 NSCLC 靶向治疗现状

1. EGFR-TKI 率先开启 NSCLC 辅助靶向治疗 一代 EGFR-TKI 辅助治疗研究如 EVAN、EVIDENCE 等,大多报告了无病生存期(disease-free survival,DFS)显著获益,但远期总生存期(overall survival,OS)获益仍不够明确。Ⅱ 期 EVAN 研究中厄洛替尼相较于辅助化疗可显著改善完全切除的 ⅢA 期(AJCC 第 7 版 TNM 分期)*EGFR* 突变 NSCLC 患者的 DFS(DFS 中位数:42.4 个月 vs. 21.0 个月;*HR*=0.268,*P*=0.000 3)。Ⅲ 期 EVIDENCE 研究中埃克替尼相较于辅助化疗也可改善完全切除的 Ⅱ~ⅢA 期(AJCC 第 7 版 TNM 分期)*EGFR* 突变 NSCLC 患者的 DFS(DFS 中位数:47.0 个月 vs. 22.1 个月;*HR*=0.36,*P*<0.001),OS 结果仍未成熟(*HR*=0.91)。

ADAURA 研究结果显示,在 Ⅱ~ⅢA 期患者中,与安慰剂组相比,奥希替尼组显著延长了 DFS 中位数(65.8 个月 vs. 21.9 个月),降低了 77% 的疾病复发或死亡风险(*HR*=0.23)。在总人群中(ⅠB~ⅢA 期),奥希替尼组的 DFS 中位数同样显著优于安慰剂组(65.8 个月 vs. 28.1 个月,*HR*=0.27)。OS 数据结果显示:奥希替尼组和对照组 ⅠB~ⅢA 期全部患者的 OS 中位数均尚未达到,但两组患者的 3 年 OS 率分别为 95% 和 89%,5 年 OS 率分别为 88% 和 78%,死亡风险相对下降 51%(*HR*=0.49,95% *CI* 0.34~0.70,*P*<0.000 1)。Ⅱ~ⅢA 期的患者,死亡风险同样相对下降了 51%(*HR*=0.49,95% *CI* 0.33~0.73,*P*=0.000 4)。

2. *ALK* 融合阳性 NSCLC 迎来辅助靶向治疗时代 ALINA 研究结果显示,与含铂为基础的化疗组相比,使用阿来替尼辅助治疗完全切除的ⅠB~ⅢA期（AJCC第7版TNM分期）*ALK*阳性NSCLC患者,可以降低患者的疾病复发或死亡风险76%(*HR*=0.24,95% *CI* 0.13~0.43,*P*<0.000 1),且在脑转移的控制方面同样呈现出显著获益。ALINA研究中接受阿来替尼辅助治疗的患者OS数据尚不成熟。在安全性方面,阿来替尼的安全性和耐受性特征与既往研究一致,没有观察到新的非预期安全信号。

3. 新辅助靶向治疗处于早期探索阶段　鉴于靶向治疗在晚期疾病中的成功,以及奥希替尼辅助治疗令人印象深刻的生存获益,新辅助靶向治疗越来越多地被探索用于驱动基因阳性的可切除肺癌。NAUTIKA1研究显示,阿来替尼新辅助治疗ⅠB~Ⅲ期*ALK*阳性NSCLC患者的主要病理缓解(major pathological response, MPR)率可达到66.7%,病理完全缓解(pathological complete response,pCR)率达到33.3%,但病例数有限(*n*=9)。大多数新辅助靶向治疗试验使用EGFR和ALK酪氨酸激酶抑制剂,但由于新辅助靶向治疗的探索仍处于早期阶段,最佳治疗时间、评估指标及术后辅助靶向治疗时间等均未明确,尚需要大规模的Ⅲ期临床试验进一步探索。

（四）围手术期NSCLC免疫治疗现状

1. 辅助免疫治疗　IMpower010研究作为首个免疫检查点抑制剂辅助治疗的Ⅲ期临床研究,证实阿替利珠单抗术后辅助治疗可显著改善PD-L1≥1%的Ⅱ~ⅢA期NSCLC患者的DFS和OS。KEYNOTE-091研究纳入1 177例ⅠB~ⅢA期R0切除的NSCLC患者,按1∶1随机分组进行帕博利珠单抗或安慰剂治疗,结果显示帕博利珠单抗相较于安慰剂显著改善了全部患者的DFS(DFS中位数:53.6个月 vs. 42.0个月,*HR*=0.76,95% *CI* 0.63~0.91,*P*=0.001 4);安全性方面,帕博利珠单抗和安慰剂组3~5级不良事件(adverse event,AE)的发生率分别为34.1%和25.8%,总体可控,AE谱与既往帕博利珠单抗的报道相似,未出现新的安全性信号。

2. 新辅助免疫治疗　CheckMate 816研究显示,免疫联合化疗组与单独化疗组的无事件生存期(event-free survival,EFS)中位数分别为 31.6 个月 vs. 20.8 个月（HR=0.63；97.38% CI 0.43~0.91；P=0.005）；pCR 的患者比例分别为 24.0% vs. 2.2%（OR=13.94；99% CI 3.49~55.75；P<0.001）。也就是说，可切除的 NSCLC 患者的新辅助治疗，纳武利尤单抗联合化疗比单独化疗可显著延长 EFS，且 pCR 的患者比例更高。

3. 新辅助＋辅助免疫治疗　以 AEGEAN、Neotorch、KEYNOTE-671、RATIONALE-315 研究为代表，AEGEAN 研究是第一个公布阳性数据的Ⅲ期临床研究，度伐利尤单抗联合化疗显著提高了患者的 pCR 率，延长了无事件生存期，试验组对比化疗组 pCR 率为 17.2% vs. 4.3%。与此同时，KEYNOTE-671 结果显示，帕博利珠单抗联合化疗围手术期治疗显著延长患者 EFS，死亡风险降低了 42%。2023 年 ESMO 公布了 OS 阳性结果，随访时间中位数为 36.6 个月，帕博利珠单抗组 3 年 OS 率为 71.3%，对照组为 64.0%。Neotorch 研究显示，特瑞普利单抗联合化疗围手术期治疗对比化疗的疾病复发、进展或死亡风险降低了 60%，已获批适应证；RATIONALE-315 研究显示，随访时间中位数为 16.8 个月，替雷利珠单抗联合化疗组 MPR 率达 56.2%（P<0.000 1），pCR 率达 40.7%（P<0.000 1）。

无论是术后辅助免疫治疗，还是术前新辅助免疫治疗，或是术前新辅助免疫-手术-术后辅助免疫治疗，从众多临床研究的结果来看，均给患者带来了 DFS/pCR/MPR/EFS 等临床结局的获益。免疫治疗正在惠及越来越多的非小细胞肺癌患者。如何更为精准地根据临床或生物标志物因素为合适的患者选择合适的治疗模式，是未来值得进一步探索的方向。

（五）晚期 NSCLC 治疗现状

1. 驱动基因阳性晚期 NSCLC 治疗（表 2-3-1-1）

2. 驱动基因阴性晚期 NSCLC 治疗

（1）Ⅳ期无驱动基因非鳞非小细胞肺癌的治疗

1）一线治疗：①化疗；②贝伐珠单抗（抗血管生成抑制剂，无须基因检测）＋化疗；③免疫治疗 ± 化疗，如阿替利珠单抗（限 PD-L1 TC ≥ 50% 或 IC>10%）、帕博利珠单抗单药［限 PD-L1 TPS>50%，

PD-L1 TPS 1%~49%（2A 类）〕、化疗＋帕博利珠单抗或卡瑞利珠单抗或信迪利单抗或替雷利珠单抗或阿替利珠单抗或舒格利单抗或特瑞普利单抗；④化疗 ± 贝伐珠单抗＋免疫治疗（阿替利珠单抗）；⑤双免疫联合＋化疗，如纳武利尤单抗＋伊匹木单抗＋化疗。

表 2-3-1-1　驱动基因阳性晚期 NSCLC 治疗

基因	突变	靶向药	治疗线数
EGFR	p.L858R；*EGFR* 19del	奥希替尼、阿美替尼、伏美替尼、阿法替尼、达可替尼、吉非替尼、厄洛替尼、埃克替尼、厄洛替尼＋贝伐珠单抗、厄洛替尼＋雷莫西尤单抗（ramucirumab）	一线、术后辅助（奥希替尼、埃克替尼、吉非替尼、厄洛替尼）
	EGFR 罕见敏感突变（p.Gly719、p.Leu861Gln、p.Ser768Ile）	阿法替尼（首选）、奥希替尼（首选）、吉非替尼、厄洛替尼、达可替尼	一线
	p.T790M	奥希替尼、阿美替尼、伏美替尼	后线
	EGFR 20ins	莫博赛替尼、埃万妥单抗（amivantamab）	后线
ALK	*ALK* 融合	阿来替尼、布格替尼、洛拉替尼、恩沙替尼、塞瑞替尼、克唑替尼	一线、后线
ROS1	*ROS1* 融合	恩曲替尼（首选）、克唑替尼（首选）、塞瑞替尼、洛拉替尼	一线、后线
BRAF	p.V600E	达拉非尼＋曲美替尼、维莫非尼、达拉非尼	一线
NTRK1；*NTRK2*；*NTRK3*	*NTRK1* 融合；*NTRK2* 融合；*NTRK3* 融合	恩曲替尼、拉罗替尼	一线
MET	*MET* Ex14 跳跃、基因扩增	卡马替尼、特泊替尼、赛沃替尼	一线、后线
RET	*RET* 融合	塞普替尼、普拉替尼、卡博替尼	一线、后线
KRAS	p.G12C	索托拉西布（sotorasib）、阿达格拉西布（adagrasib）	后线
ERBB2	*ERBB2* 20ins，*ERBB2* 激活突变	德曲妥珠单抗（首选）、恩美曲妥珠单抗、吡咯替尼（尚未在肺癌获批）	后线

2) 二线治疗:纳武利尤单抗或替雷利珠单抗或化疗（Ⅰ级推荐）、帕博利珠单抗（限 PD-L1 TPS ≥ 1%）、阿替利珠单抗（Ⅱ级推荐）。

3) 三线治疗:①纳武利尤单抗或化疗;②安罗替尼（限 2 个化疗方案失败后）。

(2) Ⅳ期无驱动基因鳞状非小细胞肺癌的治疗

1) 一线治疗:①化疗;②免疫治疗 ± 化疗,如阿替利珠单抗（限 PD-L1 TC ≥ 50% 或 IC>10%）、帕博利珠单抗单药［限 PD-L1 TPS>50%,PD-L1 TPS 1%~49%（2A 类）］、化疗 + 帕博利珠单抗或卡瑞利珠单抗或信迪利单抗或舒格利单抗或特瑞普利单抗或斯鲁利单抗;③双免疫联合 + 化疗,如纳武利尤单抗 + 伊匹木单抗 + 化疗。

2) 二线治疗:①化疗（Ⅱ级 -2A 类）;②阿法替尼（Ⅱ级 -1B 类,如不适合化疗及免疫治疗）。

3) 三线治疗:①纳武利尤单抗或化疗;②安罗替尼（限外周型肺鳞癌）。

三、非小细胞肺癌精准诊治的机遇与挑战

非小细胞肺癌诊疗发展日新月异,机遇与挑战并存,当前还有诸多临床问题需要进一步探索。

（一）EGFR/ALK[+] NSCLC 患者辅助免疫治疗仍需要大样本量的研究

IMpower010 研究显示,Ⅱ~ⅢA 期人群亚组分析中,$EGFR^+/ALK^+$ 患者不能从辅助阿替利珠单抗中获益;排除 $EGFR/ALK^+$ NSCLC 后,大多数 PD-L1 亚组患者的 DFS/OS 获益在数值上有改善。在 PD-L1 ≥ 1%（n=43）和 PD-L1 ≥ 50%（n=14）的 $EGFR/ALK^+$ NSCLC 人群中,$EGFR$ 突变阳性患者可能具有 DFS 获益,HR（95% CI）分别为 0.57（0.26~1.24）和 0.33（0.06~1.75）。但是由于这部分患者样本量极少,仍需要大样本量的研究来验证这部分患者对辅助免疫治疗的获益。

（二）免疫治疗的生物标志物（biomarker）仍需深度探索

通过生物标志物检测来筛选获益人群、对免疫耐药机制的探索

是治疗晚期 NSCLC 患者需要解决的难题。对 NSCLC 患者围手术期开展的 CheckMate 816、AEGEAN、Neotorch 研究显示,新辅助免疫治疗的 pCR 率和 EFS 均随着 PD-L1 表达水平的上升而增加。但将 PD-L1 表达用于术后辅助免疫治疗疗效分析时,IMpower010 和 KEYNOTE 091 研究却显示了不一样的结果。IMpower010 研究表明仅改善了 PD-L1 ≥ 1% 的 Ⅱ~ⅢA 期 NSCLC 患者的 DFS,且获益由 PD-L1 ≥ 50% 的人群驱动;但 KEYNOTE-091 研究却显示,术后辅助免疫治疗显著延长 ⅠB~ⅢA 期 NSCLC 患者的 DFS,但是在 PD-L1 TPS ≥ 50% 的人群中,DFS 获益不显著。这表明术后 PD-L1 的表达预测围手术期免疫治疗疗效的意义需要进一步研究。PD-L1 ≥ 50% 作为预测辅助免疫治疗疗效的界值是否可行? 更低或更高的 PD-L1 表达水平是否也能预测疗效? 这些问题均值得更多的探索。

(三) 基于 ctDNA 的 MRD 监测在围手术期作用的研究正在进行

ctDNA 可用于检测微小残留病灶(minimal residual disease,MRD)的存在情况。越来越多的证据表明,ctDNA 较传统影像学手段可以更早地发现肿瘤复发,ctDNA 的动态变化与治疗的反应性也可能有着密切关系。研究提示,NSCLC 根治性切除术后使用 ctDNA 检测出 MRD 与更高的复发(*RR*=4.89)和死亡(*RR*=11.86)风险相关;基于 ctDNA 指导的实体瘤 MRD 可行性评估显示,MRD 阳性患者的 DFS 显著缩短,复发风险显著升高。但 ctDNA-MRD 指导的围手术期免疫治疗模式和策略,需要前瞻性临床研究验证,目前多项研究正在进行中。

此外,基于肿瘤免疫治疗的联合治疗策略、NSCLC 治疗耐药管理、化学免疫疗法组合和靶向治疗探索、不良事件管理以及哪些药物将进入局部晚期 NSCLC 治疗领域,都是未来迫切需要关注的问题。期待未来更多的临床试验结果的公布,给患者带来更精准、更有效的治疗选择,使患者更多获益。

参考文献

［1］中华医学会肿瘤学分会, 中华医学会杂志社. 中华医学会肺癌临床诊疗指南 (2023 版)[J]. 中华医学杂志, 2023, 103 (27): 2037-2074.

［2］LI C, LEI S, DING L, et al. Global burden and trends of lung cancer incidence and mortality [J]. Chin Med J (Engl), 2023, 136 (13): 1583-1590.

［3］赫捷, 李霓, 陈万青, 等. 中国肺癌筛查与早诊早治指南 (2021, 北京)[J]. 中华肿瘤杂志, 2021, 43 (3): 26.

［4］中国临床肿瘤学会指南工作委员会. 中国临床肿瘤学会 (CSCO) 非小细胞肺癌诊疗指南: 2023 [M]. 北京: 人民卫生出版社, 2023.

［5］National Comprehensive Cancer Network. NCCN clinical practice guidelines in oncology: Non-small cell lung cancer version 1. 2024 [EB/OL].(2023-11-21) [2023-11-28]. https://www. nccn. org/guidelines/guidelines-detail? category=1 & id=1450.

［6］YUE D S, XU S D, WANG Q, et al. Erlotinib versus vinorelbine plus cisplatin as adjuvant therapy in Chinese patients with stage ⅢA EGFR mutation-positive non-small-cell lung cancer (EVAN): A randomised, open-label, phase 2 trial [J]. Lancet Respir Med, 2018, 6 (11): 863-873.

［7］HE J X, SU C X, LIANG W H, et al. Icotinib versus chemotherapy as adjuvant treatment for stage Ⅱ~ⅢA EGFR-mutant non-small-cell lung cancer (EVIDENCE): A randomised, open-label, phase 3 trial [J]. Lancet Respir Med, 2021, 9 (9): 1021-1029.

［8］HERBST R S, WU Y L, JOHN T, et al. Adjuvant osimertinib for resected EGFR-mutated stage ⅠB-ⅢA non-small-cell lung cancer: Updated results from the phase Ⅲ randomized adaura trial [J]. A J Clin Oncol, 2023, 41 (10): 1830-1840.

［9］TSUBOI M, HERBST R S, JOHN T, et al. Overall survival with osimertinib in resected EGFR-mutated NSCLC [J]. N Engl J Med, 2023, 389 (2): 137-147.

［10］GAO T, LI C X, HE X P, et al. Chemotherapy versus alectinib for the treatment of crizotinib-pretreated ALK-positive patients with non small cell lung cancer: A protocol for systematic review and meta-analysis [J]. Medicine (Baltimore), 2022, 101 (11): e29064.

［11］LEE J M, TOLOZA E M, PASS H I, et al. NAUTIKA1 study: Preliminary efficacy and safety data with neoadjuvant alectinib in patients with stage ⅠB-Ⅲ ALK⁺ NSCLC [J]. J Thorac Oncol, 2023, 18 (11): S297-S298.

［12］HERBST R S, GIACCONE G, MARINIS F D, et al. Atezolizumab for first-line treatment of PD-L1-selected patients with NSCLC [J]. N Engl J Med, 2020, 383 (14): 1328-1339.

［13］FELIP E, ALTORKI N, ZHOU C, et al. Adjuvant atezolizumab after adjuvant chemotherapy in resected stage ⅠB-ⅢA non-small-cell lung cancer (IMpower010): A randomised, multicentre, open-label, phase 3 trial [J]. Lancet, 2021, 398 (10308): 1344-1357.

［14］PAZ-ARES L, O'BRIEN M E R, MAUER M, et al. Pembrolizumab (pembro) versus placebo for early-stage non-small cell lung cancer (NSCLC) following complete resection and adjuvant chemotherapy (chemo) when indicated: Randomized, triple-blind, phase Ⅲ EORTC-1416-LCG/ETOP 8-15-PEARLS/KEYNOTE-091 study [J]. Ann Oncol, 2022, 33 (4): 451-453.

［15］FORDE P M, SPICER J, LU S, et al. Neoadjuvant nivolumab plus chemotherapy in resectable lung cancer [J]. N Engl J Med, 2022, 386 (21): 1973-1985.

［16］HEYMACH J V, MITSUDOMI T, HARPOLE D, et al. Design and rationale for a phase Ⅲ, double-blind, placebo-controlled study of neoadjuvant durvalumab + chemotherapy followed by adjuvant durvalumab for the treatment of patients with resectable stages Ⅱ and Ⅲ non-small-cell lung cancer: The AEGEAN trial [J]. Clin Lung Cancer, 2022, 23 (3): e247-e251.

［17］WAKELEE H, LIBERMAN M, KATO T, et al. Perioperative pembrolizumab for early-stage non-small-cell lung cancer [J]. N Engl J Med, 2023, 389 (6): 491-503.

［18］SPICER J D, GAO S, LIBERMAN M, et al. Overall survival in the KEYNOTE-671 study of perioperative pembrolizumab for early-stage non-small-cell lung cancer (NSCLC)[J]. Ann Oncol, 2023, 34 (Suppl2): S1297-S1298.

［19］LU S, ZHANG W, WU L, et al. Perioperative toripalimab plus chemotherapy for patients with resectable non-small cell lung cancer: The Neotorch randomized clinical trial [J]. JAMA, 2024, 331 (3): 201-211.

［20］YUE D, WANG W, LIU H, et al. Pathological response to neoadjuvant tislelizumab (TIS) plus platinum-doublet (PtDb) chemotherapy (CT) in resectable stage Ⅱ-ⅢA NSCLC patients (pts) in the phase Ⅲ(Ph3) RATIONALE-315 trial [J]. Ann Oncol, 34 (Suppl2): S1299.

［21］PROVENCIO M, SERNA-BLASCO R, NADAL E, et al. Overall survival and biomarker analysis of neoadjuvant nivolumab plus chemotherapy in operable stage ⅢA non-small-cell lung cancer (NADIM phase Ⅱ trial)[J]. J Clin Oncol, 2022, 40 (25): 2924-2933.

[22] COAKLEY M, GARCIA-MURILLAS I, TURNER N C. Molecular residual disease and adjuvant trial design in solid tumors [J]. MClin Cancer Res, 2019, 25 (20): 6026-6034.

第二节　血液肿瘤规范化诊疗服务

白洁菲　北京医院
刘　辉　北京医院

一、血液肿瘤概述

　　血液肿瘤是一类起源于造血系统的恶性肿瘤,主要包括白血病、淋巴瘤、多发性骨髓瘤等,其临床表现及预后呈现高度的异质性。白血病是起源于造血干细胞的恶性克隆性疾病,受累细胞(白血病细胞)出现增殖失控、分化障碍和凋亡受阻,大量蓄积于骨髓和其他造血组织,从而抑制骨髓正常的造血功能,并浸润肝、脾、淋巴结等各种脏器。白血病可分为四种类型:急性髓系白血病、急性淋巴细胞白血病、慢性髓细胞性白血病、慢性淋巴细胞白血病,不同类型白血病的治疗和预后均有差异。淋巴瘤是一组异质性大的淋巴增殖性疾病,包括霍奇金淋巴瘤和非霍奇金淋巴瘤,而非霍奇金淋巴瘤又可分为 B 细胞淋巴瘤、外周 T 细胞淋巴瘤和 NK/T 细胞淋巴瘤。多发性骨髓瘤是浆细胞恶性增殖性疾病,其特征是骨髓中克隆性浆细胞异常增生,分泌单克隆免疫球蛋白或其片段(M 蛋白),并导致相应器官或组织损伤等,目前诱导治疗多以蛋白酶体抑制剂、来那度胺及地塞米松为主。随着靶向药物、细胞治疗的不断问世和检测手段的提高,血液肿瘤诊断和治疗取得了很大进步。

　　酪氨酸激酶抑制剂(tyrosine kinase inhibitor,TKI)使得慢性髓细胞性白血病(chronic myelogenous leukemia,CML)的 10 年总生存率达 83.3%,砷剂和维 A 酸的使用,使得急性早幼粒细胞白血病的生存率达 95% 左右。2020 年 *Cancer Medicine* 一项回顾性研究,纳入北京大学肿瘤医院 3 760 例淋巴瘤患者,5 年 OS 率从 1996—2000 年的 48% 升至 2011—2015 年的 65%。多发性骨髓瘤的发病率显著增加,而死亡率从 2006—2014 年有所增加,自 2014 年以来保持稳定。近 20 年,接受 VRD 方案(硼替佐米 + 来那度胺 + 地塞米松)的初诊多发性骨髓瘤患者无进展生存期中位数为 41 个月,之前为 8.5 个月。血液肿瘤死亡率的降低归因于精准治疗、新药研发、多学科综合治疗的推广和医疗保健的普及等。本节以慢性淋巴细胞白血病(chronic lymphocytic leukemia,CLL)为例,阐述其规范化诊疗和治疗过程中的挑战等。

二、慢性淋巴细胞白血病流行病学

CLL 是常见于中老年人群的一种具有特定免疫表型特征的成熟 B 淋巴细胞克隆增殖性肿瘤,以淋巴细胞在外周血、骨髓、脾脏和淋巴结聚集为特征。在美国所有白血病中占 25%~35%,中国发病率约为西方国家的 10%。欧美的发病年龄中位数在 70~75 岁,而在中国为 65 岁。大约 88% 的 CLL 患者能存活 5 年以上,82% 的患者能存活 10 年以上。

三、慢性淋巴细胞白血病诊断

(一)临床表现

慢性淋巴细胞白血病的临床表现和临床病程异质性大。大约 70% 的患者无症状或有偶然发现的不明原因淋巴细胞增多症;在有症状的患者中,约 50% 的患者存在淋巴结肿大,20%~50% 出现肝脾大,5%~10% 存在 B 症状(体重减轻、盗汗和发热)。患者也可能出现血细胞减少,为 CLL 细胞累及骨髓或免疫介导的并发症。

(二)实验室检查

1. 外周血单克隆 B 淋巴细胞计数 $\geqslant 5 \times 10^9/L$,且持续 $\geqslant 3$ 个月。

2. 外周血涂片可见小的、形态成熟的淋巴细胞显著增多,其细胞质少、细胞核致密、核仁不明显、染色质部分聚集,并易见涂抹细胞;淋巴细胞中不典型淋巴细胞及幼稚淋巴细胞比例 $\leqslant 55\%$。

3. 外周血流式细胞术免疫表型 $CD19^+$、$CD5^+$、$CD23^+$、$CD200^+$、

CD10⁻、FMC7⁻；sIg、CD20、CD22 及 CD79b 的表达水平低于正常 B 细胞(dim)，B 细胞表面限制性表达 κ 或 λ 轻链(κ:λ>3:1 或 <0.3:1)或 >25% 的 B 细胞不表达 sIg。

达到以上 3 项标准可以诊断慢性淋巴细胞白血病。

四、慢性淋巴细胞白血病分期及预后分层

临床上评估预后最常用 Binet 分期和 Rai 分期两种临床分期系统，Binet 分期可分为 A~C 期，依据是单克隆 B 淋巴细胞计数 ≥5×10⁹/L、血红蛋白(hemoglobin,HGB)水平、血小板(platelet,PLT)计数、淋巴区域受累数目。Rai 分期分为 0~Ⅳ期，依据为单克隆 B 淋巴细胞计数 ≥5×10⁹/L、淋巴结肿大、肝脾大、HGB 水平、PLT 计数(表 2-3-2-1)。但上述两种临床分期系统存在以下缺陷：①处于同一分期的患者，其疾病发展过程存在异质性；②不能预测早期患者疾病是否进展及进展速度。

表 2-3-2-1 慢性淋巴细胞白血病临床分期系统

分期	定义
Binet 分期	
A	MBC ≥5×10⁹/L,HGB ≥100g/L,PLT ≥100×10⁹/L,<3 个淋巴区域受累
B	MBC ≥5×10⁹/L,HGB ≥100g/L,PLT ≥100×10⁹/L,≥3 个淋巴区域受累
C	MBC ≥5×10⁹/L,HGB <100g/L 和/或 PLT <100×10⁹/L
Rai 分期	
0	仅 MBC ≥5×10⁹/L
Ⅰ期	MBC ≥5×10⁹/L+ 淋巴结肿大
Ⅱ期	MBC ≥5×10⁹/L+ 肝和/或脾大 ± 淋巴结肿大
Ⅲ期	MBC ≥5×10⁹/L+HGB <110g/L ± 淋巴结/肝/脾大
Ⅳ期	MBC ≥5×10⁹/L+PLT <100×10⁹/L ± 淋巴结/肝/脾大

注：淋巴区域包括颈、腋下、腹股沟(单侧或双侧均计为 1 个区域)、肝和脾。MBC，单克隆 B 淋巴细胞计数；HGB，血红蛋白；PLT，血小板。免疫性血细胞减少不作为分期依据。

2016 年推荐应用 CLL 国际预后指数(CLL-IPI)进行综合预后评估。CLL-IPI 依据 *TP53* 异常(缺失或突变，积分 4 分)，*IGHV* 基因

突变状态(无突变,积分 2 分),β_2 微球蛋白(>3.5mg/L,积分 2 分),临床分期(Rai Ⅰ~Ⅳ期或 Binet B~C 期,积分 1 分),年龄(>65 岁,积分 1 分),计算得分。CLL-IPI 积分 0~1 分为低危,2~3 分为中危,4~6 分为高危,7~10 分为极高危。

五、慢性淋巴细胞白血病治疗

CLL 是一种高度异质性疾病,部分患者不经治疗也具有与正常人群接近的生存率,所以并非所有 CLL 患者都需在诊断时开始治疗,具备治疗指征中至少 1 项时才开始治疗。

(一) 慢性淋巴细胞白血病治疗指征

1. 进行性骨髓衰竭的证据,表现为血红蛋白和 / 或血小板进行性减少。

2. 巨脾(左肋缘下>6cm)或有症状的脾大。

3. 巨块型淋巴结肿大(最长直径>10cm)或有症状的淋巴结肿大。

4. 进行性淋巴细胞增多,如 2 个月内淋巴细胞增多>50%,或淋巴细胞倍增时间(LDT)<6 个月。如初始淋巴细胞<30×10^9/L,不能单凭 LDT 作为治疗指征。

5. CLL 导致的有症状的脏器功能异常(如皮肤、肾、肺、脊柱等)。

6. 自身免疫性溶血性贫血和 / 或免疫性血小板减少症,对皮质类固醇反应不佳。

7. 存在下列一种疾病相关症状:①在最近 6 个月内无明显原因的体重下降 ≥10%;②严重疲乏(如 ECOG 体能状态评分 ≥2 分);③无感染证据且体温>38.0℃超过 2 周;④无感染证据且夜间盗汗>1 个月。

8. 临床试验,符合所参加临床试验的入组条件。

(二) 治疗方案

1. 传统化疗方案　1960—1970 年,CLL 的主要治疗药物是烷化剂如苯丁酸氮芥和环磷酰胺;1980—1990 年,主要治疗药物是核苷类似物如氟达拉滨。2000 年初,主要治疗药物是核苷类似物 + 烷化剂。利妥昔单抗出现后,主要治疗方案为含利妥昔单抗的化疗方案如 FCR（氟达拉滨、环磷酰胺和利妥昔单抗）方案、RCHOP（利妥昔单抗、环磷酰胺、蒽环类、长春碱类、泼尼松）和 BR（苯达莫司汀和利妥昔单抗）方案等，其中 FCR 方案是 *IGHV* 突变 CLL 年轻患者的一线选择。一项前瞻性Ⅱ期临床研究纳入 300 例接受 FCR 方案治疗的初诊 CLL 患者，FCR 方案可使 *IGHV* 突变组患者无进展生存期（progression-free survival，PFS）和 OS 有明显获益，使得 *IGHV* 突变的 CLL 患者获得功能性治愈，但须平衡潜在功能性治愈与晚期复发和继发性恶性肿瘤的发生风险。一项国际、开放标签、随机、Ⅲ期非劣性研究纳入了 561 例初诊 CLL 患者，研究显示 BR 方案的毒副作用较 FCR 方案低，但生存情况劣于 FCR 方案（表 2-3-2-2）。

表 2-3-2-2　传统化疗方案治疗初诊 CLL 的研究汇总

研究方案	研究对象	研究设计	研究结果
FCR 方案	初诊 CLL 300 例，其中 *IGHV* 突变（IGHV-M）88 例、未突变（IGHV-UM）126 例、未知 86 例（因样本缺乏）	前瞻性Ⅱ期临床研究	PFS 中位数为 6.4 年，其中 IGHV-M 为 14.6 年，IGHV-UM 为 4.2 年。OS 中位数为 12.7 年，IGHV-M 和 IGHV-UM 的 15 年 OS 率分别为 63.1% 和 32.0%。另外，32% 患者发生 106 种其他肿瘤，其中 6.3% 患者发生治疗相关的髓系肿瘤
BR 方案	初诊 CLL 561 例，其中 FCR 方案 282 例，BR 方案 279 例	国际、开放标签、随机、Ⅲ期非劣性研究	随访时间中位数为 37.1 个月，BR 方案的 PFS 中位数是 41.7 个月，FCR 方案的 PFS 中位数是 55.2 个月，而 BR 方案的粒细胞缺乏和感染发生率较 FCR 方案明显降低

2. 新型靶向药物

（1）BTK 抑制剂：Bruton 酪氨酸激酶（Bruton tyrosine kinase，BTK）是连接 B 细胞表面抗原受体信号、Toll 样受体信号和趋化因子受体信号的关键激酶，在 B 细胞的生长发育、增殖分化和细胞迁移过程中起重要作用。BTK 抑制剂如伊布替尼、阿可替尼、泽布替尼和匹妥布替尼等可通过与 BTK 特异性结合而抑制 BTK 自身磷酸化，阻止 BTK 的激活，从而阻断信号转导并诱导细胞凋亡，达到抑制肿瘤的作用（表 2-3-2-3）。

表 2-3-2-3　BTK 抑制剂治疗 CLL 的研究汇总

药物名称	研究对象	研究设计	干预方式和患者数	研究结果
伊布替尼	复发/难治性 CLL（69% 高危）	Ⅰb~Ⅱ 期，多中心	伊布替尼 85 例	26 个月 PFS 率是 75%，26 个月 OS 率为 83%
	初诊 CLL 患者 529 例	Ⅲ 期，随机对照研究	伊布替尼联合利妥昔单抗 354 例，FCR 方案 175 例	与 FCR 方案相比，伊布替尼联合利妥昔单抗组 *IGHV* 未突变组的 3 年 PFS 率明显提高（90.7% vs. 62.5%），在 *IGHV* 突变组 3 年 PFS 率相似（87.7% vs. 88%）
	应用伊布替尼的初诊和复发/难治性的 CLL 患者 616 例	美国真实世界回顾性、多中心研究	伊布替尼，初诊 80 例，复发/难治性 536 例	最常见的导致药物中断的不良反应为关节痛（41.6%）、心房颤动（25%）、皮疹（16.7%）；在复发/难治性的患者中，常见的不良反应为心房颤动（12.3%）、感染（10.7%）、肺炎（9.9%）、出血（9%）和腹泻（6.6%）
阿可替尼	ELEVATE-R R 研究伴 del（17p）或 del（11q）的复发/难治性 CLL	Ⅲ 期，头对头研究	阿可替尼 268 例，伊布替尼 265 例	两组 PFS 中位数均为 38.4 个月。与伊布替尼相比，阿可替尼组的全级别心房颤动/心房扑动发生率显著降低（9.4% vs. 16%；*P*=0.02）；14.7% 的阿可替尼治疗组患者和 21.3% 的伊布替尼治疗组患者因不良事件而停止治疗
泽布替尼	ALPINE 复发/难治性 CLL/SLL 652 例	Ⅲ 期，头对头研究	泽布替尼 327 例，伊布替尼 325 例	随访时间中位数为 29.6 个月，泽布替尼组 2 年 PFS 率为 78.4%，高于伊布替尼组的 65.9%（*P*=0.002）。在 *TP53* 突变亚组分析中，伊布替尼组 2 年 PFS 为 54.6%。泽布替尼组的腹泻发生率为 16%，心房颤动或心房扑动发生率为 5.2%，而伊布替尼组的腹泻发生率为 24.1%；心房颤动或心房扑动发生率为 13.3%
匹妥布替尼	BRUIN 研究复发/难治性 CLL/SLL	Ⅰ~Ⅱ 期研究	121 例	总反应率为 62%，其对野生型和 *BTK* C481 突变的患者具有相同疗效。最常见（≥ 10%）不良反应包括疲劳、腹泻、挫伤、中性粒细胞计数降低等

1）伊布替尼：伊布替尼是第一代共价 BTK 抑制剂，显著提高了 CLL 患者，尤其是高危患者的 PFS 率，使得 CLL 的治疗转向靶向治疗时代。一项 Ⅰb~Ⅱ 期多中心研究显示，接受伊布替尼治疗的复发 / 难治性 CLL 患者总生存率明显提高。一项 Ⅲ 期随机对照研究显示，与 FCR 方案相比，伊布替尼联合利妥昔单抗组在 IGHV 未突变组的 3 年 PFS 率明显提高。伊布替尼会对表皮生长因子受体、酪氨酸蛋白激酶家族蛋白、白细胞介素 -2 诱导型 T 细胞激酶等多个靶点产生抑制，从而诱导脱靶效应，引起不良事件。来自真实世界的研究显示，在一线应用伊布替尼治疗的患者中，最常见的导致药物中断的不良反应为关节痛（41.6%）、心房颤动（25%）、皮疹（16.7%）。另外，伊布替尼也存在耐药性，于是研发出新型 BTK 抑制剂如阿可替尼、泽布替尼、奥布替尼和匹妥布替尼等，结构上的优化使 BTK 抑制剂脱靶效应减少，不良反应明显降低。

2）阿可替尼：ELEVATE R/R 研究显示，在复发 / 难治性 CLL 患者中，与伊布替尼相比，阿可替尼的无进展生存期和总生存期类似，但不良反应明显降低。

3）泽布替尼：ALPINE 研究显示，与伊布替尼相比，泽布替尼组的总体缓解率、2 年无进展生存率均明显提高（$P<0.05$）。在含 TP53 突变的亚组分析中，泽布替尼组的 2 年无进展生存率为 72.6%，高于伊布替尼组的 54.6%（$P=0.01$）。泽布替尼组的腹泻和心房颤动、心房扑动的发生率较伊布替尼组低。

4）匹妥布替尼：匹妥布替尼是一种口服的高选择性、可逆的、非共价 BTK 抑制剂，它通过非共价、非 C481 依赖的结合方式阻断 BTK 的 ATP 结合位点，从而克服对共价 BTK 抑制剂的获得性耐药性。BRUIN 研究显示，既往接受过共价 BTK 抑制剂治疗的 CLL/SLL 患者接受匹妥布替尼治疗的总反应率（overall response rate, ORR）为 62%，其对野生型和 BTK C481 突变的患者具有相同的疗效。最常见（≥10%）的不良反应包括疲劳、腹泻、挫伤、中性粒细胞计数降低等。

（2）BCL-2 抑制剂：B 细胞淋巴瘤 / 白血病 -2（BCL-2）基因是

抗凋亡蛋白亚家族中的重要一员，具有抑制细胞凋亡的作用。维奈克拉是首个高度选择性 BCL-2 抑制剂，通过与 BCL-2 蛋白结合，取代并释放促凋亡蛋白，启动凋亡级联反应，导致线粒体外膜的通透性改变，并释放细胞色素 C，进一步激活胱天蛋白酶，导致肿瘤细胞凋亡。Roberts A.W. 教授分析了四项维奈克拉在复发 / 难治性 CLL 患者中的临床研究，436 例患者总反应率为 75%，其中完全缓解率为 22%。无进展生存期中位数为 30.2 个月、缓解持续时间中位数为 38.4 个月。巨大淋巴结（≥ 5cm）、BTK 抑制剂耐药、伴 del（17p）和 / 或 *TP53* 突变和 *NOTCH1* 突变的患者具有更短的持续缓解时间。一项Ⅲ期随机对照临床研究将 432 例伴有合并症的初诊 CLL 患者随机分配至试验组（维奈克拉联合奥妥珠单抗组）或对照组（苯丁酸氮芥联合奥妥珠单抗组）。结果显示，试验组的 24 个月无进展生存率显著高于对照组（88.2% vs. 64.1%）。两组患者的不良反应类似，全因死亡率分别为 9.3% 和 7.9%。维奈克拉联合伊布替尼治疗老年初诊高危 CLL 患者的Ⅱ期临床研究显示，接受 12 个疗程联合治疗后，88% 患者获得完全缓解，61% 患者达到微小残留病灶阴性，1 年无进展生存率和总生存率分别为 98% 和 99%。3 例患者发生肿瘤溶解综合征，未发现新的不良反应。《中国临床肿瘤学会（CSCO）恶性血液病诊疗指南 2023》对于初诊有治疗指征且有 del（17p）/*TP53* 突变的 CLL 患者，推荐维奈克拉 + 利妥昔单抗或奥妥珠单抗。

（3）PI3K 抑制剂：磷酸肌醇 3- 激酶（phosphoinositide 3-kinase，PI3K）是高度保守的酶家族，通过细胞内 PI3K/Akt/ 哺乳动物雷帕霉素靶蛋白信号通路，参与细胞生长、增殖、分化等。由于 PI3Kδ 亚型在 CLL 中高表达，因此成为 CLL 的药物开发重点。艾代拉里斯是第一个批准用于 CLL 患者的 PI3Kδ 抑制剂。一项Ⅰ期临床试验纳入 54 例复发 / 难治性 CLL 患者，结果显示艾代拉里斯可显著改善基线存在的血细胞减少情况，总缓解率为 72%。无进展生存期中位数为 15.8 个月。最常见的 ≥ 3 级不良事件是肺炎（20%）、中性粒细胞减少性发热（11%）和腹泻（6%）。在一项Ⅱ期临床研究中，64 例初治的老年 CLL 患者（年龄中位数为 71 岁）接受了利妥昔单抗联合艾代拉里斯治疗,完成 48 周诱导治疗后持续缓解者,接受艾代拉里斯维持治疗,总缓解率为 97%,其中 19% 为完全缓解。del(17p)/*TP53* 突变患者的 *ORR* 为 100%,*IGHV* 未突变患者的 *ORR* 为 97%。36 个月时无进展生存率为 83%。最常见的不良事件(任何级别)是腹泻(64%)、皮疹(58%)、发热(42%)、恶心(38%)、寒战(36%)、咳嗽(33%)和疲劳(31%)。67% 的患者(23% 为 ≥3 级)出现谷丙转氨酶/谷草转氨酶升高。另一项 Ⅱ 期临床研究中 24 例受试者在入组后前 2 个月接受艾代拉里斯单药治疗,此后 6 个月接受艾代拉里斯联合奥法妥木单抗治疗。随访时间中位数为 14.7 个月,54% 患者经历了 ≥3 级转氨酶升高。在发生肝毒性的患者中观察到外周血调节性 T 细胞减少,考虑肝毒性是免疫介导的。因此,PI3K 抑制剂的毒性是被 FDA 批准用于 CLL 的主要限制因素。希望未来通过间歇给药方案或限时给药和开发下一代 PI3K 抑制剂来降低免疫学毒性。

3. CAR-T 细胞治疗　BTK 和 BCL-2 抑制剂等靶向治疗方案可使慢性淋巴细胞白血病患者的生存率得到明显提高,但对于上述治疗耐药或不耐受的患者,可用的治疗选择很少,导致生存率低。TRANSCEND 研究是一项多中心、单臂、Ⅰ~Ⅱ 期临床研究,在既往接受过多线治疗的复发/难治性 CLL 患者中评估 CAR-T 细胞疗法(liso-cel)的疗效和安全性。49 例既往 BTK 抑制剂和维奈克拉治疗后进展的复发/难治 CLL 患者接受了 CAR-T 细胞治疗(剂量为 100×10^6 个),结果显示总缓解率为 43%,完全缓解率为 18%(P=0.000 6);随访时间中位数为 21.1 个月,缓解持续时间中位数为 35.3 个月,无进展生存期中位数为 11.9 个月。18 个月无进展生存率和总生存率分别为 41.7% 和 63.1%。117 例既往 BTK 抑制剂治疗失败接受 CAR-T 细胞疗法(liso-cel)患者中,85% 患者发生任何级别的细胞因子释放综合征,无 4 级或 5 级不良事件。45% 患者发生神经系统事件,其中 21 例(18%)患者为 3 级事件,1 例为 4 级事件,无 5 级事件。输注后死亡的 43 例患者中 27 例是继发于疾病进展。CAR-T 细胞治疗复发/难治性 CLL 患者的血液微小残留病灶阴性率为 63.3%,而 MRD 阴性与无进展生存直接相关。故 CAR-T 细胞

治疗可作为复发 / 难治性 CLL 患者的治疗选择。

4. 异基因造血干细胞移植 异基因造血干细胞移植（allogeneic hematopoietic stem cell transplantation，allo-HSCT）是 CLL 治愈的手段。一项多中心、回顾性队列研究评估了新药时代 allo-HSCT 对 CLL 患者的疗效，研究显示 CLL 移植患者的 24 个月无进展生存率、总生存率、非复发死亡率和复发率分别为 63%、81%、13% 和 27%。当 CLL 患者应用 BTK 抑制剂、维奈克拉或两者联合治疗仍持续进展时，allo-HSCT 也可被考虑为治疗选择。

（三）治疗方案选择推荐

目前 BTK 抑制剂在初诊 CLL 患者或复发 / 难治性的 CLL 患者中均是 Ⅰ 级推荐。但 BTK 抑制剂使 CLL 患者获得深度缓解较少且需要持续治疗。因此，新药联合固定疗程治疗为 CLL 提供了新的治疗策略。新药联合包括 BTK 抑制剂联合奥妥珠单抗、维奈克拉联合奥妥珠单抗、奥妥珠单抗联合 BTK+BCL-2 抑制剂等。持续微小残留病灶阴性可作为停药的指征。对于多线靶向药物耐药的 CLL 患者，CAR-T 细胞治疗和 allo-HSCT 也可以作为选择。

六、慢性淋巴细胞白血病治疗中的挑战

（一）BTK 抑制剂的耐药性

10%~16% 的 CLL 患者对伊布替尼原发性耐药，其机制未知。研究显示 del（17p）/TP53 突变和复杂核型（≥ 3 条染色体异常）会增加接受伊布替尼治疗的 CLL 患者的疾病进展风险。10%~18% 的 CLL 患者出现继发性耐药，常见的原因为 BTK 半胱氨酸 481 共价结合位点发生突变，即 481 位半胱氨酸残基突变为丝氨酸（C481S），从而降低了伊布替尼和 BTK 的亲和力。另外，也可见到其他氨基酸残基的突变，包括 C481Y/R/F/G（酪氨酸 / 精氨酸 / 苯丙氨酸 / 甘氨酸，大致按突变频率递减顺序排列）。阿可替尼耐药的原因也是 BTK C481 突变，泽布替尼耐药多是 BTK L528W 突变，奥布替尼耐药则为 BTK T474I 突变。此外，BCR 信号通路下游的磷脂酶 Cγ2（PLCγ2）突变也是 BTK 抑制剂耐药的常见机制。可逆的非共价 BTK 抑制剂如匹妥布替尼虽可克服 *BTK* C481 突变介导的耐药,但匹妥布替尼耐药也已出现。2022 年 2 月 *The New England Journal of Medicine* 发表了匹妥布替尼耐药机制的研究,在 55 例接受匹妥布替尼治疗的患者中,有 9 例复发 / 难治性 CLL 患者,基因组分析提示突变(V416L、A428D、M437R、T474I 和 528W)聚集在 BTK 的激酶结构域中,最常见的是 *BTK* L528W 突变,其对非共价 BTK 抑制剂和某些共价 BTK 抑制剂产生耐药性。在所有 9 例患者中均发现 BTK 或磷脂酶 Cγ2(PLCγ2)突变。

(二) BTK 抑制剂的不良反应及管理

1. 心房颤动　在 BTK 抑制剂开始治疗前,推荐对患者进行心血管疾病风险因素临床评估。对于新发的心房颤动患者,若 CHA2DS2-VASc 评分为 0~1 分,推荐继续应用 BTK 抑制剂;若评分 ≥ 2 分,考虑暂停原有 BTK 抑制剂直至心房颤动得到控制,同时需抗凝治疗。在心房颤动得到充分控制后,根据医师的评估,可按起始剂量或减半剂量重新开始给药。对于 4 级心律失常或第二次发生 3 级心律失常的患者建议永久停用 BTK 抑制剂。在心房颤动心室率控制方面,推荐将 β 受体拮抗剂如美托洛尔作为首选。抗凝治疗方面,推荐给予阿哌沙班或依诺肝素(PLT > 50×10^9/L),应尽量避免同时应用维生素 K_1 拮抗剂。

2. 出血　在 BTK 抑制剂治疗之前,需要对患者合并用药和出血风险等进行评估。对于已经存在严重出血的患者,不建议使用 BTK 抑制剂治疗。对于有新发的皮肤出血点、瘀斑、无症状血尿等轻微出血,不需要停止 BTK 抑制剂。对于围手术期患者,建议在侵入性手术前后分别停用 BTK 抑制剂 3 天(小手术)或 7 天(大手术)。

3. 感染　接受 BTK 抑制剂治疗的患者大多在 6 个月内会发生感染,且感染发生率随着时间的推移逐步降低。对于感染高风险的患者(如复发 / 难治性患者或既往多程治疗的患者)或既往有感染史的患者,考虑进行机会性感染(如卡氏肺孢菌)的预防。当发生 3 级及以上的感染时,应暂停 BTK 抑制剂直至感染得到有效控制。待毒性症状消退至 1 级或基线水平时,根据医师的评估,重新开始给药。BTK 抑制剂主要通过细胞色素 P450 3A4(CYP3A4) 代谢,与 CYP3A 抑制剂如泊沙康唑、伏立康唑联合应用会增加 BTK 抑制剂的血药浓度,建议调整 BTK 抑制剂的剂量。

（三）BCL-2 抑制剂的不良反应及管理

1. 肿瘤溶解综合征（TLS）　对于 TLS 风险评估低中危患者,建议每日饮水 1.5~2.0L;口服别嘌醇预防高尿酸血症;在维奈克拉首次给药前及后续的爬坡阶段,门诊监测血清生化指标。对于 TLS 风险评估高危患者(任何淋巴结直径 $\geqslant$ 10cm 或外周血淋巴细胞计数 $\geqslant 25 \times 10^9$/L,同时所有淋巴结直径 $\geqslant$ 5cm),每日饮水 1.5~2.0L,同时静脉水化 150~200ml/h;口服别嘌醇预防高尿酸血症,必要时拉布立海降尿酸治疗;需要住院进行维奈克拉首次给药前及后续的爬坡阶段监测血清生化指标。若血清生化发生改变或出现相应症状时,需要减量或暂停用药。

2. 不良反应　首次发生 $\geqslant$ 3 级血液学或非血液学不良反应时,需暂停维奈克拉,等待不良反应恢复至 1 级或基线水平,再按停药前的剂量重新给药。再次及在后续治疗中发生 $\geqslant$ 3 级血液学或非血液学不良反应时,需暂停维奈克拉,等待不良反应缓解,再次给药时需要减量。

七、随访

完成诱导治疗(一般 6 个疗程)达完全缓解或部分缓解的患者,应定期进行随访,包括每 3 个月血细胞计数及肝、脾、淋巴结触诊检查等。在 BTK 抑制剂治疗期间应定期进行随访,监测 BTK 抑制剂相关不良反应。此外还应注意第二肿瘤的出现。

八、总结

CLL 是一种难以治愈的疾病,BTK 抑制剂的出现使得 CLL 的整体治疗模式发生了变化,由既往固定周期的免疫化疗转变为 BTK 抑制剂的无限期治疗,从而使 CLL 患者尤其是高危患者的无进展生存率明显提高且安全性可控。但有些患者无法耐受这种长期治疗方案,可给予新药联合固定疗程的治疗。对于 BTK 抑制剂耐药的 CLL 患者,将来可选择 PI3K 抑制剂、异基因造血干细胞移植、CAR-T 细胞治疗等。

另外,酪氨酸激酶抑制剂的应用使得 CML 患者的 10 年生存率明显提高,将 CML 转化成慢性疾病。不适合标准化疗方式的老年 AML 患者应用阿扎胞苷联合维奈克拉的总生存期中位数可达 14.7 个月,而单用阿扎胞苷仅为 9.6 个月。淋巴瘤新药包括维布妥昔单抗、维泊妥珠单抗、林普利塞、西达本胺、靶向 CD19 的 CAR-T 细胞治疗等。多发性骨髓瘤新药包括达雷妥尤单抗、卡非佐米、泊马度胺、靶向 BCMA 的 CAR-T 细胞治疗等也使得患者疗效改善,生存延长。

总之,随着基因测序、发病机制等研究,血液肿瘤进入精准诊疗时代,针对患者的个体化治疗,有助于提高患者的缓解率,延长生存期,减少毒副作用。

参考文献

［1］中华人民共和国国家卫生健康委员会. 成人急性髓系白血病诊疗规范 (2018 年 版)[EB/OL].(2018-12-21)[2024-05-24]. https://view. officeapps. live. com/op/ view. aspx? src=http%3A%2F%2Fwww. nhc. gov. cn%2Fwebeditor%2Fuploadfile %2F2018%2F12%2F20181225162327226. doc & wdOrigin=BROWSELINK.

［2］HOCHHAUS A, LARSON R A, GUILHOT F, et al. Long-term outcomes of imatinib treatment for chronic myeloid leukemia [J]. N Engl J Med, 2017, 376 (10): 917-927.

［3］LIU W, JI X, SONG Y, et al. Improving survival of 3760 patients with lymphoma: Experience of an academic center over two decades [J]. Cancer Med, 2020, 9 (11): 3765-3774.

［4］LIU J, LIU W, MI L, et al. Incidence and mortality of multiple myeloma in China, 2006-2016: An analysis of the Global Burden of Disease Study 2016 [J]. J Hematol Oncol, 2019, 12 (1): 136.

［5］COWAN A J, GREEN D J, KWOK M, et al. Diagnosis and management of multiple myeloma: A review [J]. JAMA, 2022, 327 (5): 464-477.

［6］National Cancer Institute. Cancer stat facts: Leukemia: Chronic lymphocytic leukemia (CLL)[EB/OL].(2023-02-13)[2024-05-24]. https://seer. cancer. gov/stat-facts/html/clyl. html.

［7］SHADMAN M. Diagnosis and treatment of chronic lymphocytic leukemia: A review [J]. JAMA, 2023, 329 (11): 918-932.

［8］中国抗癌协会血液肿瘤专业委员会, 中华医学会血液学分会, 中国慢性淋巴细胞白血病工作组. 中国慢性淋巴细胞白血病/ 小淋巴细胞淋巴瘤的诊断与治疗指南 (2022 年版)[J]. 中华血液学杂志, 2022, 43 (5): 353-358.

［9］International CLL-IPI working group. An international prognostic index for patients with chronic lymphocytic leukaemia (CLL-IPI): A meta-analysis of individual patient data [J]. Lancet Oncol, 2016, 17 (6): 779-790.

［10］The French Cooperative Group on Chronic Lymphocytic Leukemia. Effects of chlorambucil and therapeutic decision in initial forms of chronic lymphocytic leukemia (stage A): Results of a randomized clinical trial on 612 patients [J]. Blood, 1990, 75 (7): 1414-1421.

［11］Anon. Chemotherapeutic options in chronic lymphocytic leukemia: A meta-analysis of the randomized trials [J]. J Natl Cancer Inst, 1999, 91 (10): 861-868.

［12］THOMPSON P A, BAZINET A, WIERDA W G, et al. Sustained remissions in CLL after frontline FCR treatment with very long-term follow-up [J]. Blood, 2023, 142 (21): 1784-1788.

［13］EICHHORST B, FINK A M, BAHLO J, et al. First-line chemoimmunotherapy with bendamustine and rituximab versus fludarabine, cyclophosphamide, and rituximab in patients with advanced chronic lymphocytic leukaemia (CLL10): An international, open-label, randomised, phase 3, non-inferiority trial [J]. Lancet Oncol, 2016, 17 (7): 928-942.

［14］BYRD J, FURMAN R, COUTRE S, et al. Targeting BTK with ibrutinib in relapsed chronic lymphocytic leukemia [J]. N Engl J Med, 2013, 369 (1): 32-34.

［15］SHANAFELT T D, WANG X V, KAY N E, et al. Ibrutinib-rituximab or chemoimmunotherapy for chronic lymphocytic leukemia [J]. N Engl J Med, 2019, 381 (5): 432-443.

［16］MATO A R, NABHAN C, THOMPSON M C, et al. Toxicities and outcomes of 616 ibrutinib-treated patients in the United States: A real-world analysis [J]. Haematologica, 2018, 103 (5): 874-879.

［17］BYRD J C, HILLMEN P, GHIA P, et al. Acalabrutinib versus ibrutinib in previously treated chronic lymphocytic leukemia: Results of the first randomized phase Ⅲtrial [J]. J Clin Oncol, 2021, 39 (31): 3441-3452.

［18］BROWN J R, EICHHORST B, HILLMEN P, et al. Zanubrutinib or ibrutinib in relapsed or refractory chronic lymphocytic leukemia [J]. N Engl J Med, 2023, 388 (4): 319-332.

［19］MATO A R, SHAH N N, JURCZAK W, et al. Pirtobrutinib in relapsed or refractory B-cell malignancies (BRUIN): A phase 1/2 study [J]. Lancet, 2021, 397 (10277): 892-901.

［20］ROBERTS A W. Therapeutic development and current uses of BCL-2 inhibition [J]. Hematology Am Soc Hematol Educ Program, 2020, 2020 (1): 1-9.

［21］ROBERTS A W, MA S, KIPPS T J, et al. Efficacy of venetoclax in relapsed chronic lymphocytic leukemia is influenced by disease and response variables [J]. Blood, 2019, 134 (2): 111-122.

［22］FISCHER K, AL-SAWAF O, BAHLO J, et al. Venetoclax and obinutuzumab in patients with CLL and coexisting conditions [J]. N Engl J Med, 2019, 380 (23): 2225-2236.

［23］JAIN N, KEATING M, THOMPSON P, et al. Ibrutinib and venetoclax for first-line treatment of CLL [J]. N Engl J Med, 2019, 380 (22): 2095-2103.

［24］中国临床肿瘤学会指南工作委员会. 中国临床肿瘤学会 (CSCO) 恶性血液病诊疗指南 2023 [M]. 北京: 人民卫生出版社, 2023.

［25］BROWN J R, BYRD J C, COUTRE S E, et al. Idelalisib, an inhibitor of phosphatidylinositol 3-kinase p110δ, for relapsed/refractory chronic lymphocytic leukemia [J]. Blood, 2014, 123 (22): 3390-3397.

［26］O'BRIEN S M, LAMANNA N, KIPPS T J, et al. A phase 2 study of idelalisib plus rituximab in treatment-naïve older patients with chronic lymphocytic leukemia [J]. Blood, 2015, 126 (25): 2686-2694.

［27］LAMPSON B L, KASAR S N, MATOS T R, et al. Idelalisib given front-line for treatment of chronic lymphocytic leukemia causes frequent immune-mediated hepatotoxicity [J]. Blood, 2016, 128 (2): 195-203.

［28］SKÅNLAND S S, BROWN J R. PI3K inhibitors in chronic lymphocytic leukemia: Where do we go from here? [J]. Haematologica, 2023, 108 (1): 9-21.

［29］SIDDIQI T, MALONEY D G, KENDERIAN S S, et al. Lisocabtagene maraleucel in chronic lymphocytic leukaemia and small lymphocytic lymphoma (TRANSCEND CLL 004): A multicentre, open-label, single-arm, phase 1-2 study [J]. Lancet, 2023, 402 (10402): 641-654.

［30］KAMDAR M. Embracing chimeric antigen receptors for relapsed chronic lymphocytic leukaemia [J]. Lancet, 2023, 402 (10402): 590-592.

［31］ROEKER L E, DREGER P, BROWN J R, et al. Allogeneic stem cell transplantation for chronic lymphocytic leukemia in the era of novel agents [J]. Blood Adv, 2020, 4 (16): 3977-3989.

［32］NAKHODA S, VISTAROP A, WANG Y L. Resistance to Bruton tyrosine kinase inhibition in chronic lymphocytic leukaemia and non-Hodgkin lymphoma [J]. Br J Haematol, 2023, 200 (2): 137-149.

［33］WANG E, MI X, THOMPSON M C, et al. Mechanisms of resistance to noncovalent Bruton's tyrosine kinase inhibitors [J]. N Engl J Med, 2022, 386 (8): 735-743.

［34］LIPSKY A, LAMANNA N. Managing toxicities of Bruton tyrosine kinase inhibitors [J]. Hematology Am Soc Hematol Educ Program, 2020, 2020 (1): 336-345.

［35］中国临床肿瘤学会 (CSCO) 白血病专家委员会. 维奈克拉治疗恶性血液病临床应用指导原则 (2021 年版)[J]. 白血病·淋巴瘤, 2021, 30 (12): 710-718.

［36］DINARDO C D, JONAS B A, PULLARKAT V, et al. Azacitidine and venetoclax in previously untreated acute myeloid leukemia [J]. N Engl J Med, 2020, 383 (7): 617-629.

III

肿瘤医疗管理篇

第一章
肿瘤区域医疗中心建设

第一节　双中心建设背景下国家肿瘤区域
医疗中心建设实践、成效与思考

张　勇　中国医学科学院肿瘤医院
王绿化　中国医学科学院肿瘤医院深圳医院
田首元　中国医学科学院肿瘤医院山西医院
伊文刚　中国医学科学院肿瘤医院河南医院
李　凯　中国医学科学院肿瘤医院辽宁医院

　　党的十八大以来，党和政府高度关注人民健康，将其放在优先发展的战略地位。习近平总书记强调：要继续深化医药卫生体制改革，均衡布局优质医疗资源，改善基层基础设施条件，为人民健康提供可靠保障。党中央、国务院紧密围绕人民群众对优质医疗服务的新期盼，结合当前我国医疗服务体系建设实际，在"十三五"和"十四五"医疗卫生事业和医疗服务体系规划中，研究实现优质医疗资源扩容和区域均衡布局的有效路径，谋划布局国家医学中心及国家区域医疗中心，并将其列入《中华人民共和国国民经济和社会发展第十四个五年规划和2035年远景目标纲要》。

　　随着医疗改革不断向纵深推进，我国医疗服务体系不断完善，医疗服务水平不断提升。但是，伴随城镇化、老龄化等社会经济转型过程，人民基本健康需求增长迅速，呈现出多样性，而我国医疗供给侧结构性问题仍然突出，医疗资源集中在大城市，各级医疗机构之间的能力还有差距，患者向大城市集中、跨区域就诊情况较多。因此，为贯彻中共中央、国务院的决策部署，国家卫生健康委和发展改革委等有关部门出台一系列政策,建立国家医学中心和国家区域医疗中心,推动优质医疗资源扩容下沉和均衡布局,形成科学有序的就医格局。在全国统筹布局中,国家级高水平医院发挥国家医学中心的引领作用,实现国内水平与国际水平相同步;国家区域医疗中心调整优质医疗资源布局,在区域内解决患者看病就医问题,为实现分级诊疗创造条件。

2019年以来,国家发展改革委、国家卫生健康委和国家中医药局在北京、上海、广东等医疗资源富集地区,遴选了89家国家级高水平医院作为输出医院,到医疗资源相对薄弱的地区建设分支机构,推动优质医疗资源向群众身边延伸。国家区域医疗中心的设置,主要针对肿瘤、神经、心血管、儿科等疾病负担重、转外就医集中的病种。

一、国家肿瘤区域医疗中心的建设实践

中国医学科学院肿瘤医院(以下简称"医科院肿瘤医院")始建于1958年,是中华人民共和国成立后建立的第一家肿瘤专科医院,集医、教、研、防于一体,全方位承担肿瘤相关研究和临床诊治工作。医科院肿瘤医院是国家癌症中心依托单位,也是国家恶性肿瘤临床医学研究中心、国家肿瘤规范化诊治质控中心、国家药物临床研究中心、临床研究国家级质量评价和促进中心,以及国家抗肿瘤药物监测网所在地。

医科院肿瘤医院作为肿瘤防治的"国家队",一直在肿瘤专科领域保持领军地位,发挥了表率作用。自2018年起,医科院肿瘤医院在全国三级公立医院绩效考核中一直位列肿瘤专科医院第一名。

2020年,《国家卫生健康委办公厅关于加快推进国家医学中心和国家区域医疗中心设置工作的通知》将医科院肿瘤医院设置为首批国家医学中心;2021年12月,医科院肿瘤医院被国家发展改革委和国家卫生健康委列为首批"辅导类"专科国家医学中心创建单位。医科院肿瘤医院作为国家癌症医学中心,积极履行"国家队"的使命,自2020年10月起,陆续承担辽宁、山西、河南、深圳四个国家肿瘤区域医疗中心建设任务,以此为契机,积极落实融入"京津冀协同

发展""粤港澳大湾区发展""振兴东北老工业基地""中部地区崛起"举措,在国家发展改革委和国家卫生健康委领导下,在全国优化规划布局,助力优质医疗资源扩容和均衡布局政策落地。

(一)中国医学科学院肿瘤医院辽宁医院——"高原上建高峰"

2019年9月,医科院肿瘤医院与辽宁省人民政府签署《支持中国医科大学附属第一医院创建肿瘤区域医疗中心共建框架协议》,与中国医科大学附属第一医院签署《合作建设肿瘤区域医疗中心框架协议》,以中国医科大学附属第一医院浑南院区为依托,合作共建中国医学科学院肿瘤医院辽宁医院项目(以下简称"辽宁医院")。2020年,中国医学科学院肿瘤医院辽宁医院被纳入首批国家区域医疗中心建设项目。辽宁医院的建设从顶层设计入手,实行"一科一策"制度,通过派驻互访、人才培养、交流学习、手术指导、多学科诊疗、远程会诊等工作,建立"输入与输出"合作的良好基础,为肿瘤诊治同质化打下坚实基础,打造"在高原上建高峰"的"强强联合、高位嫁接"合作新模式。

辽宁省委、省政府高度重视辽宁医院项目建设,印发《关于成立辽宁省国家肿瘤区域医疗中心建设项目工作推进组的通知》,由原副省长陈绿平和赫捷院士任组长,成员由项目双方医院负责同志、沈阳市人民政府、中国医科大学及12家省直部门有关负责同志组成。辽宁医院项目总建筑面积94 693平方米,计划总投资12.6亿元,建设期内规划增加床位将达到550张。为保障输出医院有效开展工作,辽宁省积极推进区域医疗中心人事、医保、物价等支持政策的落实。

(二)中国医学科学院肿瘤医院山西医院——对标一流,打造标杆

2021年3月,医科院肿瘤医院与山西省人民政府签署合作协议,以山西省肿瘤医院为依托单位,共建国家肿瘤区域医疗中心——中国医学科学院肿瘤医院山西医院(以下简称"山西医院")。2021年7月,中国医学科学院肿瘤医院山西医院获批成为第二批国家区域医疗中心建设试点项目。2022年2月,中国医学科学院肿瘤医院山西医院正式挂牌。

山西医院新院区建设项目占地面积约3.5万平方米,建筑面积

15万平方米,建设期内规划床位将增加1 200张。项目建设以来,得到了山西省委、省政府的高度重视与大力支持,国家领导人多次赴山西医院进行调研,就推动优质医疗资源扩容和区域均衡布局、完善国家癌症防治规划、推动癌症防治高质量发展等方面进行指导,对建设成效进行肯定,希望将山西医院打造为国家区域医疗中心标杆。

山西省和医科院肿瘤医院共同成立山西医院管理委员会,由赫捷院士担任管理委员会主任。在山西医院管理委员会的带领下,统筹谋划布局,全方位实施同质化管理。管理委员会定期组织召开管委会(扩大)会议,在发展规划、运营管理、基础设施、高端设备、人才队伍、学科科研等方面一抓到底、精准施策。通过引入科学管理模式、先进医疗技术、优秀人才团队以及支援医学科研建设等多种途径,实现优质医疗资源共享和管理、技术、品牌平移,医院的医疗、科研、管理水平和人才梯队建设大幅提升,引领高质量发展。

(三) 中国医学科学院肿瘤医院河南医院——合作共建,河南样板

2021年12月,医科院肿瘤医院与河南省人民政府签署协议,双方约定以合作共建形式,打造国家肿瘤区域医疗中心——中国医学科学院肿瘤医院河南医院(以下简称"河南医院")。2022年5月,该项目被国家发展改革委正式纳入第三批国家区域医疗中心建设项目名单。2022年9月,河南医院正式揭牌。

河南医院项目规划为两部分,南院区占地面积约16万平方米,一期地上总建筑面积约22.2万平方米,基本建设投资约29.93亿元,设置床位1 500张;内科病房楼项目建筑面积9.45万平方米,计划总投资7.25亿元,建设期内规划床位将达到1 000张。获批以后,河南医院第一时间成立国家肿瘤区域医疗中心建设工作专班,以医科院肿瘤医院优势学科为目标,全面开展伴飞学习,对标《国家癌症区域医疗中心设置标准》,制定提升方案。2023年7月,河南省医学科学院重建揭牌,赫捷院士率领团队以"双聘"形式入驻下设肿瘤研究所。2024年1月,河南医院南院区正式开工,规划建设质子中心。2024年5月,医科院肿瘤医院专家全面入驻河南医院,实地开展临床诊疗和管理工作。

（四）中国医学科学院肿瘤医院深圳医院——全面托管，打造国内最年轻的三甲专科医院

2017年3月，医科院肿瘤医院与深圳市人民政府正式签约，合作运营深圳市第一家肿瘤专科医院——中国医学科学院肿瘤医院深圳医院（以下简称"深圳医院"）。2022年5月深圳医院获批成为三级甲等专科医院，成为全国最"年轻"的三甲专科医院。2022年10月，深圳医院获批成为第四批国家区域医疗中心建设项目。

深圳医院占地面积10.24万平方米，总建筑面积17.09万平方米，核定床位880张，开放床位937张。到2025年，医院占地面积达13万平方米，总建筑面积达48万平方米。随着质子治疗中心和改扩建工程二期项目建成并投入使用，总编制床位将达到2 300张。自深圳医院建立以来，医科院肿瘤医院便与深圳医院实施"一院两区"同质化、一体化发展，旨在全面实现管理同质、人才共享、技术平移、信息互通、科研互助。建院7年，深圳医院在改革开放最前沿埋头苦干、稳扎稳打，不仅成为国家级优质医疗资源下沉路径探索的有益实践，更以国家区域医疗中心项目建设为"新引擎"，打造中国公立医院高质量建设的深圳样板。

二、国家肿瘤区域医疗中心的建设成效

自2019年医科院肿瘤医院承担国家肿瘤区域医疗中心建设以来，坚决贯彻党中央、国务院推动优质医疗资源扩容下沉和区域均衡布局的重大决策部署，聚焦体制机制，全面理顺合作模式，深化合作共建，以学科建设为抓手，以人员派驻为核心，以同质化提升为目标，对"品牌、技术、管理"进行平移，推动国家肿瘤区域医疗中心建设，建设成效显著。

（一）坚持政策先行，优化完善顶层设计

辽宁、山西、河南和深圳四地各级政府作为当地国家肿瘤区域医疗中心建设的主导者，政策制定和执行者，在坚持"地方政府主建"的原则下，大胆创新，锐意改革，统筹协调推进各项政策措施和配套体系，将区域医疗中心建设作为医改试验田和解决群众最关切的健

康需求的重要举措。各地政府及其职能部门积极推进区域医疗中心人事、医保、物价等支持政策落实：为赴区域医疗中心工作的医师提供充分保障、设置审批专设绿色通道；对技术成熟、临床疗效确切的新技术加快审批流程，减少审批要件；批准区域医疗中心新增医疗服务项目自主制定价格；单列研究生招生名额和国家级人才项目申报名额；简化院内自制试剂跨省调拨使用流程等。努力打通政策落地的"最后一公里"，做好区域医疗中心所在地各级政策制度有效衔接，有效激发了医科院肿瘤医院建设国家肿瘤区域医疗中心的积极性，为国家肿瘤区域医疗中心高质量发展提供了政策支持。

医科院肿瘤医院也按照建设方案的要求，向四个区域医疗中心派出总院长、总会计师和学科带头人，帮助项目医院优化完善顶层设计和发展规划。

1. 辽宁医院　为保证国家肿瘤区域医疗中心真正提升区域内肿瘤诊疗水平，医科院肿瘤医院成立辽宁医院教授委员会，教授委员会由赫捷院士担任主任委员，医科院肿瘤医院的临床、医技科室主任担任委员，制定了《中国医学科学院肿瘤医院辽宁医院教授委员会章程》，全面负责指导辽宁医院学科发展、人才培养、技术引进与平台建设等工作。帮助制定《中国医学科学院肿瘤医院辽宁医院学科建设规划》，此规划为三年期规划，包括医院层面总体规划和科室层面具体计划，实行"一科一策、一科一计划"，并将规划纳入医院综合绩效考核。辽宁医院实行"双主任制"，医科院肿瘤医院各临床、医技科室主任同时担任辽宁医院对应科室主任，具体负责落实辽宁医院医、教、研、防等工作。

2. 山西医院　成立山西医院管理委员会，统筹规划，合理布局，对标医科院肿瘤医院，全方位实施同质化。医科院肿瘤医院派出具备丰富医院管理经验的院长助理担任山西医院总院长，山西省卫生健康委员会派出 1 名了解医院实际情况并具有管理经验的人员担任山西医院执行院长，同时担任法定代表人。医院根据山西医院的学科发展情况，重点派出临床专家团队进行技术支持，重点选派 5 个临床专家团队，指导山西省发病率较高的胸部肿瘤、乳腺肿瘤和消化道肿瘤,以及肿瘤放射治疗、免疫治疗等专业建设。医科院肿瘤医院以多种形式派出业务骨干和学科带头人,协助提升山西医院医、教、研、防、管整体水平。医科院肿瘤医院输出优质医疗资源,充分发挥技术和管理优势,通过学科规划、专家指导、人员培训、技术引进、平台共建和项目合作等方式,支持建设山西肿瘤区域医疗中心。

3. 河南医院 成立河南医院理事会,作为河南医院最高决策机构,实行"双理事长"制,由赫捷院士和河南省政府宋争辉副省长共同担任理事长。理事会研究决定河南医院发展规划、年度计划等重大管理事项,确保将医科院肿瘤医院优势平台、人才、技术、管理同质化平移至河南。河南医院实行总院长统筹指导,党委领导下的院长负责制。医科院肿瘤医院派驻总院长和总会计师,负责指导医院经营管理事项。河南医院组建国家肿瘤区域医疗中心建设工作专班,下设组织机构与人力资源配置、基建项目、设备配置、信息化建设、学科建设、教学科研、综合管理、财务审计、医保价格、党建宣传十个工作组,实行院领导牵头负责制,定期召开工作例会,总结项目建设进展,研究解决重点、难点问题。

4. 深圳医院 医科院肿瘤医院从医院管理、人才培养、学科建设等方面为深圳肿瘤专科发展树立"国家队"标准,深化"一院两区"运营体制机制创新。"一院两区"运营模式是深圳医院快速成长的重要基石,完善"一院两区"运营模式,建立融合创新机制,为深圳医院建设提供强有力支撑和不竭动力。医科院肿瘤医院和深圳医院联合出台京深两地长期交流制度,完善人员衔接管理、人事管理、薪酬方案、科教帮扶带动管理、学科共建等创新举措,推动两院区学科协同发展,诊疗服务同质化,吸引国内外人才向深圳聚集,提升"造血"功能,为国家级优质医疗资源成功下沉提供范例。

(二)医疗同质化,医疗资源补短板,学科建设创新高

医科院肿瘤医院依托重点优势学科,致力于在四个区域医疗中心补短板,填空白,严把医疗质量和医疗安全关,充分发挥派驻专家引领作用,持续引进和开展新技术、新项目,协助制定各区域医疗中

心中长期学科发展规划,优先扶持各区域医疗中心的优势学科达到国家临床重点专科水平,提高患者满意度,确保"医肿"标准完整落地,全方位指导医、教、研、防、管工作。

1. 辽宁医院 辽宁医院项目开展以来,医科院肿瘤医院100余位专家到沈出诊、查房、手术、开展学术交流等,逐步推进肿瘤诊治同质化。辽宁医院也多次派出中青年骨干赴医科院肿瘤医院进修学习,真正实现新诊疗方法、新技术的落地。截至2023年底,已输出辽宁医院新技术129项,更新11项肿瘤诊疗策略,惠及千余肿瘤患者。肿瘤专科业务量方面,辽宁医院的胃肠肿瘤外科、胸外科、乳腺外科、肝胆外科、肿瘤内科、放射治疗科、介入治疗科、中医科、核医学科等近20个重点建设学科的门诊量、住院量、手术量均大幅增长,住院患者外转率年均下降18.61%,辐射能力增强,极大地提升了区域肿瘤诊疗水平。

2. 山西医院 山西医院在医科院肿瘤医院的协助下,全方位推动学科高质量发展,相继获批国家癌症中心首批宫颈癌规范诊疗质量控制试点单位、淋巴瘤规范诊疗质量控制试点单位和黑色素瘤规范诊疗质量控制试点单位。胸外科进入国家临床重点建设专科行列,妇瘤科获批省级临床重点专科,淋巴瘤精准诊疗研究山西省重点实验室成为省级重点实验室。截至2023年底,医科院肿瘤医院先后派驻山西医院医护人员团队170余人,接诊患者5 572人次,开展四级手术528台,开展新技术新项目172项,56项填补了省内空白。山西医院整合优质医疗资源,成立山西省盆腔疑难复杂肿瘤诊治中心、结直肠肿瘤诊治中心、肿瘤介入治疗中心,成为13个省肿瘤防治研究中心的依托单位,同时也是中国抗癌协会肿瘤整合"临床""防筛""康复"培训基地。山西医院的建设取得初步成效,山西患者免受省外就医的奔波之苦,住院患者外转率同比降低68.27%。对比区域医疗中心建设前,山西医院住院手术例数、出院人数、微创和四级手术例数、医疗服务收入等各项医疗指标持续向好,达到同期最优,山西医院正向着高质量发展的目标稳步前进。

3. 河南医院 河南医院以学科建设能力为核心,以全面推进河南医院高质量发展为方向,充分发挥医科院肿瘤医院国家级重点学科和国家临床重点专科优势地位,以派驻帮扶为主、远程协作为辅,加强学科间合作,建强临床专科、带出业务骨干,增补技术空白。2023 年,河南医院门诊人次、住院人次、手术台次、四级手术量较上一年均有所增长,从总院引进新技术、新业务、新项目,有效填补河南省肿瘤诊疗技术空白,降低河南当地癌症患者外转率,打造国家肿瘤区域医疗中心的"河南样板"。

4. 深圳医院 深圳医院自 2022 年获批国家区域医疗中心以来,影响力正日益彰显。不仅深圳市民在家门口看大病有"医"靠,还有越来越多外地患者慕名而来。2023 年非深圳医保的患者占了48%,其中港澳患者已逾 300 人次。截至 2023 年底,深圳医院现有常驻专家 40 人、派遣专家 12 人,累计派驻专家已达 243 人次,据不完全统计,支持深圳医院建设专家超 3 000 人次。京深两地远程共享、互联互通、结果互认。2023 年,远程医疗指导、远程会诊、远程影像就达 362 次,不定期开展 MDT 会诊,有力支持和保障了医疗服务同质化开展。目前深圳医院已平移医科院肿瘤医院的技术 1 243项,120 项新技术新项目在广东省深圳市率先开展,多项肿瘤诊疗技术填补深圳空白,在全国领先。

(三) 双向交流,人才引育,调动人才积极性

人才是国家区域医疗中心建设的基石。医科院肿瘤医院向四个国家肿瘤区域医疗中心派出了管理团队、学术带头人和业务骨干,通过人才将医科院肿瘤医院的优势技术、优质医疗资源和先进管理理念进行平移。同时也通过双向交流的方式,强化与各肿瘤区域医疗中心之间的联系。

医科院肿瘤医院向四个区域医疗中心均派出管理经验丰富、学术造诣较高的总院长,全面管理区域医疗中心运营。辽宁医院和河南医院临床业务科室采用"双主任"制,部分学科主任由医科院肿瘤医院相应科主任兼任,山西医院重点学科科室主任由医科院肿瘤医院全职派驻,深圳医院临床医技科室主任大部分由医科院肿瘤医院派驻,确保管理团队的一致性和资源的统筹调配度。

自开始建设区域医疗中心至 2023 年底,医科院肿瘤医院结合各区域医疗中心的建设模式和实际情况,统筹调配专家资源,向辽宁医院派出 100 余名专家;向山西医院派驻医护人员团队 170 余人,9 名专家担任科主任或副主任;向河南医院派出重点临床医技科室专家 13 人,后续将继续增加派驻人员;向深圳医院累计派驻专家 240 余人,现有常驻专家 40 人、派遣专家 12 人在深圳开展工作。各区域医疗中心出台薪酬、住房、交通等保障制度,为医科院肿瘤医院派驻人员解决后顾之忧,调动了派驻人员建设区域医疗中心的积极性。

除此之外,辽宁、山西和深圳三个区域医疗中心定期向医科院肿瘤医院派出临床、医技、护理和管理业务骨干,拓宽人才交流的渠道。医科院肿瘤医院倾力帮助各区域医疗中心提高肿瘤诊治水平,协助加强人才培训,驱动人才"输血"转向"造血",助推当地医疗技术和临床能力"双提升"。

(四)科研教育加强协作,打造区域高水平研究型医院

区域医疗中心的定位是在临床研究、医学转化等方面代表区域顶尖水平,各区域医疗中心对科学研究、临床转化和教育培训方面的需求较为迫切,希望全面提升医、教、研、防的水平,发挥区域引领作用。医科院肿瘤医院发挥自身科研、转化和教育方面的"国家队"优势和全国引领作用,加强与各区域医疗中心的协作。

1. 辽宁医院　医科院肿瘤医院派驻专家在中国医科大学申请博士生导师和硕士生导师,并招收研究生,进一步夯实了肿瘤区域医疗中心人才基础。医科院肿瘤医院将优势临床研究资源平移至辽宁医院,双方共同开展多种形式的科研合作。两院共同编写"十四五"普通高等教育本科国家级规划教材《肿瘤学概论》,共同牵头起草中国抗癌协会、中华医学会的诊疗指南、专家共识等。医科院肿瘤医院积极支持辽宁医院 GCP 中心建设,双方实现临床试验医学伦理互认工作,截至 2023 年底,合作开展 25 项临床试验。两院共同组织肿瘤相关学术会议 50 余次。

2. 山西医院　2023 年,山西医院获批立项科研项目 164 项,年底在研课题 125 项,年内结题 17 项,获专利授权 56 项,达历史同期

最高水平。为提升基础与临床科研创新能力,山西医院设立国家肿瘤区域医疗中心科教培育基金,现已资助项目 99 个。山西医院成立全省首家成建制独立运行的 GCP 肿瘤临床研究型病房,2023 年协议项目和资金再创新高,实现与医科院肿瘤医院各区域医疗中心伦理互认、资源共享,畅通各地受试者诊疗便捷通道。为发挥国家肿瘤区域医疗中心的引领辐射和带动作用,医科院肿瘤医院联合山西医院共同组织专家,通过指南巡讲、大型义诊、手术示教、学术讲座等方式,帮助基层提升肿瘤规范诊疗能力,辐射带动基层医疗机构提升肿瘤规范化诊治和全周期防治水平,使群众在家门口享受到更加优质的医疗服务。

3. 河南医院 合作共建以来,医科院肿瘤医院与河南医院加强科研协作,联合申报科研课题 21 项,联合开展临床试验 238 项,联合发表 SCI 文章 278 篇。

4. 深圳医院 联合医科院肿瘤医院设立"中国医学科学院肿瘤医院 - 深圳医院合作基金",首批各投入 2 000 万元,为高水平研究提供前期基础,孵化纵向项目。2023 年完成首批合作基金 139 个项目的评审工作,深圳医院获批 20 项。

(五) 共同开展癌症防控,健全全国癌症预防体系建设

医科院肿瘤医院作为国家癌症中心的依托单位,积极发挥国家癌症中心在全国癌症防控中的龙头作用,通过带动开展肿瘤质控体系建设和肿瘤登记、癌症早诊早治筛查等工作,在全国范围内布局癌症防控体系。

1. 辽宁医院 辽宁医院按照国家癌症中心指导制定的建设规划,加入全国肿瘤质控体系建设,构建了一院多区信息平台建设。积极开展癌症防控工作,初步完成微信小程序"中国居民癌症防控行动"与"中国医大一院智慧医院"对接,在沈阳市基层医疗机构建立筛查点,在患者体检过程中进行癌症筛查,进一步扩大癌症筛查与早诊早治覆盖面。辽宁医院作为区域中心与基层医疗单位建立"中心 - 分中心 - 网络单位"三级协同网络结构体系,覆盖省内 14 个地级市,推动区域内恶性肿瘤筛查与诊治服务的均质化。

2. 山西医院 山西医院在山西省内晋中、吕梁、晋城等 8 个地级市设立市级癌症分中心,与各医疗机构建立 64 个医联体和 3 个专科联盟,覆盖全省 151 家医疗机构。在全省 11 个地级市的 117 个肿瘤登记处开展肿瘤登记工作,全省覆盖人口 100%,为基层群众健康构建了严密的肿瘤防治网络体系。同时,山西医院承担着山西省癌症筛查早诊早治及规范化诊疗能力提升项目,通过建设山西省区域肿瘤防治一体化管理平台,对山西省常见癌种开展筛查和早诊技术培训,进行癌症防、诊、治的全周期全链条管理。一院多区信息化建设项目依托大数据治理服务,打造"1 个平台 +6 个应用",为智慧医院业务提供数据支撑,将构建跨区域的肿瘤多中心研究体系、协同体系、管理体系。

3. 河南医院 河南医院协助国家癌症中心建成肿瘤登记处 127 个,覆盖河南省 90% 人口,每年完成各类癌症筛查 20 万例,发现各类癌症早期病变 8 000 余人,培训基层癌症防控技术人员 1 000 余人次,切实提升了河南省癌症防治整体水平。

4. 深圳医院 深圳医院积极促成国家重大公共卫生服务项目"城市癌症早诊早治项目"在深圳开展,初步搭建了由 11 家公共卫生机构、260 余家社康中心和 15 家临床筛查医院组成的"社康中心 - 公卫机构 - 临床筛查医院"的癌症综合防治网络。在推进肿瘤预防和早筛的过程中,深圳医院协助当地政府完善了深圳市肿瘤防治布局,建立起深圳市的国家 - 省 - 市 - 县(区)四级癌症防治网络,不断探索医疗服务新模式。2023 年 6 月,深圳医院瞄准肿瘤防治的第一道防线——基层医疗卫生机构,构建肿瘤防治区域联盟,探索推进国家区域医疗中心建设新路径,开启国家癌症中心肿瘤防治"直通车"下基层系列活动,倾力帮助基层提高肿瘤诊治水平,培养一批"带不走、留得住"的当地医疗人才队伍。

三、建设国家肿瘤区域医疗中心的思考

国家区域医疗中心建设是医科院肿瘤医院作为肿瘤防治领域"国家队"的使命担当,是推动优质医疗资源扩容下沉,助力分级诊

疗制度建立,完善我国医疗卫生服务体系义不容辞的责任。因此,下一步,医科院肿瘤医院将继续以同质化为目标,在打造国家医学中心的同时,带动提升国家肿瘤区域医疗中心能力建设,实现全国范围内肿瘤领域国家医学中心和区域医疗中心的双赢。就建设国家肿瘤区域医疗中心而言,还需要在以下几个方面进行完善。

(一)健全同质化管理机制,实现多赢

在建设区域医疗中心过程中,国家医学中心应当带领区域医疗中心,全面对标国家区域医疗中心建设标准,进一步加强精细化管理,着力提高医院运行效率,从规模扩张向结构升级转变,从外在帮扶向内在驱动转变,全面实现品牌、技术和管理的平移,由国家医学中心带动区域医疗中心,提升区域医疗中心的医疗服务能力,进而带动区域整体医疗水平提升,由点到面,发挥示范效应,助力分级诊疗体系的构建。因此,在双中心建设背景下,国家医学中心下沉优质医疗资源,不仅对区域医疗中心有利,而且能做到多赢、共赢。

(二)发挥专科优势,弥补学科短板

学科建设是区域医疗中心内涵建设的关键,也是保障医疗质量和提升学术水平的必然途径,是医院高质量发展中带动全局的基础性工作。近年来,我国医疗服务体系发展速度和发展水平都非常快,但是"专科资源分布不平衡、专科服务能力发展不足、部分专科基础薄弱、发展迟缓"的问题依然存在,尤其是肿瘤疾病等相关学科建设发展相对缓慢。因此,国家医学中心发挥自身专科优势,未来可以以临床专科能力建设为抓手,弥补学科短板和空白,促进区域医疗中心建设高质量发展。

在建设国家肿瘤区域医疗中心时,要站在国家癌症防治的大局上,紧紧围绕患者需求,积累双中心的内部和外部资源,整体规划,通过资源优化配置和高效组织运营,发挥国家医学中心的学科影响力和驱动力,引领提升国家肿瘤区域医疗中心的学科建设,在多学科融合发展和中心化发展等方面发力,以学科群或学科系统来弥补学科建设的短板和空白,打造完善的肿瘤预防与诊疗的服务体系,形成肿瘤学科建设的核心竞争力。

（三）科研共同推进，打造区域科创高峰

作为输出医院的国家医学中心要发挥国际一流、全国领先的引领作用，区域医疗中心要在科研创新方面起到承上启下的作用，推动区域内单位间科研平台共享，积极与国家级高水平医学科研平台对接，参与到"出指南、出理论、出技术、出产品、出成效、出政策依据"的循环中。从制度上优先支持输出医院和输入医院的科研技术在区域医疗中心先行先试。此外，还要逐步培育当地的产业环境，鼓励企业、产业和市场投入科研创新和成果转化，打造区域科研新高地，提升自身科研创新和成果转化内生动力。

2024年，是中华人民共和国成立75周年，也是实施"十四五"规划的关键一年，更是推动医院高质量发展的关键之年。中国医学科学院肿瘤医院将继续坚持以习近平新时代中国特色社会主义思想为指导，深入贯彻落实党的二十大精神，按照高质量发展建设蓝图，做好国家医学中心和区域医疗中心的"双中心"建设工作，真正发挥"国家队"引领作用，更好地为全国百姓提供更高水平的医疗服务，为人民健康保驾护航。

参考文献

［1］国家卫生健康委. 国家卫生健康委关于印发《"十四五"国家临床专科能力建设规划》的通知 [EB/OL].(2021-10-09)[2024-10-31]. https://www. gov. cn/zhengce/zhengceku/2021-10/18/content_5643488. htm.

［2］光明网."大病不出省"提升百姓幸福感国家区域医疗中心建设"成绩单"亮眼 [EB/OL].(2024-08-15)[2024-10-31]. https://baijiahao. baidu. com/s? id=1807408142687721034 & wfr=spider & for=pc.

［3］发展规划司."十三五"国家医学中心及国家区域医疗中心设置规划 [EB/OL]. (2017-07-20)[2024-10-31]. https://www. ndrc. gov. cn/fggz/fzzlgh/gjjzxgh/201707/t20170720_1196844. html.

第二节　肿瘤区域医疗中心建设实践：
　　　　探索与未来

孙　阳　福建省肿瘤医院
郭　琛　福建省肿瘤医院
陈传本　福建省肿瘤医院

党的十八大以来，以习近平同志为核心的党中央高度重视卫生与健康工作，把人民健康放在优先发展的战略地位。党的二十大报告强调，高质量发展是全面建设社会主义现代化国家的首要任务。落实到医疗卫生领域，是通过国家医学中心、区域医疗中心的建设，进一步完善学科建设体系，提升疑难危重症诊治能力、医院管理水平以及科研、教学水平，打造技术高地、学科高地、人才高地和服务高地，构建公立医院高质量发展新体系，更好地满足人民群众对优质医疗服务的需求。

在我国关于推进区域医疗中心建设的总体工作部署下，在《"十三五"国家医学中心及国家区域医疗中心设置规划》框架内，复旦大学附属肿瘤医院（后简称为"复旦肿瘤医院"）与福建省肿瘤医院深度融合，构建辐射东南沿海、港澳台地区和东南亚国家的国家肿瘤区域医疗中心。

一、肿瘤区域医疗中心的建设背景

自 20 世纪 70 年代福建省开展第一次死因回顾性调查以来，恶性肿瘤一直是居民首位死因，占死因构成的比例随时间呈明显上升趋势，对国民经济、社会发展、居民健康、卫生服务、医疗负担等造成极大影响。福建省肿瘤登记地区男、女恶性肿瘤年龄标化发病率均高于全国平均水平。恶性肿瘤总体 5 年生存率为 39.1%，低于全国平均水平 43.7%。恶性肿瘤也是福建居民跨省就医的主要原因，占比高达 42%。福建省承担本省及周边地区的肿瘤诊治工作，同时承担港澳台同胞、闽籍华侨华人的肿瘤诊治工作。目前,已有8个国家区域医疗中心试点项目落地福建,涵盖了肿瘤、神经疾病、儿科、创伤、口腔和中医等多个领域。其中,肿瘤因其不断上升的发病率和死亡率、严重的疾病负担、大量转外就诊需求,备受社会关注。

二、肿瘤区域医疗中心的合作基础

国家建设区域医疗中心优先选择暂无输出项目的医院作为输出医院。复旦肿瘤医院是我国成立最早的三级甲等肿瘤专科医院,在全国范围内暂无输出项目。医院实际开放床位2 084张,年收治患者13.5万人次。医院与上海市质子重离子医院(复旦大学附属肿瘤医院质子重离子中心)高度融合、资源共享,将手术、化疗、光子放疗及质子重离子治疗技术融合进行肿瘤治疗,正在打造国际先进的肿瘤医学中心。医院在甲状腺癌、食管癌、胃癌、结直肠癌、胰腺癌、前列腺癌、乳腺癌、卵巢癌等病种上,行业认可度和社会影响力高。

国家建设区域医疗中心优先选择当地同类型医院中相关专科实力最强、最有代表性的医院作为依托医院。福建省肿瘤医院是福建省唯一一所三级甲等肿瘤专科医院,开放床位1 676张,年收治患者11.5万人次。医院综合实力和影响力在国内肿瘤专科医院中名列前茅,鼻咽癌、肝癌、肺癌、消化道肿瘤、妇科肿瘤、淋巴瘤等高发肿瘤的综合治疗居于省内领先、国内先进水平。在国家三级公立医院绩效考核中连续三年(2019—2021年)位列全国50家三级肿瘤专科医院的第一梯队——A等级(前10名)。福建省肿瘤医院也是福建省唯一的专业肿瘤防治管理机构(福建省肿瘤防治办公室)的挂靠单位,牵头协调推进全省肿瘤防治体系建设,负责构建全省肿瘤防控三级网络。近年来主要开展恶性肿瘤监测、早期筛查及科普宣教等工作,负责出版《福建省肿瘤登记年报》。

复旦肿瘤医院长期帮扶福建省肿瘤医院提升技术能力,为福建省培训培养了大量基础研究人才以及肿瘤专科高层次人才,这些人才目前均已成为福建区域肿瘤防治学科带头人及骨干。由复旦肿瘤医院作为输出医院、福建省肿瘤医院作为依托医院合作共建国家区域医疗中心项目——复旦大学附属肿瘤医院福建医院,具有良好的合作基础和较大的优越性。

三、肿瘤区域医疗中心的建设规划

(一) 定位明确

在推进肿瘤区域医疗中心建设进程中,明确其定位显得尤为关键,能够为整个建设过程指明发展方向,提供决策依据,确保建设过程的规范性和可持续性。

复旦大学附属肿瘤医院福建医院(后简称为"复旦肿瘤福建医院")以复旦肿瘤医院作为输出医院,福建省肿瘤医院作为依托医院,共同创建辐射东南沿海的国家肿瘤区域医疗中心。全方位对标对位复旦肿瘤医院管理模式、创新体系和服务品质,全面完善学科建设体系,在福建省肿瘤医院现有基础上,按照品牌、技术、管理全方位平移的要求,实现复旦肿瘤福建医院能力的跨越式提升,预计 3~5 年内基本达到肿瘤区域医疗中心建设标准。针对东南沿海地区高发恶性肿瘤,整合优质资源,建立防治新策略、新技术、新方法,打造国内外特色优势,改变跨区域异地就医现象。

(二) 资源整合

人民群众健康需求和品质要求持续快速增长,为进一步提升肿瘤诊疗的效率与质量,肿瘤区域医疗中心建设采取一系列举措整合优质资源,优化配置,从而为患者提供更为便捷、高效、优质的医疗服务,使群众危急重症、疑难病症基本在省域内得到解决。

福建省政府统筹协调规划新增用地,充分保障国家区域医疗中心改扩建需求。在建设肿瘤防治综合大楼和放疗中心加速器机房的改扩建项目基础上,同步规划建设重离子质子治疗中心、内科楼、门诊医技综合大楼、教学科研楼、专家楼等项目(图 3-1-2-1)。增加床位数量以及相应的人员编制,遵循床医比例不低于 1∶0.8 和医护比例不低于 1∶1.25 的原则,构建人员编制动态核增机制。

福建省政府对复旦肿瘤福建医院予以重点支持,统筹相关资金,确保项目建设过程中基础设施建设、大型设备采购、重点学科建设、平台发展、人才引进与培养等项目的顺利进行。福建省级财政对复旦肿瘤福建医院政策性亏损和初创期运营亏损给予全额补贴,保障医院可持续运营。

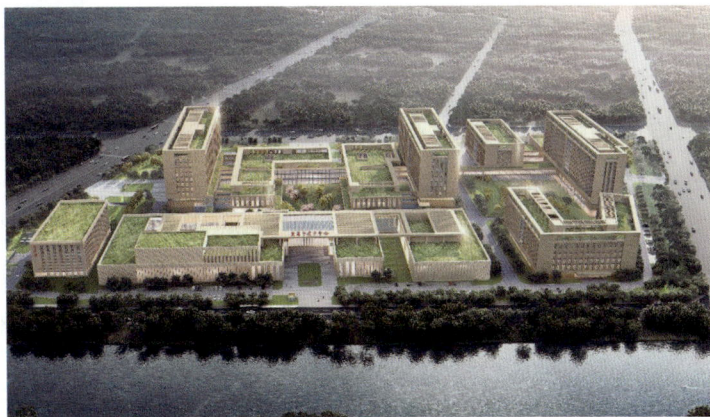

图 3-1-2-1　复旦肿瘤福建医院滨海院区规划图

（三）机制创新

鉴于医疗科技的飞速发展和患者需求的不断升级,传统的管理模式已无法满足当前的医疗环境。因此,对管理机制进行创新,不仅有助于提升肿瘤区域医疗中心的运营效率,更能优化患者的就医体验,进而增强项目医院在区域内的整体影响力。

复旦大学附属肿瘤医院福建医院作为项目医院第一冠名,复旦肿瘤医院则承担其医疗运营管理和质量安全的全面责任。遵循"统一管理、独立法人、独立运营、独立核算"的原则,复旦肿瘤医院全面接管福建省肿瘤医院。实现人才共享和相互流动,建立专业技术人员与管理人员之间的良性互动机制。同时,对于复旦肿瘤福建医院所实施和引进的新技术、新方法、新项目在政策制度上给予大力支持。

（四）人才育引

在肿瘤区域医疗中心的建设进程中,人才引进和培养不仅是必要的,更是至关重要的战略举措,必须构建一支具备高度专业知识和技能的医疗和管理人才队伍,以确保肿瘤区域医疗中心具备提供高品质诊疗服务的能力,促进医疗技术的创新和学科的交叉融合。

复旦肿瘤福建医院在前期工作的基础上,实现人才共享模式扩容、提质,即实现引进人才覆盖临床、医技、职能科室,人才层次全面提升。实行"双主任负责制"的同质化管理,由复旦肿瘤医院派驻相关科室负责人及学科骨干兼任复旦肿瘤福建医院相应科室主任。推动高质量发展的人才育引机制和良好生态基本形成,包括但不限于出台高层次人才培养项目遴选和支持方案、柔性引进团队支持等政策措施,鼓励采取项目合作、聘请顾问、合建智库等形式开展柔性引才。对引进的急需紧缺和高层次人才,全部实行自主招聘、自主考核、自主调整、自主淘汰。支持高层次人才和青年优秀人才赴国(境)外开展访学研修、技术攻关、交流合作等,进一步提升学术技术水平。

(五)能力提升

复旦肿瘤福建医院在学科建设方面,与福建省经济社会发展的需求、民众医疗健康的期望还有一定的距离。为了提升学科建设水平,加强精细化管理能力,推动解决薄弱学科"卡脖子"问题,复旦肿瘤福建医院与复旦肿瘤医院进行了前期项目对接。在此基础上,进一步充实建设内容,致力于打造国内领先的创新型肿瘤医疗、预防、科研转化、人才培养核心基地,满足人民群众对高质量医疗服务的需求。

1. 明确学科建设内涵,提升医疗服务能力。

依据福建省肿瘤医院既有亚专科建设基础,结合前期学科评估调研成果以及复旦肿瘤医院学科优势,通过肿瘤外科、放疗科、内科的紧密对接,进一步明确复旦肿瘤福建医院学科建设发展方向。此举旨在提升各亚专科服务能力,聚焦单病种多学科综合诊疗体系、精准放疗平台、病理诊断中心等关键领域,组织专业团队、搭建平台,实现同质化管理,推动医疗技术水平同步发展与提升。

(1)优化临床、医技科室设置。强化乳腺癌、肝癌、胰腺肿瘤、胃癌、大肠癌、胸部肿瘤、头颈部肿瘤以及妇科肿瘤等优势学科,同时着力提升泌尿系统肿瘤、骨与软组织肿瘤以及神经系统肿瘤等相对薄弱学科的发展水平。

(2)开展多学科关键诊疗技术。构建以常见肿瘤为核心的综合诊疗体系,提升疑难重症的综合诊治能力。根据福建省恶性肿瘤的发病特点,借助复旦肿瘤医院在相关病种综合诊疗上的学科优势,跨越学科壁垒,构建乳腺癌、肝胆肿瘤、胰腺肿瘤、大肠癌、食管癌、肺癌、胃癌、头颈部肿瘤、妇科肿瘤等高发恶性肿瘤的多学科综合诊疗体系,形成高峰学科集群,并在集群基础上设立肝胆胰肿瘤、鼻咽癌、妇科肿瘤、乳腺肿瘤、大肠癌五大诊治中心,提升福建省高发癌种的诊治能力,形成国家肿瘤区域医疗中心的新特色,打造区域医学高地。医院通过线上线下相结合的方式讨论进行多学科讨论,实现沪闽互联互通、同步同质诊疗,使患者在福建省内就能享受到上海的优质医疗资源与服务。同时,复旦肿瘤福建医院参照复旦肿瘤医院门诊诊区设置模式,对门诊诊区进行改造,实现以病种为中心的诊区设置,确保每个诊区内部有相同病种不同专业的专家为患者提供线上线下、立体化、全链条和一站式的多学科诊疗服务。

(3)打造精准放射治疗平台。放射治疗作为肿瘤治疗的重要手段之一,现已步入精准放射治疗时代。根据国家放射学科中长期发展规划及区域发展战略布局,紧密结合医院总体建设发展目标和定位,把握放射肿瘤学的未来治疗方向从单一放射治疗向放射治疗与其他治疗手段联合的必然趋势,依托复旦大学肿瘤医院放疗科的优势,引进并培育恶性肿瘤放射治疗领域的"领军人才"和创新团队,提升复旦肿瘤福建医院放疗科的综合服务能力,达到国家级临床重点专科水平,打造恶性肿瘤放射治疗领域高层次人才培养基地。

(4)建设肿瘤病理诊断中心。充分利用复旦肿瘤医院病理科卓越的实力和全国肿瘤病理超大会诊中心的地位,积极致力于福建省肿瘤病理诊断中心的建设。该中心致力于探索和总结多层面的新技术和新方法,实体化推动疑难病理诊断和精准病理诊断。此外,中心还开展个性化分子病理检测技术,规范分子实验室建设,完善质量控制体系。重视分子诊断及人工智能等新技术的研发,致力于将病理诊断中心打造为区域病理会诊中心,以提升病理学科的整体水平。

(5)优化肿瘤诊疗服务质量控制体系,着重加强肿瘤单病种质量管理,加大患者随访力度,搭建全方位、高效、持续的恶性肿瘤患者健康管理服务体系,实现立体化、智能化、全周期管理。

(6)建成覆盖福建省各地市医院及周边省份部分医院的肿瘤专科医联体,提升医疗服务辐射力。充分发挥医联体合作优势,完善分级诊疗体系,推动"防筛诊治康"肿瘤全程管理体系建设。牵头推进福建省县域肿瘤防治中心建设工作,助力福建省"千县工程"县医院综合能力提升,推进多学科远程会诊中心建设。

2. 优化教学资源整合,提升人才培养层次。

充分利用复旦大学与福建医科大学的教学平台,整合优势资源,强化校院合作,健全教学管理制度,持续提高医院临床教学质量和能力。与福建医科大学共同创立肿瘤临床医学院,以复旦肿瘤医院为导向,对标临床医学院建设标准,设立本科教学、研究生教学、毕业后继续教育(住院医师规范化培训、专科医师规范化培训)及学生管理等机构。构建"临床医学(肿瘤学方向)本科 - 硕士 - 博士 - 博士后"一体化肿瘤人才培养体系,为全省输送各层次肿瘤学专业人才。扩大妇科学、肿瘤内科学、肿瘤外科学、影像医学与核医学专业、肿瘤学基础研究、生物与医药等学科的硕士点、博士点及培养规模。并与福州大学共建医工交叉研究院,纳入福州大学的直属二级学院管理,协同推进医工融合,在生命科学、医学、人工智能、大数据、物联网与信息化等领域创新合作,开展肿瘤精准诊疗新一代多维断层成像设备研制等项目。依托复旦肿瘤福建医院,协调引进新建和优先发展专业学科带头人及技术骨干,协调推进申报重点学科住院医师规范化培训基地及联合研究生培养。

3. 夯实科研融合基础,提升科技创新能力。

(1)充分利用复旦肿瘤医院的资源优势,指导并支持复旦肿瘤福建医院申报国家重大科研课题、科研成果及国家级临床重点专科建设项目。吸收复旦肿瘤福建医院的医务人员参与由复旦肿瘤医院牵头的重大科研和重大国际交流项目,提升区域医学科研水平和影响力。

(2)构建临床诊疗新技术研发平台。以临床医师为核心,针对临床实践中的科学问题,开展肿瘤精准诊断、精准放疗、免疫治疗等领域的临床科学研究及新技术研发。

（3）建设肿瘤应用基础研究平台。依托现有资源，建立涵盖高精技术及常规技术的全省开放共享肿瘤科研平台，开展肿瘤基因组学、代谢组学、蛋白质组学、分子影像组学等研究。

（4）建设肿瘤大数据公共平台。建立自动化、数据化、全流程肿瘤生物样本库，为转化医学中心、生物免疫治疗中心、省内外科研机构及研究院所提供丰富的肿瘤标本资源及准确的信息数据，确保高质量的临床研究顺利完成。

（5）建设转化医学研究平台。推进国家药物临床试验中心、福建省肿瘤生物治疗重点实验室、福建省肿瘤转化医学重点实验室等创新平台建设。转化医学研究中心围绕抗肿瘤新药研发与转化、临床诊疗前沿技术创新与转化两个核心方向展开。

4. 着力管理模式平移，实现同质精益管理。

平移复旦肿瘤医院管理模式，优化现代医院管理制度，构建关注内涵的投入模式、追求质量的发展模式以及精细管理的运营模式。以全成本和绩效管理为抓手，优化资源配置，提升运营管理效益。深化公立医院绩效考核，依据《国家三级公立医院绩效考核操作手册》，持续提升医疗质量、运营效率、学科发展、满意度评价。推进"一站式"服务，建设后勤智能综合管理平台，实现低成本、高效率的精益化管理体系。

5. 完善肿瘤防控体系，发挥引领辐射效应。

（1）优化防治服务体系，构建省、市、县三级癌症防控网络，提升癌症防治能力。加强省级癌症防治中心的能力建设，充分发挥技术支撑作用，通过重大癌症防治项目推动市、县肿瘤专科诊治能力的提升。

（2）构建肿瘤大数据平台，形成共享共建的战略资源。扩大人群肿瘤监测工作的覆盖范围，绘制福建省肿瘤发病地图。根据各地级市癌症分布特点，集中优势学科资源，重点防治主要癌症，打造癌症防控示范区。

（3）发挥引领与辐射效应，推动癌症科普与康复工作。通过技术培训和人才输出等途径，提升市、县级肿瘤专科的癌症科普及康复工作能力,提高居民对癌症防治核心知识的知晓率。

(4)开展早期癌症筛查前沿技术研究,提升早期癌症筛查服务能力和水平。整合优势资源,打造全省一流的早期癌症筛查品牌,实现恶性肿瘤的早诊断、早治疗,最终降低恶性肿瘤的病死率,提高生存率。

(六)智慧医疗

鉴于大数据与人工智能的广泛应用,智慧医疗在肿瘤防治领域的作用日益凸显。借助精确的数据分析,智慧医疗为医师提供了更为可靠的诊断依据,从而提升诊断的准确性,增进医疗服务效能与品质,为众多患者带来福祉。

1. 实现医院信息赋能,打造现代智慧医院。

积极利用 5G、物联网、大数据、人工智能、区块链等先进信息技术,依托复旦肿瘤医院先进的信息化建设理念,对复旦肿瘤福建医院信息系统进行升级改造,建设智慧诊疗、智慧服务、智慧管理“三位一体”的智慧医院信息平台。

2. 加快推进复旦肿瘤医院和福建医院院际信息互通工作。

一是开通两条跨省院际专线,实现两院网络互通。完成院际OTN 专线的部署,实现两院跨省网络联通以及网络安全。部署远程云桌面,通过 OTN 专线以及云桌面可异地登录相应的医院信息系统,实现院际间异地办公。二是引进复旦肿瘤医院远程会诊平台,实现远程会诊、双向转诊、病理会诊、MDT 会诊。三是引进复旦肿瘤医院数据中台作为院际数据共享平台。开发基于患者证件类型、证件号码的患者临床诊疗档案(CDR360)的互访功能,实现临床诊疗记录档案共享。

3. 发挥范例引领效应,实现分级诊疗信息化。

建设成为具有示范引领作用的智慧医院,形成线上线下一体化医疗服务模式。实现复旦肿瘤医院与复旦肿瘤福建医院信息互联互通,开展远程查房、远程会诊等。构建一个区域内的医联体平台,集转诊管理、病历共享、数据统计等功能于一体,全面实现分级诊疗的信息化。

四、肿瘤区域医疗中心的预期成效

(一) 建成高水平国家肿瘤区域医疗中心

全面增强疑难危重症诊治能力,特别是肺癌、胃癌、肝癌、食管癌、乳腺癌等关键病种的诊疗能力,重点优化肿瘤患者 5 年生存率、治愈率及好转率等各项指标,达到区域内领先水平,不低于国内平均水平,缩小与京、沪等地区的差距,降低肿瘤患者省外就诊率,切实减少跨区域异地就医现象,打造覆盖东南沿海地区的国家肿瘤区域医疗中心。

(二) 发挥肿瘤区域医疗中心的辐射功能

提升区域肿瘤诊疗的整体质量,依法开展区域内肿瘤诊疗质控工作,并负责相关人员的专业培训,确保诊疗行为的规范性和质控标准的严格执行。同时,建立信息化质控平台,对肿瘤相关信息进行全面收集、整理、分析和评价,以促进区域内肿瘤诊疗的同质化发展。

进一步落实分级诊疗制度,构建一个覆盖面广、运作高效的肿瘤专科医联体。充分发挥辐射效应,有效连接福建省及周边省份部分地区的医疗资源,实现优质医疗资源的共享和合理配置。提高医联体运作效率,建立一套完善的医联体服务平台。该平台将涵盖转诊申请、转诊管理、病历共享和数据统计等核心功能,实现各级医疗机构之间的顺畅沟通和协作。同时,积极推广适宜的肿瘤诊疗技术,提升基层医疗机构的服务能力,确保患者能够获得更加便捷、高效的医疗服务。

(三) 扎实推进癌症筛查及早诊早治工作

完善癌症防治体系,加强危险因素的综合防控工作,提升癌症筛查和早诊早治能力。在区域范围内,进一步提升医疗人员的专业技术能力和医疗质量服务水平,加强负责癌症筛查和早诊早治任务的医疗人员培训。同时,通过多种渠道加强居民自我保健意识的宣传教育,努力将癌症防治核心知识的知晓率提升至 70% 以上。

针对重点地区和重点癌症的筛查工作,实施更具针对性的策略和措施,以将早诊率提升至 60% 以上、随访率至 75% 以上、治疗率至 90% 以上。

通过持续优化规范化诊疗流程,提高诊疗水平,以期遏制癌症发病率和死亡率的上升趋势,并实现 2030 年总体癌症 5 年生存率达到46.6% 的主要目标。

五、结论

以习近平新时代中国特色社会主义思想为指导,全面贯彻落实党的二十大精神,根据我国关于推进区域医疗中心建设的总体战略部署,通过梳理复旦肿瘤福建医院国家区域中心建设实践,探讨肿瘤区域医疗中心建设策略。我们可以看出,区域医疗中心建设应坚持国家"十四五"优质高效医疗卫生服务体系建设思路,"按重点病种选医院、按需求选地区,院地合作、省部共建",把握"明确定位、整合资源、创新机制、育引人才、提升能力及智慧医疗"等关键因素,才能充分发挥区域医疗中心的"头雁"作用。在推动肿瘤区域医疗中心建设的过程中,我们仍须不断反思、总结经验,致力于探索适应我国国情的肿瘤防治之路。

参考文献

[1] 陈传本. 2023 福建省肿瘤登记年报 [M]. 福州: 福建科学技术出版社, 2024.
[2] 国家癌症中心. 2020 中国肿瘤登记年报 [M]. 北京: 人民卫生出版社, 2022.
[3] 宣传司. 国家卫生健康委员会 2023 年 11 月 15 日新闻发布会文字实录 [EB/OL].(2023-11-15)[2024-10-15]. http://www. nhc. gov. cn/xcs/s3574/202311/53b7a4cfc1804f0e9eb1f369cf4e21f7. shtml.
[4] 国家卫生健康委, 国家发展改革委, 教育部, 等. 关于印发健康中国行动——癌症防治行动实施方案 (2023—2030 年) 的通知 [EB/OL].(2023-10-30)[2024-10-15]. https://www. gov. cn/zhengce/zhengceku/202311/content_6915380. htm.
[5] 国家发展改革委, 国家卫生健康委, 国家中医药管理局, 等. 关于印发《"十四五"优质高效医疗卫生服务体系建设实施方案》的通知 [EB/OL].(2021-06-17)[2024-10-15]. http://www. natcm. gov. cn/guicaisi/zhengcewenjian/2021-07-02/22204. html.

第二章
肿瘤专科医联体建设

第一节　肿瘤专科医联体建设概述

廖　洪　四川省肿瘤医院
路　顺　四川省肿瘤医院
阴　骏　四川省肿瘤医院
李　扬　四川省肿瘤医院
魏　娜　四川省肿瘤医院

一、肿瘤专科医联体的建设背景

（一）医疗卫生资源分布不均衡

随着国民经济水平的提升，我国医疗卫生事业也得到了较好的发展。根据国家卫生健康委发布的《2022中国卫生健康统计年鉴》，截至2021年底，全国共有医疗卫生机构1 030 935家，其中医院36 570家，较2018年增加了3 561家。三级医院数量为3 275家，较2018年增加了727家。虽然三级医院的数量占比最少（8.96%），但2021年诊疗量为223 144.4万人次，占比最大（57.46%），仍然是提供医疗服务的中坚力量，医疗机构数量和就诊服务量呈现明显的倒金字塔形状。

在医疗机构数量增长的同时，卫生技术人员相对短缺，并且区域分布不均衡现象比较突出。全国每千人卫生技术人员数差异较大（图3-2-1-1），最多的是北京市（13.20），最低的是江西省（6.77），全国平均是7.97，其中城市平均是9.87，农村平均是6.27，北京市每千人卫生技术人员数接近江西省的两倍。

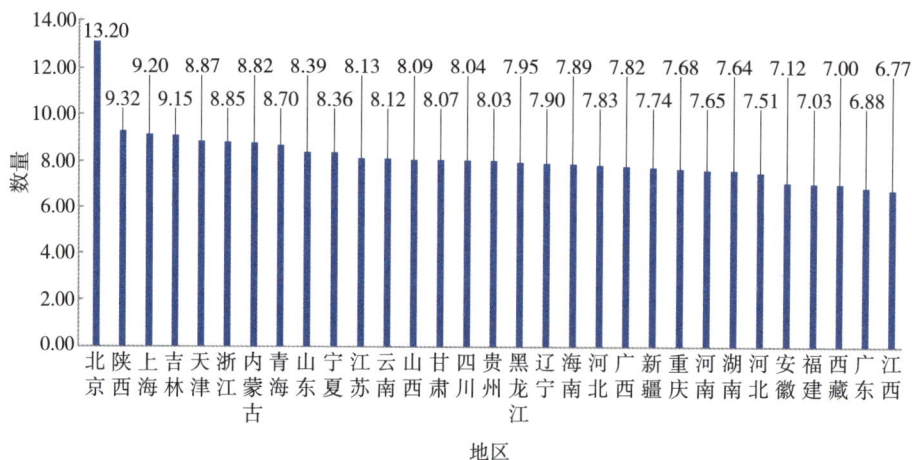

图 3-2-1-1　2021 年各地区每千人卫生技术人员数

　　在提供的医疗资源上,床位数分布也呈现出不均衡的特点(图 3-2-1-2)。按地区划分,每千人床位数东部地区(5.93)最低,中部地区(7.32)与西部地区(7.24)相差较小。按省份排序,最多的是黑龙江省(8.34),最低的是广东省(4.64),全国平均是 6.70,其中城市平均是 7.47,农村平均是 6.01,差异较大。每千人床位数低于全国平均值的有 14 个省、自治区、直辖市,甚至包括北京、上海等一线城市,虽然这些地区医疗机构数量和每千人卫生技术人员数在全国排名前列,但覆盖的人口数量众多,每千人床位数量相对不足的情况就比较明显。

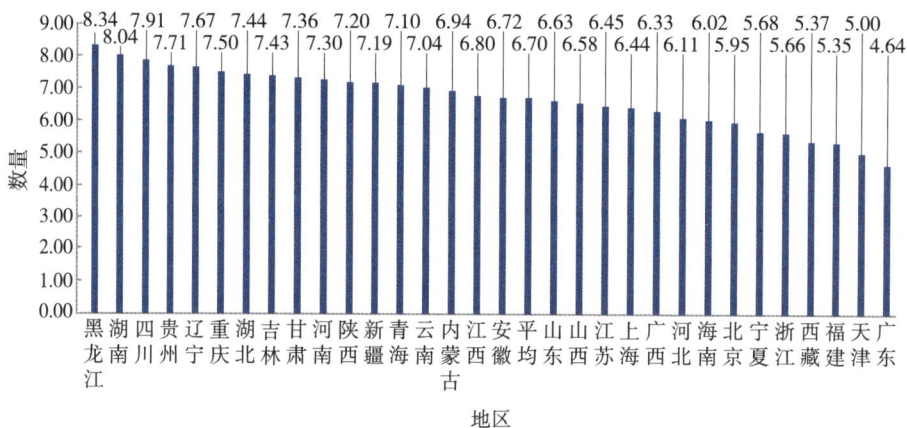

图 3-2-1-2　2021 年各地区每千人医疗卫生机构床位数

医疗资源分布不均衡现象的另一个支撑数据就是跨区域就医数量。2022 年国家医疗服务与质量安全报告数据显示,省外就医现象仍然比较突出,省外就医住院患者主要来自周边省份。按流入情况统计:2021 年三级医院收治的 5 064 821 例省外就医患者中,流入最多的 5 个省级行政区分别为上海、北京、江苏、浙江和广东,累计占所有省外就医患者的 57.06%,较 2020 年流入前 5 位省级行政区占比(54.21%)上升了 2.85 个百分点。按流出情况统计:2021 年患者流出最多的 5 个省级行政区分别为安徽、河北、江苏、河南和内蒙古,累计占全国省外就医患者的 39.85%。2021 年选择去省外就医的患者占比前三位的省级行政区分别为西藏(27.40%)、内蒙古(16.01%)、安徽(14.79%)。

其中,肿瘤患者跨省就医现象突出。2021 年三级医院收治省外就医患者占比最多的科室前 3 位分别为肿瘤科(11.83%)、普通外科(8.1%)及骨科(5.96%)。对 2021 年三级医院省外就医患者疾病主要诊断按 ICD-10 编码亚目进行归类,“为肿瘤化学治疗疗程(Z51.1)”的省外就医人次最高,占全部省外就医患者的 12.19%,略低于 2020 年的 12.24%,进一步分析,该类患者主要来自江苏、浙江、河北、安徽等地,主要去往上海、北京、广东、江苏等地,共占该疾病省外就医总人次的 30.38%。对 2021 年二级医院省外就医患者疾病主要诊断按 ICD-10 编码亚目进行归类,省外就医人次最多的前 10 位病种排序情况及对应的 2020 年主要诊断排序情况与三级医院一致。说明肿瘤患者就医群体较大,部分省份地区提供的抗肿瘤医疗服务无法满足患者需求。

（二）落实分级诊疗重要抓手

为探索解决广大患者“就医难”这一突出问题,2015 年 9 月 8 日,国务院办公厅印发《关于推进分级诊疗制度建设的指导意见》(国办发〔2015〕70 号)(以下简称《意见》),希望通过分级诊疗制度建设体系逐步完善,分级诊疗服务能力全面提升,保障机制逐步健全,在全国建成布局合理、规模适当、层级优化、职责明晰、功能完善、富有效率的医疗服务体系,重点围绕基层首诊、双向转诊、急慢分治、上下联动,建立符合我国具体国情的分级诊疗模式。《意见》中特别指出通过组建医疗联合体等方式大力提高基层医疗卫生服务能力,包括卫生专业技术人员能力培养,完善相关诊疗科室设置,加强"请进来"培训指导和"走出去"进修学习,推广中医药综合服务模式等。

但分级诊疗不是以独立的每家医疗机构为主体开展,而是需要各级医疗机构加强合作。2017年,《国务院办公厅关于推进医疗联合体建设和发展的指导意见》(国办发〔2017〕32号)文件印发,要求搭建医联体制度框架,全面启动多种形式的医联体建设试点,各地三级公立医院要全部参与并发挥引领作用,综合医改试点省份的每个地市以及分级诊疗试点城市至少建成一个有明显成效的医联体。探索对纵向合作的医联体等分工协作模式实行医保总额付费等多种方式,引导医联体内部初步形成较为科学的分工协作机制和较为顺畅的转诊机制。

2020年,国家卫生健康委、国家中医药管理局联合印发了《医疗联合体管理办法(试行)》(国卫医发〔2020〕13号)文件,在充分总结各地医疗联合体建设试点工作经验基础上,对医疗联合体进行分类,并再次明确了医疗联合体的体系构建是为了助力落实分级诊疗制度,推动医疗卫生机构发展方式由以治病为中心向以健康为中心转变。

(三)肿瘤诊疗质量提升需求

随着医学科技的进步,越来越多的疑难疾病能够得到较好的救治,但肿瘤疾病,特别是恶性肿瘤治疗难度较大,已成为严重危害人民群众健康的疾病因素。国家卫生健康委高度重视肿瘤诊疗管理工作,为持续规范肿瘤诊疗行为,国家卫生健康委针对肿瘤诊疗全流程制定发布了一系列部门规章、规范性文件等,明确并多次强调有关要求。2021年,国家卫生健康委、国家中医药局联合发布了《关于印发肿瘤诊疗质量提升行动计划的通知》,行动计划对肿瘤诊疗工作的重点环节及有关法律法规、部门规章和规范性文件要求进行了梳理,再次强调并进一步明确了肿瘤诊疗管理的具体要求,进一步增强了系统性和可操作性。行动计划中最关键的就是建立肿瘤诊疗服务体系,强化肿瘤性疾病分级诊疗体系建设,统筹区域肿瘤诊疗资源,明确功能定位,通过联动协作、对口支援和多种形式的医疗联合体,建立完善覆盖肿瘤诊疗全周期、全过程的医疗服务体系,形成技术指导、上下联通、分级诊疗、分工协作、中西医协同的服务机制。同时也鼓励有条件的医疗机构牵头组建具有病种特色优势的专科联盟或罕见肿瘤救治协作组,力争培育出一批肿瘤规范化诊疗示范点或示范区。

依托当地肿瘤专科诊疗实力较强的医疗机构成立肿瘤专科医联体,区域内横向可以打破城市地域限制,纵向可以建立"省-市-县-乡村"四级肿瘤防治体系,将与肿瘤诊疗相关的核心要素和资源进行整合,包括专业技术人才、软硬件设备设施、适宜技术、相关支持科室。在肿瘤专科医联体的带动下,强化医疗检查项目的协作开展,经治医疗机构无法开展的项目,鼓励通过医疗联合体、肿瘤协助组或委托第三方实施。同时,《肿瘤诊疗质量提升行动计划》对各级医疗机构提出了提升肿瘤诊疗能力、规范肿瘤诊疗行为、优化诊疗服务模式等方面的工作要求,这些具体任务的落脚点和推进需要专门的组织进行落实,这也为肿瘤专科医联体的成立提出了政策性要求和依据。

二、肿瘤专科医联体的发展现状

(一) 医联体 / 专科联盟的概念及政策

1. 概念

(1)医联体:发达国家最早提出构建整合型医疗服务体系,如美国凯撒医疗集团旗下有 39 家医院、700 余家诊所,为会员提供包括疾病预防、诊疗、康复在内的综合卫生保健服务;英国国家医疗服务体系是一种以社区全科医师首诊为基础的分级诊疗体系;日本建立了以三级医疗圈为基础的上下转诊、医养协同的医疗服务体系。

医联体在我国起步较晚。政策层面,2013 年全国卫生工作会议上正式提出了"医联体"概念,即将大型综合医院、专科医院与各级和社区医疗机构紧密联合、协作,利用大型医院的人才、资源和医疗设备等技术平台优势,帮扶各基层医院,以此构建全新的医疗服务体系。随后出台的《国家卫生计生委关于开展医疗联合体建设试点工作的指导意见》(国卫医发〔2016〕75号)、《国务院办公厅关于推进医疗联合体建设和发展的指导意见》(国办发〔2017〕32号)都对医联体的概念进行了界定,医疗联合体是指由不同级别、类别医疗机构之间,通过纵向或横向医疗资源整合所形成的医疗机构联合组织。

(2)肿瘤专科医联体:《国务院办公厅关于推进医疗联合体建设和发展的指导意见》(国办发〔2017〕32号)中界定了专科联盟的概念,"根据不同区域医疗机构优势专科资源,以若干所医疗机构特色专科技术力量为支撑,充分发挥国家医学中心、国家临床医学研究中心及其协同网络的作用,以专科协作为纽带,组建区域间若干特色专科联盟,形成补位发展模式,重点提升重大疾病救治能力。"肿瘤专科医联体旨在根据不同区域内肿瘤医疗资源的融合与发展,使优质肿瘤诊疗资源在不同级别、不同层次的医疗机构之间高效利用。

2. 政策

(1)国家层面相关政策:2015年《国务院办公厅关于城市公立医院综合改革试点的指导意见》(国办发〔2015〕38号)中正式提出了构建分级诊疗服务模式,随后国务院办公厅发布《关于推进分级诊疗制度建设的指导意见》(国办发〔2015〕70号),提出了推进分级诊疗制度建设的十六字方针,即"基层首诊、双向转诊、急慢分治、上下联动"。2016年国家卫生计生委和国家中医药管理局联合发布的《关于推进分级诊疗试点工作的通知》(国卫医发〔2016〕45号)中提出探索组建医疗联合体,"在城市,鼓励有条件的地区建立以所有权为基础的资产整合型医联体,也可建立以资源共享、技术协作为重点的医联体。在县域,重点推进以县级医院为龙头,县乡一体化管理的医疗联合体。"2017年国务院办公厅发布了《关于推进医疗联合体建设和发展的指导意见》(国办发〔2017〕32号),明确了医联体建设中的四种组织模式,即城市医疗集团、县域医共体、跨区域专科联盟、远程医疗协作网。

2019年国家卫生健康委、国家中医药局印发了《关于推进紧密型县域医疗卫生共同体建设的通知》,提出紧密型县域医疗卫生共同体和城市医疗联合体建设。2020 年《关于印发紧密型县域医疗卫生共同体建设评判标准和监测指标体系(试行)的通知》(国卫办基层发〔2020〕12 号)正式提出紧密型县域医疗卫生共同体建设评判标准和监测指标体系。2020 年发布《关于印发医疗联合体管理办法(试行)的通知》(国卫医发〔2020〕13 号),文件中指出专科联盟应当重点做好以下三项工作。一是"应当以专科协作为纽带,充分发挥牵头医院的技术辐射带动作用,通过专科共建、教育培训协同合作、科研和项目协作等多种方式,提升成员单位的医疗服务能力和管理水平。"二是"在确保数据安全的前提下加强数据信息资源共享、安全管理。"三是"加强医疗质量管理,细化医疗质量管理标准与要求,指导成员单位强化医疗质量管理工作,提升医疗服务同质化水平。"2021 年发布的《国务院办公厅关于推动公立医院高质量发展的意见》(国办发〔2021〕18 号)强调要发挥公立医院在城市医疗集团中的牵头作用,发挥县级医院在县域医共体中的龙头作用。

(2)各地方政府层面相关政策:北京市最早在 2013 年发布《北京市区域医疗联合体系建设试点指导意见》(京卫医〔2013〕182 号),四川省、贵州省也在 2014 年分别发布《省卫生计生委、省委宣传部、省发展改革委等 6 个部门关于建立完善分级诊疗制度的意见》(川卫办发〔2014〕257 号)、《贵州省医疗联合体系建设试点实施意见(试行)》(黔卫计发〔2014〕50 号),二十多个省级行政区为响应国家政策,相应发布省级政策。截至 2021 年 10 月共检索出省级相关政策 72 份。

根据当地具体情况,各省(区、市)积极探索不同的医联体模式,贵州省和黑龙江省实行"3+2+1"纵向模式,吉林省实行多层次医联体模式,广西壮族自治区实行"1+N"或"1+N+N"模式,新疆维吾尔自治区实行"1+x"医联体模式。《广东省医联体建设指引(试行)》(粤卫〔2018〕112 号)对专科联盟进行详细描述,"省部属医院(含中医医院)利用专科优势,组建跨区域专科联盟。牵头单位主要为各医学院校附属医院或学术优势及专科技术能力较强的医疗机构,辐射全省所有县（市、区）级医院急需短板专科建设，以学科建设、专科技术和优质服务为支撑，形成珠三角优质医疗资源辐射粤东西北的区域协同发展模式，带动粤东西北县级医院医疗技术实力、医疗服务能力双提升，主要开展专科人才培养、技术援助等。重点布局发展县域内心脑血管、肿瘤等疾病及卒中等五大急救中心、儿科、麻醉科和重症医学科等重大疾病和薄弱专科联盟。"安徽省在医联体建设上，特别提出要盘活优质护理资源，选择与认证一批高年资护士、明确高年资护士的工作职责、建立和发挥对医师团队的技术支撑。上海市在医联体建设中重点提到了中医医联体建设，发布了《关于进一步推进本市中医医疗联合体建设和发展工作的通知》（沪卫中管〔2020〕16号）和《关于进一步加强区域中医医联体建设工作的通知》（沪卫中管〔2021〕1号）。

四川省发布的《省卫生计生委、省委宣传部、省发展改革委等6个部门关于建立完善分级诊疗制度的意见》（川卫办发〔2014〕257号）提出"逐步建立'基层首诊、双向转诊、急慢分治、上下联动'的就医制度，形成'小病在基层，大病到医院，康复回社区'的就医格局"。2018年发布了《四川省医疗联合体综合绩效考核工作方案（试行）》（川卫发〔2018〕79号），加快推进医联体的建设。随后分别在2019年、2020年发布了《四川省紧密型县域医疗卫生共同体建设试点实施方案》（川卫发〔2019〕32号）、《四川省医疗保障局等四部门关于推进紧密型县域医疗卫生共同体医疗保障管理改革的意见（试行）》（川医保发〔2020〕11号）和《四川省紧密型县域医疗卫生共同体信息化建设指南（试行）》（川卫函〔2020〕85号），推进紧密型县域卫生共同体建设。

（二）肿瘤专科医联体研究现状

自2013年国家首次明确指出将医联体作为医疗改革重点以来，对于医联体的研究在全国范围内发展开来。本节所选用的数据来源于中国知网（CNKI）数据库。以"医联体"和"医疗联合体"为主题检索字段，时间限定为2009—2024年，一共检索出4 256篇研究论文及论述（图3-2-1-3）。从有关文献时间线分析，大部分关键词所代表的研究强度开始时间为 2013 年,说明从 2013 年开始医联体的相关研究已如火如荼地开展,至 2018 年达到最高。

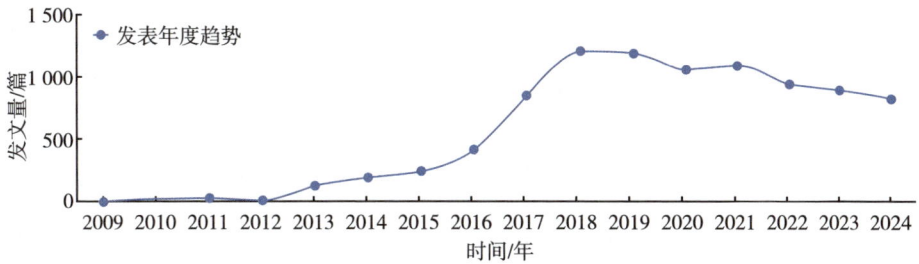

图 3-2-1-3　2009—2024 年主题为"医联体"和"医疗联合体"的文献数
数据来源于中国知网(CNKI)数据库。

国内相关文献中提到医联体的研究可以分为 3 个热点研究领域,一是医联体内分级诊疗体系研究,其中包括对各级医疗服务机构以及医疗资源整合的研究;二是针对医联体内医务人员及患者的研究;三是医联体内政策体系的研究,其中包括对政府主管部门与医联体之间关系以及相关政策的研究。对 CNKI 数据库结果进行关键词统计分析,结果显示:排名前五位的主题词为医联体、分级诊疗、医疗联合体、医联体模式、公立医院(图 3-2-1-4)。

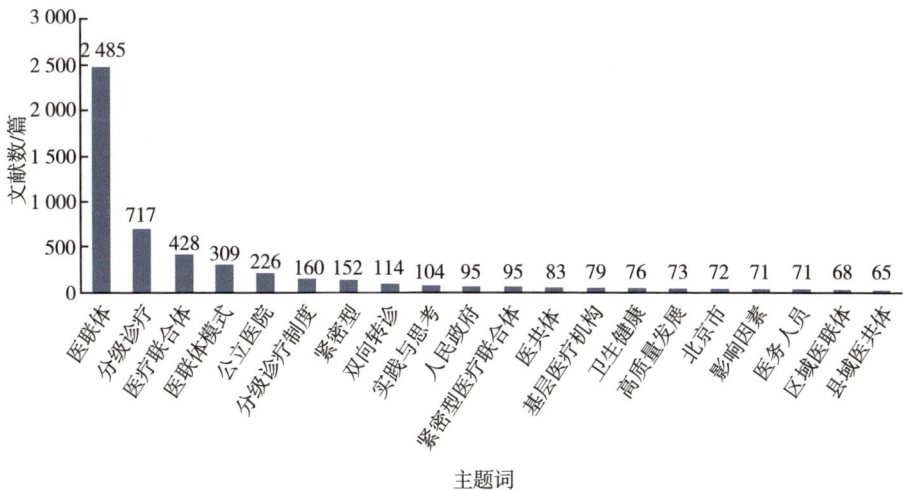

图 3-2-1-4　医联体相关文献中的主题词出现频次
数据来源于中国知网(CNKI)数据库。

肿瘤专科联盟或肿瘤专科医联体作为医联体的一种重要模式,以"专科联盟"为检索主题词,单独检索"专科联盟",结果显示,截至 2024 年,CNKI 数据库共 146 篇研究论文及综述。使用高级检索方法检索"医联体"和"肿瘤专科联盟"或"肿瘤专科医联体",时间限定为 2016 年以后,CNKI 数据库一共检索出文献 51 篇,其中研究论文及综述 10 篇。

华东地区肿瘤医院联盟最早在 2010 年成立,华东地区七省一市的各省级肿瘤医院先后制定了联盟议事规则、资源共享协议、成员内部协同发展等联盟工作制度。在华东地区人群的癌症三级预防、早诊早治和健康教育等方面不断发挥示范带头作用,主动下沉优质肿瘤防治资源,帮助本地以及周边地区提升肿瘤规范化治疗水平。

目前,肿瘤专科联盟或肿瘤专科医联体发展中存在诸多问题,已有学者针对长三角地区上海、江苏、浙江、湖北的 6 家公立医院进行分析,问题存在于医联体内远程医疗服务定价不利于提升医患参与度、双向转诊的流程与机制不够顺畅、成员单位参与远程教学与进修培训的意愿不强烈、学科共建与科研合作不够密切、癌症预防筛查工作与基层社区医院的联系不足、缺乏绩效考核与激励机制、宣传不到位与沟通交流不畅等。另有学者对四川省肿瘤医院专科医联体内 4 家肿瘤专科医院放疗设备的配置及应用现状进行分析,结果 4 家肿瘤医院的放射治疗及主要辅助设备配置、使用率、质量控制情况存在较大差距,资源高度集中在三甲医院。肿瘤专科医联体内资源分配不合理、利用不充分,现行的松散型合作关系不利于解决实际问题,须探索更加紧密的一体化合作关系,以实现资源的合理利用,构建区域协同化诊疗模式。

(三)肿瘤专科医联体建设模式

医联体有城市医疗集团、县域医疗共同体、专科联盟、远程医疗协作网络等模式,根据紧密程度又可将其分为紧密型医联体、半紧密型医联体和松散型医联体。专科医联体 / 专科联盟是医疗机构之间以专科协作为纽带形成的医联体,在医联体发展模式中极具特色与优势,近年来得到广泛认可与飞速发展。在医联体发展的整体框架下,肿瘤专科医联体经过多年探索现如今有跨区域松散型、区域内松散型、紧密型、托管型、领办型等多种发展模式。

1. **跨区域松散型** 跨区域松散型肿瘤专科医联体是由不同区域的医疗机构以肿瘤专科协作为纽带组成的医联体。它不受行政区域的约束,联盟内部并不强调人才和物资的统筹管理,人员身份、经济来源、行政隶属等医院体制机制均不变动,以管理和技术为连接纽带,紧紧抓住学科建设这一重点核心,整合各区域医疗机构优势专科资源,形成补位发展模式,重点提升重大疾病救治能力。

跨区域肿瘤专科医联体建设具有范围广,涵盖多的特点,涉及范围小则几个地市(州),多则横跨全国多个省(区、市)。

2. **区域内松散型** 区域内松散型肿瘤专科医联体是在一定的行政规划区域内,以肿瘤专科协作为纽带组成的医联体,成员单位之间通过协议明确权利和义务,各取所需,各自获利,并不实现对人、财、物的完全统一调配。

区域内肿瘤专科医联体更加有利于区域内统一协调、统一规划、统一发展,便于针对区域内的实际发展需求,加速培养高质量的、同质化的基层优质人才。由于合作较为松散,可能存在资源调配不均衡,以及政府支持和政策协作不足的问题。

3. **紧密型** 紧密型肿瘤专科医联体是一种优势突出的医联体模式,对所有成员医疗机构的人、财、物实行统筹管理,形成利益共同体和责任共同体。通过对各级医院定位与职能的准确划分,形成补位发展模式,通过对诊疗规范和质量控制体系的完善与统一,确保各联盟专科的诊疗质量在短时间内趋于同质化。

紧密型肿瘤专科医联体具有多元性、统筹性和联合性等特点,未来可以发展成为医联体内多学科协作立体合作模式,实现交叉帮扶,提升基层医院整体学科实力。其对医疗机构体制机制改革程度较大,需要投入更大的管理成本,但能够更好地实现医疗同质化建设,更能克服由于分工不明导致的不均衡发展现象。

4. **托管型** 托管型肿瘤专科医联体模式是在医疗机构性质、功能定位、行政隶属关系、资产权属关系、职工身份、各级政府财政拨款渠道和相关政策方面不变的前提下,通过签订合作协议,将县级医院的行政、人事调配权、经营管理权委托给具有较强经营管理能力的城市大医院进行管理。托管模式可以促进医疗资源的合理配置,提升县级医院的医疗服务水平。

托管型肿瘤专科医联体不涉及双方医院的产权、资产属性等的变化,实施相对容易。牵头单位实施成本低,以派驻管理团队为主,辅以技术帮扶、专家下沉,有效品牌影响力和服务范围扩大。但仍面临托管目标难以达成一致,发展目标分歧造成前期谈判、沟通耗时长等问题。由于基层医疗机构发展较为薄弱,合作初期成效显著。但后期可能由于当地政府以及合作双方责权难以界定,导致合作中容易滋生矛盾,后期发展乏力。

5. 领办型　领办型肿瘤专科医联体模式是指在国家新医药卫生体制改革政策背景下,由某一大型三级医院领办某地区龙头医院,将其打造为区域医疗中心,并以此为依托,辐射带动、持续提升区域内各级医疗机构的技术水平和服务能力。该模式以政府与医院的深度合作为基础,通过府院合作、分级协同和资源共享,构建分工协作、共赢共享的分级协同医疗服务机制与模式。

领办型医联体模式的特点包括政事分开、管办分开,明确政府和医院的权责清单,统一思想认识,理顺管理体制和运行机制。该模式旨在促进医疗资源下沉,改善患者就医体验,提高区域内医疗机构的综合服务能力。

(四)肿瘤专科医联体建设中的常见问题

1. 构建模式的不成熟　目前针对肿瘤专科医联体,没有固定和成熟的模式所遵循,在实践过程中也基本参照医联体建设中的跨区域松散型、区域内松散型、紧密型、托管型、领办型等各种不同特色的模式。肿瘤诊疗涉及学科广泛,肿瘤患者往往需要全程化管理,各级医疗机构都有自己的利益诉求,因此需要探寻优化建设方法,更好地协调相互间的关系,以期发挥理想的效果。

2. 社会认知和认同不足　由于肿瘤专科医联体建设工作仍然处于探索阶段,对于广大患者和医疗卫生工作者来说仍然比较陌生,这成为阻碍肿瘤专科医联体实施的一个重要因素。组建医联体后，可能加重了医联体内三级医院的虹吸现象，三级医院增加了来自二级医院或社区卫生服务中心的向上转诊患者，但向下转诊的患者数量较少，并未实现分级诊疗的目的，使得医务人员对医联体认可度不高。只有不断加大对医务人员和患者的宣传教育，并由专门管理部门进行协调，才能真正达到肿瘤专科医联体的目的。

3. 各级医疗机构分工不明确，协作不紧密　肿瘤专科医联体虽然明确了各级医疗机构进行分级诊疗，双向转诊。但对于疑难重症、一般疑难复杂疾病、常见多发病并没有明确的界定标准，不同的医疗机构、不同的医务人员、不同的患者对其理解与界定都不一致，导致患者在就诊、医院在收治患者的时候，并不能做出很好的判断，导致效率低下。在双向转诊过程中，受上级医院床位数量的限制，部分基层重症患者并不能及时转诊到上级医院，下转时又存在上级医院医师对下级医疗机构服务能力了解不足，在下转患者时并不能很好地判断情况。另外，上级医疗机构对基层医疗机构大多采用技术支援的"输血式"办法，而不是采用培植自身能力的"造血式"方式，专家短期内下基层出诊、带教，其实并未能真正扭转基层医疗技术力量薄弱的现状。

4. 医保政策的支撑须加强　大部分地区尚未针对医联体建设出台配套的医保政策，即使部分出台配套政策的地区，也是各机构分别进行实际结算。虽然各省积极实施新的医保改革，但尚未制定具体的实施细则和操作方案，结余资金是否可用于人员激励等问题存在争议，难以落实。比如三级医院在一、二级医疗机构开设联合病房和专家门诊，其医保定额如何结算，两家医院如何合理地分配等，都未进行明确界定，影响了医联体开展的积极性和分级诊疗的可持续性。

5. 信息化建设不完善　医联体的重要使命是通过派遣专家、专科共建等多种措施推动优质医疗资源下沉，但仅通过传统的线上会诊或电话等形式，上级医院无法第一时间获得完整的患者信息，及时采取有效救治方法，基层医院也无法及时获得新知识、新技术，难以实现真正的医疗资源下沉。因此,完善医联体内的信息化建设成为其建设过程中的一个关键性举措。但现状是联盟所覆盖的单位经济、管理、发展水平不一,三级医院由于资金充足,且起步较早,所以在信息化建设中具有较大优势。而一些基层医院所处地区经济欠发达,信息化建设和管理起步较晚,发展也较为缓慢,虽然与三级医院建立起了医联体,但是相互之间无法进行电子病历、检验检查和电子健康档案共享,难以实现信息互通。同时,医联体信息化建设资金投入缺乏统一的规划,资金主要来源于政府和医院自身,无论是投资金额还是建设周期,都容易受到自身条件的限制。此外,医联体信息化建设是一项专业性强且复杂的工程,需要具备较强专业性的人才方可对其进行操作与管理,医院迫切期望复合型人才的加盟,如医学信息学专业人才的引进。

6. 缺乏健全的监管机制和激励机制 医联体成立的关键在于如何建立激励约束和利益分配机制,实现多赢局面。例如,如何建立合理的分诊转诊机制来平衡各方利益,同时为基层全科医师提供多样化的学习和实践机会等。中国社科院经济研究所副所长、公共政策研究中心主任朱恒鹏认为,"医联体"希望通过大医院帮扶小医院,增强基层实力,让患者自愿下沉;但现实却是大医院不断抽干小医院,虹吸患者、医师,使医联体形成寡头垄断,医保基金频现危机,患者就医负担不降反升。在激励机制上,可以依据不同医疗机构及其医务人员在医疗协作模式医联体内投入的资源建立合理的薪酬与绩效分配制度,并在医联体不同级别医疗机构内设置统一的考核标准,放开多点执业,激励优质人才在医疗协作模式医联体内的流通。监管体系的不健全,主要体现在缺乏全面、详细的监管制度,监管措施执行不到位,缺乏对患者信息和医疗大数据的监管等。

7. 各级医院间文化差异 发展历程长的医院,基本建立了一套完整的医院文化价值观体系,在精神文化、制度文化、行为文化、物质文化建设方面都较为成熟。但有些基层医院或者发展历程较短的医院,在各层面上的建设大多缺乏系统性,没有形成良好的文化氛围。如果仅仅从资源上进行整合,而价值观的培养、精神文明、行为规范等深层次文化内涵没得到同步建设,在一定程度上影响了医联体的发展。因此,文化融合是医联体建设的关键。组织管理和医疗等专家到合作单位进行实地调研,了解其现状和关键需求,成立医联体工作理事会,建立沟通机制定期交流,以尊重和保障合作医院文化及切实利益为出发点,坚持知行合一,通过管理输出和人员下沉,实现医联体单位文化、理念和价值观融合。

三、肿瘤专科医联体重点任务

2021 年 9 月,国家卫生健康委等三部门印发《关于印发肿瘤诊疗质量提升行动计划的通知》(国卫办医函〔2021〕513 号),主要包括加强肿瘤服务体系建设和人才队伍建设、优化肿瘤诊疗模式、提高肿瘤诊断能力、强化肿瘤用药管理、加强医疗技术管理、丰富服务内涵等内容。2022 年 2 月 21 日,国家癌症中心正式印发《肿瘤诊疗质量提升行动计划实施方案》,明确了“肿瘤诊疗质量提升行动”的十项重点任务,并提出到 2024 年,切实提升肿瘤诊疗质量,形成肿瘤规范化诊疗监管与提升的长效体制等工作目标。

根据四川省卫生健康委《四川省肿瘤诊疗质量提升行动实施方案》的通知,提出到 2024 年,实现全省医疗机构肿瘤诊疗能力进一步提升,肿瘤诊疗行为进一步规范,肿瘤诊疗模式进一步优化,肿瘤诊疗管理机制进一步健全的工作目标。四川省肿瘤医院成立以党委书记和院长牵头的肿瘤诊疗质量提升行动计划推进领导小组,联合肿瘤专科医联体,共同推进区域内肿瘤诊疗质量提升工作。

(一)肿瘤相关学科建设

学科建设是医院生存和发展的核心,是衡量医院建设水平的重要标志。强势的重点学科体系、创新的研究方向、扎实的人才培养环境、拓展的医疗市场份额,是实现医院可持续发展的基础和关键,是医院整体医疗技术水平的重要标志,已经构成医院核心竞争力。

以四川省肿瘤医院为例。四川省肿瘤医院在肿瘤专科医联体的建设过程中成立了“四川省肿瘤诊疗质量提升联盟”和“肿瘤专科联盟”两个医联体,并设立专门的办公室进行管理。各单位分管领导、医务处负责人、科主任及学术骨干均深度参与,建立专科医联体工作微信群,指定牵头单位工作人员作为微信群管理员并及时答疑,为联盟单位提供咨询服务及学习和交流的网络平台。建立微信公众号并在医院官网上设立医联体工作板块,配合微信群传递信息、发送文件、交流经验,不定期介绍联盟内的工作动态,分享国内外会议资讯、医学动态、新闻、研究前沿、专项技术、政策动态等内容,充分发挥医联体牵头单位的职能作用,促进联盟单位共同提高肿瘤诊疗水平,更好地为患者服务。

四川省肿瘤医院在重点学科建设中积累了丰富的经验并用于指导联盟医院进行省级、市级重点专科建设。以引领联盟医院高质量发展为目标,根据联盟医院自身能力情况、当地疾病谱,确定基础学科、平台学科、优势学科和重点扶持学科,科学制定临床重点专科发展规划。在夯实基础学科和平台学科能力前提下,以优势学科和/或重点扶持学科为主体、相关学科共同参与的"1+N"学科群为基础,组建相关重大疾病(领域)临床专科,充分发挥临床专科内多学科联合诊疗的优势,建设成为相关重大疾病诊疗领域的优势专科或特色专科。并指导联盟医院围绕项目目标填写任务书,完成省市级临床重点专科创建工作。

四川省肿瘤医院在肿瘤专科建设中尤其重视在科研项目、论文撰写、成果评奖等方面对联盟单位进行指导合作。以 2023 年为例,共同开展肿瘤临床研究项目 60 余项。其中联盟单位参与、四川省肿瘤医院牵头的临床研究(IIT)18 项,四川省肿瘤医院与联盟单位共同参与新药注册临床试验(GCP)44 项。为了提升联盟单位科研能力,目前联盟成员单位中,在四川省肿瘤医院帮扶下申请市(州)级基金 3 项,有力地带动其学科发展与提升。

(二) 肿瘤专科人才培养

建立医联体内肿瘤专科人才培养机制,制订详细的培养计划。四川省肿瘤医院依托四川省癌症防治中心,承办"国家慢病健康管理——癌症筛查与早诊培训项目",开展了涵盖鼻咽癌、肺癌、乳腺癌、上消化道癌、结直肠癌、宫颈癌、前列腺癌七大病种的定期培训,内容包括单癌种的早筛早诊及早治、检查方式的适应证与禁忌证、TNM 分期、治疗方案的选择、预后及转归等。开展"两癌"筛查适宜技术区域示范基地培训,举办核医学分子影像诊断与治疗巡讲培训、放射物理技术系列讲座、肿瘤放疗靶区勾画培训班、"肺癌""乳腺癌""盆腔前列腺与宫颈癌"等专科规范化诊疗培训班。各继续教育培训班均优先安排联盟单位人员,将理论教学与临床实践相结合,专业基础与新知识、新技能相结合,进行规范、系统、专业的培训。同时,专门面向联盟单位来四川省肿瘤医院进修的医务人员开展规范化培训班,以 3~6 个月为周期免费培训联盟单位学员,目前已在肿瘤放射治疗、麻醉、病理、影像及核医学等学科开展了多期系列培训。同时以线上线下结合的形式,通过与联盟单位成员进行病例会诊、MDT 讨论、手术指导等多种形式,培训市(州)专业人员,年均达两千余人次,为联盟单位专业人才能力提升提供坚实的保障。

由于部分联盟单位肿瘤诊疗相关科室人员配置较少,急需专科人员能力提升,同时又无法外派人员长时间到四川省肿瘤医院进修培训。考虑到这一实际情况,在四川省卫生健康委统一领导下,四川省肿瘤医院每年均根据联盟单位不同学科的需求,安排不同学科专家进行驻点对口支援,按照师带徒的形式,一对一进行现场指导。此外,还建立了两种对联盟单位的帮扶模式,一种为全职帮扶,负责进行学科建设规划、等级医院评审指导、业务工作服务量提升、医疗质量指标改善、医疗新技术开展等,综合解决实际问题。另一种为兼职帮扶,每周或每月固定时间,专家前去联盟医院开展出门诊、教学查房、病例会诊、业务指导等工作,有针对性地将诊疗技术和先进理念带给联盟成员单位,提升联盟单位声誉度和诊疗质量。

(三)肿瘤相关医疗技术临床应用

四川省肿瘤性疾病医疗质量控制中心和四川省放射治疗质量控制中心挂靠四川省肿瘤医院,连续多年获得优秀质控中心称号。依托以上两个质控中心,医院开展医联体和专科联盟间的各项工作,不断推广并规范肿瘤诊疗技术,提升医联体内各成员肿瘤诊疗质量。在日常工作中协调四川省医疗卫生服务指导中心,同时依托四川省肿瘤质控中心网页信息数据库,实现对联盟单位内医疗技术相关数据的采集工作,形成全省肿瘤诊疗相关医疗技术目录;对联盟单位内未开展的肿瘤相关重点医疗技术或检查项目,以肿瘤相关限制类技术为重点,指导及协助联盟单位医疗技术的开展和规范应用;拟定四川省肿瘤诊疗关键技术基本标准和推荐标准,并在全省范围内推广实施。医院各科室积极在联盟单位进行技术推广,近年来共推广40多项新技术,包括腹腔镜胆囊切除术、腹腔镜辅助下/全腹腔镜下胃癌结直肠癌根治术、肝门部胆管癌根治术、恶性肿瘤射频消融与精准靶向治疗、气管镜检查及气管镜下介入治疗、充气式纵隔镜联合腹腔镜食管癌根治术、保留盆腔自主神经的宫颈癌根治术、肺癌IMRT根治性放疗靶区勾画、乳腺癌保乳术后放疗瘤床区靶区勾画及放疗计划制订(X线照射)、正常器官剂量限值超量情况下宫颈癌淋巴结剂量放疗等一大批技术,带动专科联盟整体技术水平的提升,提高学科影响力。

(四)单病种多学科诊疗模式推广

肿瘤发生机制复杂,异质性明显,涉及学科多,规范的综合性治疗和全程化管理尤为重要。在联盟单位中持续推行单病种多学科诊疗模式,是四川省肿瘤医院医联体工作的重要任务。通过单病种多学科的诊疗模式,保证肿瘤患者得到高质量的诊治建议和最佳的治疗计划,避免治疗不当甚至过度诊疗和误诊误治,使患者受益最大化。

国家卫生健康委相继出台文件强调并持续推进"单病种、多学科"诊疗模式,加强癌症等单病种质量管理与控制,2015年牵头发起"全国结直肠癌多学科综合治疗先进技术示范推广工程",2018年公布了第一批肿瘤(消化系统)多学科诊疗试点医院名单,在三甲医院中创建推广多学科诊疗模式,并提出要把MDT诊疗模式作为医院诊疗的常规制度。肿瘤患者初次治疗,治疗过程中疗效不佳或出现严重不良反应的患者,合并症、并发症多的患者,病情复杂的疑难患者都适合采用单病种多学科诊疗模式。根据《医疗技术临床应用管理办法》,医疗机构应当建立四级手术术前多学科讨论制度,手术科室在每例四级手术实施前,应当对手术的指征、方式、预期效果、风险和处置预案等组织多学科讨论,确定手术方案和围手术期管理方案,并按规定记录,保障手术质量和患者安全。

国内 MDT 开展已逐渐由单一的院内会诊模式转变为建立围绕单病种的 MDT 诊疗小组,形成固定成员、固定时间、固定地点的集体讨论模式。总体来说大型三甲医院及省级肿瘤专科医院开展单病种多学科诊疗工作较好,但市级以及县级医疗机构欠缺规模型 MDT 以及标准化诊疗流程,没有完善的 MDT 制度及人才梯队,MDT 开展频率较低。同时因为医疗资源有限,部分医院无统一的组织管理、评估体系,缺少有效的激励机制等,也是制约 MDT 诊疗模式推广应用的主要因素。

以四川省肿瘤医院 15 个癌种的 MDT 诊疗小组及各临床专科为主体,肿瘤诊疗质量提升联盟单位专家作为补充,四川省肿瘤诊疗质量提升行动计划推进工作办公室下设多个单癌种诊疗质量提升协作组。紧紧围绕单病种多学科诊疗理念的贯彻落实,各单癌种诊疗质量提升协作组通过线上线下相结合的方式,深入各家联盟单位开展单病种诊疗质量调研活动,年均完成 70 余队次。并完成 MDT 开展情况问卷 50 余份,通过问卷调查了解各医疗机构在开展肿瘤性疾病单病种多学科诊疗中遇到的难题,并在现场反馈中与管理部门沟通协调。

通过对四川省肿瘤医院医联体工作调研,专科联盟内医院已建立的肿瘤相关 MDT 数量前 5 个病种依次是结直肠肿瘤、肺部肿瘤、肝胆胰肿瘤、妇科肿瘤、食管癌,与我国癌症发病率情况基本吻合。经济欠发达地区市级医院,大部分还没有按病种建立相对独立的 MDT,其中的主要原因是专科能力不足,人才储备欠缺等。四川省肿瘤医院的医联体工作之一就是帮助各医院因地制宜,成立当地常见肿瘤的单病种多学科诊疗团队,打破学科限制,设立首席专家。如果联盟单位学科齐全且能力足够,则由本院各专科人员构成 MDT,四川省肿瘤医院专家仅作为指导;如果联盟单位某学科或人员欠缺,则由四川省肿瘤医院相应学科派遣专家补缺,形成完整的 MDT,

补缺专家采取常驻帮扶或者定期帮扶模式协助开展 MDT 诊疗工作。最终目的是让联盟医院的单病种多学科诊疗模式常态化,并逐渐形成医院文化,提升当地肿瘤患者的诊疗质量和预后。

(五)肿瘤患者双向转诊制度落地

为了能够更加彻底地落实医联体内肿瘤患者双向转诊制度,川渝政府及医联体管理部门均出台了多项支持政策。

根据《关于加快推进川渝两地二级及以上公立医疗机构检查检验结果互认工作的通知》要求,2023 年 12 月底前,实现重庆市中心城区、万州、涪陵等 29 个区(县)和四川省成都、自贡、泸州等 15 个市相邻地区,共 291 家医疗机构开展二级及以上公立综合医院检查检验结果互认。患者提供的已有检查检验结果符合互认条件、满足诊疗需要的,医务人员应遵照互认项目和适用范围予以认可,不再重复进行检查检验。这大大地降低了区域内转诊患者的经济负担和时间成本。

为了积极与联盟成员单位之间建立有效的转诊机制,保证患者在转诊后能获得连续性、一体化的医疗服务,目前四川省肿瘤医院与加入医联体的多家医院签订了双向转诊协议,建立远程医疗系统、远程病理会诊平台,建立医学影像中心,实现跨地区的远程诊疗,联盟成员单位之间建立有效的转诊机制,保证患者在转诊后能获得及时有效的、连续性、一体化的医疗服务。四川省肿瘤医院通过开展医联体工作,年均接收基层医院上转患者 1.7 万人次,下转基层医院住院患者 1.4 万人次,有效促进肿瘤专科医联体成员单位协作共赢、共同发展,并切实形成"基层首诊、双向转诊、急慢分治、上下联动"的就医格局。

(六)抗肿瘤药物的合理使用

抗肿瘤药物的应用和管理关系到肿瘤患者的切身利益和疾病转归。四川省肿瘤医院指导联盟单位加强抗肿瘤药物分级管理目录制订与调整,以临床需求为目标,综合临床价值、循证证据、药物经济学等,协助肿瘤专科联盟单位建立抗肿瘤药物遴选和评估制度。同时加强与联盟单位抗肿瘤药物供应目录的衔接,建立联动机制,保障双向转诊用药需求,适时开展临床综合评价。

四川省肿瘤医院定期指导联盟单位对抗肿瘤药物处方进行处方点评,尤其是针对免疫检查点抑制剂、用量靠前抗肿瘤药物等重点药物开展专项病例点评,对存在的不合理用药问题与医师进行沟通反馈,促进各医院肿瘤专科合理使用抗肿瘤药物。同时协助联盟单位加强抗肿瘤药物不良反应、不良事件监测工作,并按照国家有关规定向相关部门报告。指导药学团队深入临床一线,帮助联盟单位设立临床药师,参与患者抗肿瘤药物治疗方案的制订与调整,开展抗肿瘤药物处方和用药医嘱的审核与干预。临床药师利用对药物基本知识的专业敏感度和洞察力,与医师在专业上形成互补,使得药物不良反应的鉴别与处理更加高效与精准,保障了患者的用药安全。同时还为联盟单位提供药学监护与用药教育等,指导药师专注临床药学实践与转化,着力临床实际问题的循证、创证、用证,与临床医护共同为医联体内患者个体化诊疗提供高质量服务。

牵头医院督促联盟单位积极加入"国家抗肿瘤药物临床应用监测网",完成国家抗肿瘤药物临床应用监测自动上报的信息化对接,不断提高上报效率和数据质量。承办"国家肿瘤规范化诊疗及抗肿瘤药物临床应用监测培训会议——四川专场",对国家及四川省肿瘤规范化诊疗、抗肿瘤药物临床应用监测的工作进展及数据填报进行培训和经验分享。加强抗肿瘤药物分级管理目录制订与动态调整,临床使用审核、监测、点评等培训,发挥好抗肿瘤药物临床应用监测管理的技术辐射作用和组织协调作用,促进四川省区域肿瘤诊疗协同发展,协助各医疗机构提升肿瘤诊疗能力,加强抗肿瘤药物的全过程管理,实现四川肿瘤诊疗规范化,质量同质化目标。

（七）肿瘤性疾病医疗质量控制

肿瘤质控中心作为医疗机构中的重要组成部分,致力于提升肿瘤诊疗质量,保障患者安全。四川省肿瘤性疾病医疗质量控制中心和四川省放射治疗质量控制中心挂靠在四川省肿瘤医院,在四川省21个市（州）卫生健康委的协助下在各市（州）建立了肿瘤性疾病医疗质量控制分中心,实现全省肿瘤质控网络全覆盖。四川省卫生健康委高度重视全省质控工作,每月组织召开工作例会,了解质控工作进度及工作中遇到困难、提出解决方案。每季度组织质控培训,并邀请各市(州)卫生主管部门参加,推动地方对肿瘤质控工作的政策及资金支持。

四川肿瘤性疾病医疗质量控制中心建设并完善了肿瘤质控相关制度,包括质控标准、质控流程、质控考核等,为各项工作的开展提供有力的制度保障。定期组织培训与交流,组织肿瘤诊疗知识培训和质控经验交流会议,提高医护人员的肿瘤诊疗水平和质控意识。推行肿瘤临床路径管理,规范诊疗流程,降低诊疗过程中的变异,提高肿瘤诊疗质量。进行数据监测与分析,定期收集、分析肿瘤诊疗相关数据,及时发现并解决潜在问题,有效保障了患者安全。开展质量改进项目,针对各地区肿瘤诊疗的实际情况,开展多个质量改进项目,显著提升肿瘤患者的生存率和生活质量。针对性提高肿瘤治疗前临床 TNM 分期评估率,按照国家卫生健康委印发的《国家医疗质量安全改进目标》《提高肿瘤治疗前临床 TNM 分期评估率专项行动指导意见》等文件要求,对各医疗机构分期评估率进行摸底调查,并通过成立专项工作小组、组织培训、问卷调查、现场督导方式提高分期评估率。目前已经在 15 个分中心病历首页添加肿瘤患者 TNM 分期项目填写,以信息化手段为规范诊疗的开展和监督提供保障。通过以上工作,截至目前四川省肿瘤患者治疗前 TNM 分期率已达76.47%。

临床肿瘤治疗决策高度依赖于病理诊断所提供的各项指标信息,包括组织学类型、分级、肿瘤体积、脉管侵犯、淋巴结转移情况、切缘情况、激素受体,以及遗传学改变等,一份规范且准确的病理报告,可协助临床医师制订更为精准有效的治疗策略,改善患者生存预后和生存质量。为指导专科联盟单位建立健全病理诊断关键技术标准及临床实践管理制度,规范肿瘤病理诊断行为。质控中心牵头针对全省肺癌(包括肺腺癌以及肺鳞癌)、淋巴瘤(包括间变性大细胞淋巴瘤、外周 T 细胞淋巴瘤两种亚型)、甲状腺滤泡癌等癌种进行病理诊断报告规范化情况调研。根据调研结果,找准各联盟单位病理专科短板,通过远程病理会诊、专家定期或者常驻指导等模式,帮助联盟医院病理学科建设及能力提升。

四川省放射治疗质量控制中心承担全省放疗质控培训、基层医院技术帮扶、常规病种放射治疗规范制定、年度现场质量评估、市州级放疗质控中心工作督促和考核等方面的工作。中心始终以质控为抓手,对全省开展放疗单位进行现场业务指导,包括对放射治疗流程、设备稳定、剂量验证、放疗计划质量、患者放疗安全核查、病历书写等环节进行定期现场检查。并将业务指导结果及时反馈质控对象和省质控办、省卫生健康委,提出整改意见,用 PDCA 管理方式持续提高全省放疗质量。同时定期开展省内放射治疗基线调研,内容包括医院类别,开展放疗工作年限,医师、物理师、技师人数及职称情况,放疗机数量,计划系统数量,放疗机利用率,放疗技术开展情况,根据调研结果,向上级主管部门提出针对性的意见,优化放疗设备的配置。

四川省放射治疗质量控制中心目前牵头 4 项国家指南编写,制定放射治疗专业标准,并于 2020 年出版了《四川省放射治疗质控手册》,为四川省内各级放疗单位提供了临床工作指导。依托国家重点研发计划"基于'互联网+'的肿瘤放疗新型服务模式",建立了辐射全国的线上质控协作系统。引领和规范了全省肿瘤专科联盟单位肿瘤放射治疗专业发展和质量标准。

(八)医疗资源共享

长期以来,我国医疗资源配置不平衡,大量优质资源集中于三级医院,下级医院和基层医疗服务力量薄弱,导致患者就医选择集中于三级医院且面临看病难的困境,难以满足群众的实际健康需求。为切实推动优质医疗资源下沉、提升百姓就医便捷度、带动区域整体医疗服务能级,四川省肿瘤医院与各联盟单位开通临床救治、学术交流、科技研发、教育培训、预防管理"五大直通车"。与各联盟单位建立医疗、科研、教育培训、管理、构建网络化服务共同体,在医疗、教学和科研方面共同发展,提升整体医疗水平。

为了更好地提高联盟医院临床救治能力,四川省肿瘤医院向联盟单位发起帮扶需求问卷调查,根据成员单位专科帮扶需求,制定"套餐式"专科发展帮扶方案,围绕"管理＋业务"帮扶内涵,派出学科主任长期驻点帮扶、临床专家定期帮扶,帮助成员单位优化单病种多学科肿瘤诊疗模式、规范肿瘤诊疗行为。根据联盟单位的专科帮扶需求,充分与对口支援人员下派需求相结合,与派驻专家形成有效互补,提高帮扶单位和专业覆盖面。

除了人员帮扶,在互联网医院建设中,进一步融入联盟单位远程医疗功能,具备基本的远程视频、语音交流,双向转诊,远程会诊、远程 MDT 讨论功能,年均病理会诊逾千例,核医学会诊数十例,疑难病例讨论上百例。同时积极探索将互联网医院和门诊挂号途径与各联盟单位交互,为联盟单位患者预留号源,提供通畅的双向转诊通道。

2020 年四川省肿瘤医院以 5G 专网技术为支撑,在全球首次采用 5G 医疗专网＋边缘云＋肿瘤影像 AI 勾画部署远程放疗指导模式,打通院间数据互联互通。专家在四川省肿瘤医院通过系统远程查看和操作患者在异地医院做的检查影像,远程指导接入医院制定的治疗方案和放疗计划,极大地降低了患者异地就医成本,提升就医体验。医院目前已实现 5G 放疗云平台临床测试应用,放疗智慧云平台已累计接入医院 180 余家,2 000 余名肿瘤放疗专家长期使用该平台开展远程放疗靶区勾画、远程放疗会诊、远程影像阅片等,累计服务患者两万余名,减少患者经济和时间成本,提高治疗效果的同时降低不良反应发生率,改善患者预后,并实现区域内医疗资源共享。

为了在联盟单位间更好地开展学术交流,四川省肿瘤医院依托四川省抗癌协会成立各癌种专业委员会,吸纳全省各中心及市(州)医院专业人员加入学会,并每年定期开展线上线下学术交流、病例讨论、技术培训等各种形式的活动三百余场次,共计参加人次达百万。

在科技合作方面,四川省肿瘤医院开展学术年会与联盟单位共享项目申报、医工合作、论文发表、科研管理等各类经验。近年与联盟单位联合申报省级项目 17 项,获资助 5 项,联合实施临床科学家计划项目 4 项。

同时,四川省肿瘤医院每年召开国家级及省级继续教育培训班,涉及肿瘤多学科诊疗、放疗靶区勾画、胸外科腔镜手术、微创介入治疗技术、病理诊断、影像诊断、超声诊断、肿瘤护理及康复、专科护士培训、静脉导管培训等30余班次,来自全省各联盟单位的参加培训人员年均3 000余人次。切实提升四川省肿瘤诊疗技术水平和质量,使各区域肿瘤患者获得更加优质的治疗体验。

癌症防治是我国重要的人民健康工作。四川省癌症防治中心挂靠于四川省肿瘤医院,在省、市、县纵向三级癌防体系框架基本建成的基础上,依托中国居民癌症防控行动,以"国家标准化癌症筛查推广与管理中心试点建设"为抓手,结合四川实际,探索推进"四川省全民癌症防控行动",从领导协调机制构建、一体化筛查模式打造、科普宣传及健康教育、其他癌防工作联动等多个维度推动癌防体系内涵建设。截至目前,135家单位被确定为四川省国家标准化癌症筛查推广与管理中心试点机构。在全省21个市州,82个县区,110家医疗卫生机构开展癌症早诊早治项目并培训基层专业技术人员逾万人次。2023年上消化道癌、大肠癌、肺癌人群筛查和早诊早治项目共筛查高危个体25 404人,检出率达2.64%,早诊率88.21%;上消化道癌机会性筛查项目胃镜检查总量708 433例,发现病例11 507例,检出率1.62%,早诊率23.23%;城市癌症早诊早治完成筛查6 146例。

通过以上"五大直通车"实现四川省肿瘤专科联盟优势资源共享,发挥对基层的技术辐射和带动作用,增强了联盟单位的服务能力。

四、肿瘤专科医联体绩效考核的指标及优化

(一) 肿瘤专科医联体运营管理体系

医联体作为我国基本医疗卫生制度的重要载体,在落实基层分级诊疗工作、深化医疗卫生体制改革、实现"健康中国"的战略目标中发挥着重要作用。专科联盟医联体是不同层级医疗机构的组合,通过医联体建设,推进优质专科资源下沉、推进医疗业务的区域间协

作、推动整合型医疗服务体系建设,实现医联体之间医疗质量的同质化,而后者有赖于管理的同质化。

医联体运营管理同质化首要的是建立有力的运营管理体系,专科联盟医联体务必在医保结算、物资采购、业财融合、内部审计、信息建设等方面建立完善的内部控制制度。即以一个牵头医院为中心,以管理团队、管理制度、管理督导、管理手段、管理培训、组织保障六大维度标准化建设为主线,做好医院运营管理、人力资源管理、医院财务管理等内容的同质化建设,以提升医联体单位的医疗水平和服务能力,是实现管理同质化的有效路径。例如,华东地区肿瘤医院联盟(East China Cancer Hospital Union)先后制定了联盟议事规则、资源共享协议、成员内部协同发展等联盟工作制度,强化医联体内部运营效率,利用联盟成员间的学科优势、人才优势、教育优势、信息化优势、临床新技术和尖端诊疗设备优势形成强大的医联体诊疗服务"能量圈",赋能区域肿瘤防治发展。此外,在保证联盟基本框架不变的情况下,吉林省肿瘤专科医疗联盟根据各成员单位的需求,开展三类运行模式,紧密型、松散型和远程会诊加预约诊疗型,使优质医疗资源得到合理分配。

(二) 肿瘤专科医联体内人力资源管理

人力资源是医联体高效运转的核心要素。医联体建设从根本上讲就是要实现人力资源的高效管理,即实施人力资源垂直管理和人事一体化管理,创建人力资源双向流动平台,优化薪酬政策、完善人才激励机制。

张芮等提出可持续性人力资源管理理论的概念,其理论模型分为:效率导向型、物质导向型和规范化可持续 3 种模式。人力资源管理也应进行制度改革,保证医联体区域内医疗人力资源实现整合、有序流动、有效下沉,提升基层医疗服务能力,推动分级诊疗。2015年至 2019 年,罗湖医院集团在人力资源管理具体举措上,主要从人才招聘、人员流动、薪酬管理、人力共享、文化建设五个方面对人力资源管理体系进行了优化与创新,实现"同等"与"差异"有机结合。"同等"在于集团员工身份同等、基本待遇同等、学习与发展机会同等,为人员有序流动提供保障;"差异"在于集团人力资源体系向基层医疗、公共卫生和中医药等弱势方面倾斜,为提升基层服务能力和弱势学科建设给予支持。此外,基于可信赖式专业活动-岗位胜任力,可能有助于促进医联体内人员的合理流动与分配。

（三）肿瘤专科医联体绩效管理模式

建立科学合理的绩效考核体系和精细化的绩效考核指标,是针对医联体单位进行绩效考核的方式和途径。而实现医联体协同共生的重要制度策略包括标准化和合理的绩效管理制度,其中驱动型绩效管理更是实现医联体精细化管理的必要条件,即针对医联体内促进医疗资源整合和下沉的考核和激励机制。为医联体单位的管理建立绩效考核体系,即要确定绩效考核的总体维度和方向,这是确立和完善绩效考核具体指标的基础。

维护公益性是医联体绩效考核的初心,故应加强医联体绩效考核的导向性作用。医联体绩效考核指标的重点以组织实施、分工协作、医疗资源上下贯通、效率效益和可持续发展 5 个不同维度为中心展开,每个维度都将定量指标和定性指标相结合。根据医联体建设的实际情况,建立动态考核评价机制,采用 PDCA 管理方式,从制订计划、开始执行、工作检查和持续改进等方面不断提升医联体管理水平,并引入第三方组织,定期对专科联盟医联体运行情况进行评价,客观分析医联体运行情况及群众受益情况,为管理体制机制的完善提供科学依据。

对于肿瘤专科医联体,绩效考核的制定以符合各层级医院的可及性为基础,以恶性肿瘤的规范化诊疗为主线,以联盟间的相互合作与支持为特色,以全面提升各联盟单位医疗质量与医疗安全为目标,为联盟各单位均质化的医疗服务提供依据。对远程医疗长期支持,将远程医疗纳入医保的报销范围,规范远程医疗服务的价格及报销比例,同时将远程医疗纳入医师的绩效考核指标,激发医务人员的积极性。政府必须完善医联体内考核制度,发挥财政经费的正向导向作用,激发基层发展动力,最终实现医联体可持续发展,成为区域整合型医疗卫生服务体系的有机组成部分。卢芳在《医联体背景下公立医院绩效评价体系研究——基于平衡计分卡方法》中提到,公立医院的绩效考核体系可以从财务、病患、内部程序、员工成长以及社会责任五个维度均衡设计(表3-2-1-1)。陈巧玲根据四川省医联体绩效考核数据结果,计算出目前评价体系各指标的重要程度,发现医联体人才队伍、牵头医院帮扶、资源共享、下转情况以及信息化建设等是医联体绩效考核的关键方向。陈心足等也提出,医联体医院考核具体指标的选择主要侧重于反映基层医疗能力动态变化,如门诊量、双向转诊、远程会诊等。高晶磊等通过借鉴国内典型地区在城市医疗联合体绩效考核上的有益经验,提出采用政策结构协同、运行管理过程和机构发展结果3个维度构建城市医疗联合体绩效考核指标体系。根据国家绩效考核指标体系导向,各省(区、市)医联体试点单位结合自身实际情况和发展方向,探索出了因地制宜的医联体绩效考核体系,以下基于文献综述,梳理出了医联体绩效考核体系实践经验,包括一些我国典型地区医联体绩效考核体系经验和"德尔菲法"医联体绩效考核体系研究结果(表3-2-1-2、表3-2-1-3)。

表3-2-1-1　基于"平衡计分卡"的医联体绩效考核体系

维度	二级指标	三级指标
财务	成本控制、运营方案以及流程、支出结构	资产收益率、成本收益率、资产负债率、流动资产、流动比例、药品收入比、诊疗收入比、人均收入增长率、资产周转率
患者	患者所有的负担和患者的信任度	患者满意度、患者复诊率、医疗纠纷次数、平均门诊费用、住院人均费用
内部流程	服务质量、服务效率以及合作情况	平均住院天数、病床使用率、周均手术次数、新增合作机构数量、检查项目的符合率、住院治愈率、术后感染发生率、危重抢救成功率、医护人数比、接受转诊数量、临床主要诊断符合率、床位护士人数比、检查人次、报告出具及时率、病床周转率、双向转诊数量
学习与成长	科研水平和员工成长	职称晋升率、核心期刊发表论文数、课题数量、攻关项目、带教进修医师数
社会责任	基层卫生支持和公共卫生服务	到基层医院坐诊次数、为基层医疗机构提供技术支持数量、不同医疗机构之间相互分享学习的机会、处理医疗事故数量

表 3-2-1-2 典型地区的绩效考核体系

地区	主要维度	主要指标	具体指标/方向
深圳罗湖医疗集团	健康绩效	人员配置	每万人全科医师数、每万人公卫医师数
		疾病筛查和预防	恶性肿瘤筛查率和阳性患者管理率,60岁以上老人免费接种流行性感冒和肺炎疫苗累计人数和覆盖率等
		慢病管理	以结果为导向考核慢病的管理效果,包括老年高血压患者中血压得到良好控制的比例,糖尿病患者中糖化血红蛋白<8%的比例,糖尿病、高血压的并发症发病率等指标
	运行绩效	运行能力指数	重点考核医保费用占比
		业务运行指数	考核集团医疗服务能力提升情况,包括DRG的相关分析指标、住院服务效率等指标
		持续发展指数	包括医疗服务质量、学科建设、人才引进、科研教学以及信息化建设等指标
	管理绩效	执行力指数	落实全面预算和成本管理、提升行政管理效率、完成政府绩效考核目标和临时督办任务、对口帮扶工作以及主动信息公开等指标
		综合满意度	患者、员工、卫生行政部门以及集团理事会的满意度
上海市徐汇区-市六院医联体	管理与合作	管理制度	设置专门负责部门和专职人员数目合理、医联体成员意见反馈渠道通畅度、医联体统筹管理监督制度建设
		内部合作	医联体合作的范围占核心医院业务总量的比例、利益分配制度合理、医联体核心医院品牌知名度效用
	医疗服务	医疗水平	多学科团队数,医联体内就诊比例,医联体中二、三类医疗技术占比,医联体合作的新技术
		分级诊疗	家庭医生制度签约居民数,核心医院疑难病例占比,核心医院三、四级手术占比,上转人数占核心医院就诊人数比例,核心医院下转人数比例
	人才培养	成员机构学习	每半年赴核心医院学习的人数和学时、继续教育学习班成员机构参与人数
		核心医院培训	核心医院专家到成员机构的人数和次数、核心医院专家参与成员机构查房和会诊的人数

表 3-2-1-3 基于"德尔菲法"的医联体绩效考核体系

一级指标	二级指标	三级指标
组织实施	完善制度	医联体建设实施方案是否完善
	规划实施	医联体内乡镇卫生院/社区医院占比
分工协作	人员激励	与医联体相适应的工资绩效政策是否完善
	建立协作制度	是否签订医联体章程或协议
医疗资源上下贯通	连续医疗服务	有无医疗质量同质化管理制度
		双向转诊标准与程序是否完善
	基层帮扶	上级医院对转诊患者提供优先服务
		上级医院派医务人员开展业务指导、临床带教等业务
	区域资源共享	影像、检查检验、消毒供应、后勤服务共享共建情况
		医联体内检查检验结果互认机构数量占比
效率效益	资源下沉	二级以上医疗机构向基层医疗卫生机构派出专业技术/管理人才的人次数占比
		基层医疗机构诊疗量增长率
		上转患者增长率
		下转患者增长率
	辐射带动	牵头医院帮扶下级医疗机构专科共建
		基层医院去上级医院学习进修人次增幅
	能力提升	牵头医院门诊、住院、手术量变化
		牵头医院住院患者急、危重症患者比例
		牵头医院三、四级手术占比
		成员单位门诊、住院患者增长率
	效率提升	牵头医院近三年平均住院日变化情况
		成员单位近三年床位使用率变化情况
	经济负担	人均费用近三年变化趋势
可持续发展	满意度	患者满意度
		医务人员满意度

因此,目前国家医联体绩效考核指标的横向可比性有待增强,部分指标标准未统一,指标导向性不强。魏伟等提出可以国家公立医院绩效考核为抓手,通过下列举措统一医联体绩效考核标准:①单病种诊疗的同质化是医联体内成员医院诊疗能力评价的重要指标,通过培训和指导,让医联体内部各医院诊疗能力和医疗质量达到同一水平,医联体应对单病种数据进行综合分析,确保客观、全面评判;②信息化与病案质量同质化是绩效评价的基础,对医联体内不同医院绩效进行比较时,需在数据口径相同和同质基础上,要求信息系统达到相应等级,编码员能够按照标准正确编码,同时还需在医联体内部进行数据互联互通;③教学和科研是医联体可持续发展的保证,将"住院医师首次参加医师资格考试通过率"和"每百名卫生技术人员科研项目经费"纳入考核,可以较为客观地评价医联体内部医院可持续发展水平;④满意度促进管理改进,医联体可以从诊疗流程体验、患者与医务人员沟通、物业服务质量等维度对指标进行细化,而医务人员满意度则围绕薪酬福利、发展规划和工作环境等展开。

（四）存在的主要问题

肿瘤专科医联体内现行的松散型合作关系不利于解决实际问题,须探索更加紧密的合作关系,以实现资源的合理利用,构建区域协同化诊疗模式。在运营管理方面的问题,包括:①"输血"容易"造血"难,如何发挥好"传帮带"效果仍待探索;②医院的行政归属不一致,在管理要求、财政资金拨付上有很大的不同,协调起来复杂;③信息互联互通是解决"人不下沉、技术下沉"的核心问题,需要引起极大重视;④医疗机构之间缺乏"整合"内在动力,共赢机制尚不明晰。

医联体内人力资源的问题包括:①科室管理模式不统一;②人力资源整合程度低;③缺少人才培养的长期计划;④激励和考核机制不够完善;⑤人力资源管理信息化建设水平较低。由于专科医联体跨区域进行合作,仅靠医院自身难以实现真正的约束监督。所以必须发挥政府的监督者作用,在"院府合作"协议中建立统一的管理、监督、考核、激励机制,实现医联体的长久高效运行。

国家卫生健康委员会开展公立医院绩效考核,主要目的是规范公立医院服务行为,提高公立医院服务能力和水平。尽管国家公立医院绩效考核数据具有一定权威性和精准性,但由于各医院信息系统建设水平参差不齐,病案首页编码规范尚不统一,给医院绩效考核数据清洗带来大量工作,同时各医院数据为年度反馈,有一定滞后性。为了避免这种滞后性对医院的影响,建议利用医联体内部医院信息系统数据互联互通,以国家公立医院绩效考核上报数据为基础,建立统一的绩效数据管理和分析平台,定期开展数据分析,指导医院内部医教研协调、同步和同质化发展,同时对医联体内部分级诊疗和双向转诊进行规范化管理,动态汇总分析相关指标数据,及时做出改进与调整,精准推进医联体建设。

参考文献

[1]封进,吕思诺,王贞. 医疗资源共享与患者就医选择——对我国医疗联合体建设的政策评估 [J]. 管理世界, 2022, 38 (10): 144-157.

[2]王杏蕊,任舜禹,李晋辉. 公立医院高质量发展背景下医联体管理同质化实现路径研究 [J]. 中国医院, 2023, 27 (7): 23-26.

[3]张静,张昱,王虎峰,等. 城市紧密型医联体医疗质量同质化管理的路径和作用 [J]. 中国卫生质量管理, 2023, 30 (3): 14-19.

[4]张连波,程颖,王琦. 吉林省肿瘤专科医疗联盟运营创新管理模式探索性研究 [J]. 智慧健康, 2019, 5 (9): 77-79.

[5]王志刚,冯继锋. 肿瘤专科医院医联体运营助力恶性肿瘤分级诊疗制度建设 [J]. 中国肿瘤外科杂志, 2020, 15 (5): 385-386.

[6]张芮,张冬梅,蒋文秀,等. 可持续性视域下医联体人力资源管理探析 [J]. 中国医院管理, 2022, 42 (3): 74-77.

[7]何栩如,孙喜琢,宫芳芳,等. 紧密型医联体内人力资源管理改革效果的综合评价 [J]. 现代医院管理, 2022, 20 (3): 66-69.

[8]高深甚,顾诗皓,何奕,等. 基于信息技术平台和可信赖式专业活动-岗位胜任力理论促进三级医院构建区域医联体建设中提升全科-专科医师协作培养模式初探 [J]. 中国全科医学, 2020, 23 (13): 1632-1639.

［9］刘小君, 刘智勇, 张丽芳, 等. 基于共生理论的城市医联体绩效的影响因素及路径分析 [J]. 中国卫生政策研究, 2023, 16 (5): 8-14.

［10］张秀, 崔兆涵, 王虎峰. 基于驱动型理论的绩效战略管理平台应用研究 [J]. 中国医院管理, 2021, 41 (4): 10-14.

［11］蒋无有. 我国医联体运行模式及发展路径 [J]. 经济研究导刊, 2022,(33): 66-68.

［12］杜羽茜, 宋宝香, 沈艳, 等. 基于共生理论的国家医联体绩效考核指标分析及优化 [J]. 中国医院管理, 2022, 42 (2): 44-26.

［13］王小瑜, 黎杰, 谭政, 等. 四川省肿瘤医院专科医联体放疗设备配置及应用现状分析 [J]. 西南国防医药, 2018, 28 (5): 475-477.

［14］吴淑玲, 张苏, 李明璇, 等. 医联体运营管理路径探讨 [J]. 现代医院, 2019, 19 (10): 1417-1419.

［15］魏明杰, 梁慧. "院府合作" 模式下专科医联体实践与思考 [J]. 现代医院管理, 2023, 20 (6): 5-8.

［16］国家卫生健康委. 2022 中国卫生健康统计年鉴 [EB/OL].(2023-05-17)[2024-10-15]. http://www. nhc. gov. cn/mohwsbwstjxxzx/tjtjnj/202305/6ef68aac6bd14c1eb9375e01a0faa1fb/files/b05b3d958fc546d98261d165cea4adba. pdf.

［17］卢芳. 医联体背景下公立医院绩效评价体系研究——基于平衡计分卡方法 [D]. 济南: 山东财经大学, 2018.

第二节 "泛中南地区肿瘤专科联盟" 建设情况及经验分享

韦　玮　中山大学肿瘤防治中心

一、专科联盟建设情况

为响应国家推进分级诊疗以及医疗联合体(以下简称"医联体")建设和发展政策的要求,提高优质医疗资源的辐射能力,2017年9月,中山大学肿瘤防治中心(以下简称"中肿")在广东广州牵头组建了"泛中南地区肿瘤专科(单病种)联盟"(以下简称"专科联盟"),致力于构建区域内高效的肿瘤防治网络。

截至 2023 年 11 月,专科联盟已涵盖全国 15 个省级行政区共 75 家医疗单位。作为专科联盟牵头单位,中肿始终贯彻"资源共享、优势互补、共同发展、服务百姓"的理念,致力于达成以下核心目标:①促进区域医疗同质化,提升基层医院的肿瘤规范化诊疗水平;②推行分级诊疗,高等级医院充分发挥引领作用,重点做好疑难重症的收治工作;③打造可持续发展的专科联盟,探索"共生多赢"的格局。

二、主要做法与成效

(一) 推动联盟人才交流,"输血"与"造血"双管齐下

中肿自 2018 年开始,每年推选 20 余名业务水平过硬的中级及以上职称卫生技术人员,以及管理服务水平突出的行政管理人员,通过"专科带专科、团队带团队"的帮扶模式,持续向联盟成员医院"输血",截至 2023 年 11 月已累计派出 110 人次,帮扶逾 26 家联盟医院。

中肿驻点人员以每半年为阶段性期限,扎根联盟医院开展帮扶交流工作,主要通过专科培训讲座、病例实例教学、疑难病例讨论、诊疗新技术开展、手术操作指导、管理制度完善、学术科研协作等多种方式,推动联盟医院肿瘤相关学科发展,切实提高医疗技术与质量,助力联盟医院突破专科发展瓶颈。

通过人才驻点交流,联盟成员医院的医疗水平得到了不同程度的提升与发展。例如:海南省第二人民医院固定了院内多学科诊疗模式,顺利应用术中冰冻诊断技术,得以逐步开展多病种、规范化的肿瘤化疗和外科切除技术;云浮市人民医院开设了云浮地区第一个胃肠肿瘤专科门诊,并成功开展了腹腔镜下结直肠癌根治术的四级手术术式;揭阳市人民医院成功开展了直肠癌术前短程放疗、核素心肌显像及肺灌注显像等新项目、新技术;汕尾市第二人民医院顺利通过放疗机房验收并正式开立放疗专科,中肿驻点人员通过梳理流程、完善系统、教学指导,有效提高当地医院放疗科的业务水平。

同时,驻点人员充分利用中肿及自身学术科研优势,指导联盟医院开展包括阅读科研文献、撰写科研论文、设计临床试验、申报科研基金在内的各类科研工作,并将国家级、省级医学继续教育项目带到

联盟医院,获得了当地同道的热烈反响及一致认可。

此外,中肿也积极做好联盟医院的"造血"工作,免费接收联盟医院医、护、药、技、管等多个专业的中青年骨干进修学习,截至2023年11月,已有超过60家联盟医院的800余名骨干人才接受了中肿多层次、多学科的规范化培养教学,为联盟医院培养了一批"带不走"的人才队伍。

（二）下沉优质医疗资源,开展科普义诊及双向转诊

中肿定期组织肿瘤单病种专科团队下沉至联盟医院开展义诊活动,让当地百姓、病友在家门口获得最前沿的防癌抗癌知识,解决肿瘤诊疗难题。2020年,恰逢中肿承办"中国肿瘤学大会（CCO）",通过举办"万人科普进基层"活动,派出由百名肿瘤专科专家组成的巡回义诊队,奔赴广东省内多个地市,开展了40余场巡回科普活动。自专科联盟成立至今,共举办巡回医疗活动超过200场次,义诊活动惠及数万当地群众。

中肿以信息化系统作为支撑,自主研发"专科联盟协作平台",将会诊与转诊服务集成于平台,为联盟医院开放权限并推广使用。联盟医院可将经评估后病情复杂的疑难病例上报至专科联盟协作平台,并向中肿发起转诊申请,经平台智能筛选分配相应专科评估接诊。同时,中肿通过与联盟医院建立肿瘤合作病区的形式,将病情稳定、治疗方案相对固定的患者下转至联盟医院,合作病区由中肿相应专科团队进行"点对点"协作,定期进行病区查房与病例讨论,有效保障转诊患者的后续治疗及病情追踪随访。

（三）"互联网＋"助力远程多学科协作诊疗

专科联盟成员医院分布于全国15个省级行政区,横跨我国中南部大部分地区。考虑到部分复杂疑难肿瘤患者暂无条件顺利完成转诊转院治疗,或无力支付异地就医伴随而来的其他生活支出,专科联盟充分利用"互联网＋"技术,建立联盟内远程多学科协作诊疗平台,依靠中肿16个肿瘤单病种专科团队的雄厚实力,打破地域局限,免费为联盟医院开展多学科远程会诊服务,其中2022年会诊量高达987例,有效推动肿瘤单病种MDT诊疗水平区域同质化发展,真正

做到"专家在身边,大病不出县"。

(四)开展多形式线上教学,共享规范化诊疗经验

中肿每月组织全院疑难病例讨论会,定期举办单病种专科临床讨论会、肿瘤内科大查房、"刀客秀"达芬奇机器人肿瘤外科手术直播周等临床技能交流与教学活动,除提供在线直播、实时互动、远程答疑等多种线上交流形式外,上述所有录像视频资源均通过专科联盟门户网站,向联盟医院免费开放点播,将全球肿瘤诊疗标准与指南采用的临床一线研究成果、诊疗规范,以及 6 000 余台机器人手术经验和创新术式倾囊相授。

三、对专科联盟建设的再思考

医联体的建设与发展,是公立医院积极响应国家政策的一项重要举措,是医院可持续发展的一个难得机遇。跨区域专科联盟作为医联体的重要组织模式之一,旨在通过发挥高水平医院的优势专科技术力量,以专科协作为支撑,促进优质医疗资源扩容下沉和区域均衡布局。从泛中南地区肿瘤专科联盟六年余的发展情况来看,肿瘤专科联盟确实是辐射带动区域内肿瘤防治水平同质化发展的有效形式,联盟内医院的肿瘤诊疗水平得到了不同程度的提高,针对不同区域的肿瘤疾病特点也形成了针对性和差异性发展。

随着专科联盟成员单位的不断增加,联盟辐射地域的进一步扩大,为建设可持续发展的专科联盟,需要保障联盟成员单位的积极性,共享优质医疗资源。信息化手段是促进优质医疗资源流动、提高其可及性的重要手段,在各种类型的医联体建设中得到了广泛应用。考虑到肿瘤专科联盟辐射地域广,人才输出方面较难惠及众多成员单位,因此在建设过程中需要拓宽思路,加强创新。近年来业界提出"数字医联体"的概念,为进一步推动专科联盟建设提供了有益的借鉴与启示,其利用云计算、大数据、物联网等新型信息技术搭建数字共享交互中枢、系统与平台,突破医联体行政隶属、时空等多维限制,推动医联体内多源异构医疗资源高速流动与融通。

中肿下一步拟探索从"互联网 +""5G 通信""人工智能"等高

新技术方面着手,进一步扩展既有"专科联盟协作平台"的适用场景,将远程会诊、远程诊断、远程手术、远程教育培训、远程随访等多种形式的联盟内部交互场景集成其中,并做好远程医疗服务项目成本测算和价值导向,激励联盟医院开展远程医疗服务积极性,拓宽专科联盟协作平台使用范围。同时,以专科联盟协作平台建设为契机,完善专科联盟内部医疗信息平台的互联互通,探索推行联盟内患者信息查询、检验检查结果互认、大型医疗设备使用共享等举措,打破地域限制与交互壁垒,更好地加强专科联盟的区域性作用,为国家分级诊疗制度建设提供新的发展方向与策略。

参考文献

[1] 高京, 王雪莹, 赵锐. 我国跨区域专科联盟建设的进展与挑战 [J]. 中国医院管理, 2023, 43 (5): 1-4.

[2] 方鹏骞, 田翀. 我国医疗联合体建设与发展的创新探索与再思考 [J]. 中国医院管理, 2022, 42 (7): 1-4.

[3] 林陶玉, 冯文明, 方鹏骞. 协同创新视域下数字医疗联合体建设路径分析 [J]. 中国医院管理, 2022, 42 (7): 17-20.

[4] 蒋帅, 吴迪, 付航, 等. 我国远程医疗协作网建设成效与发展对策研究 [J]. 中国医院管理, 2023, 43 (11): 30-32.

[5] 沈晓, 庞可歆, 孙弋涵. 专科医院联盟建设研究——以深圳市妇幼保健机构健联体为例 [J]. 卫生经济研究, 2022, 39 (3): 60-63.

第三节　河南省肿瘤专科医联体模式探索与实践

张建功　河南省肿瘤医院

一、肿瘤专科医联体模式内涵

(一) 医联体模式

1. 医联体内涵　我国医联体模式起源于 20 世纪 90 年代发达国家兴起的整合型医疗服务体系,如美国凯撒医疗集团模式、英国国家医疗服务模式、德国公共合同型服务模式、新加坡医疗合作集团和日本分工合作服务模式。有关医联体内涵的界定，不同学者给予了不同的阐述（表 3-2-3-1）。

表 3-2-3-1　医联体内涵界定

学者	内涵
王宇	医联体是对我国医疗卫生资源进行有效整合以及推进分级诊疗制度建设的主要手段和载体，它通过纵向或横向的组织方式对一定空间区域内不同层级、不同类型、不同性质的医疗机构进行了医疗集团式的有机整合
凌涛	医联体是不同规模、层级、性质与类型的医疗卫生机构基于利益和责任而成立的医疗集团或合作联盟。医联体的建设与实施可以有效对区域内的医疗卫生资源进行整合以促使高层次、质量优的医疗卫生资源下沉到基层医疗机构，从而实现基层医疗卫生服务能力与诊疗水平的提高，进而让患者近距离体验到分级诊疗与优质医疗服务水平的建设成果
吴洪涛	医联体拥有独立法人的地位，是在一定空间地域内超越行政隶属关系与资产划拨的整合式一体化医疗集团
辛沁玲	医联体是某一地区的医疗卫生资源，形成服务、责任、利益和管理的共同体，是通过纵向或横向整合的方式实现的
牟亚婷	医联体是各层级医疗机构以技术、资源和信息等为纽带，在一定地域内通过明确分工、合理配置资源以提升诊疗水平与服务能力为目标的医疗集团

2. 医联体模式发展　在政策层面，医联体模式的发展可以分为三个阶段。第一阶段，2009 年新医改启动，中共中央、国务院印发《关于深化医药卫生体制改革的意见》，指出医药卫生体制改革需要"先行试点，逐步推开"，这为医改提供了政策依据。虽然此时医联体模式尚未被提出，但是部分地方政策迫于医保资金外流、穿底的现实需求，已经在探索医联体模式的雏形。2016 年，《深化中国医药卫生体制改革，建设基于价值的优质服务提供体系》（即"三方五家"报告）提出，改革的重点是构建"以人为本的优质的一体化服务"新模式，提供一体化的医疗卫生服务。这份报告深刻影响了国家的政策制定和医疗卫生服务的发展模式，同年，中共中央、国务院印发《"十三五"深化医药卫生体制改革规划》，首次提及"医联体建设"，并发布《关于开展医疗联合体建设试点工作的指导意见》。2017 年

国务院办公厅出台《关于推进医疗联合体建设和发展的指导意见》，首次明确城市医联体、县域医共体、专科联盟、远程医疗协作网以及城乡医联体五种医联体模式。医联体相关政策文件见表3-2-3-2。

表3-2-3-2 医联体相关政策文件

编号	发文时间	发文题目
1	2016年8月	《关于推进分级诊疗试点工作的通知》(国卫医发〔2016〕45号)
2	2016年12月	《关于开展医疗联合体建设试点工作的指导意见》(国卫医发〔2016〕75号)
3	2017年4月	《关于推进医疗联合体建设和发展的指导意见》(国办发〔2017〕32号)
4	2018年8月	《关于进一步做好分级诊疗制度建设有关重点工作的通知》(国卫医发〔2018〕28号)
5	2019年5月	《关于开展城市医疗联合体建设试点工作的通知》(国卫医函〔2019〕125号)
6	2019年5月	《关于推进紧密型县域医疗卫生共同体建设的通知》(国卫基层函〔2019〕121号)
7	2019年7月	《关于在医疗联合体建设中切实加强中医药工作的通知》(国中医药医政发〔2019〕8号)
8	2020年7月	《关于印发医疗联合休管理办法(试行)的通知》(国卫医发〔2020〕13号)

与政策发展相对应，我国学界对医联体模式的关注同样开始于新医改之后的三个阶段。第一阶段为2009—2012年，这个时期学者们主要关注以实践模式探索为主的典型案例分析，普遍呈现观点零散、"重实践、轻理论"的研究特征。第二阶段为2013—2016年，医联体年度研究成果首次"破百"，这与2013年时任卫生部部长陈竺在全国卫生工作会议上第一次明确提出把建立医联体作为医改工作的重点相关。这一时期各界开始尝试探索多样化的医联体建设模式，聚焦医联体模式的类别及功能性问题。与此同时，部分学者开始引入相关理论与分析方法尝试对医联体模式进行更深入的探索。第三阶段为2017年至今，医联体模式研究进入鼎盛发展时期。2017年国务院办公厅出台《关于推进医疗联合体建设和发展的指导意

见》,明确提出组建城市医联体、县域医共体、专科联盟、远程医疗协作网以及城乡医联体五种主要的医联体模式。至此,医联体模式在祖国大地上"全面开花",学者们对各种医联体模式展开全方位的实践探索与理论分析,涌现了一大批以高和荣为代表的研究者,他们发表了多学科综合性研究成果。

3. 医联体模式类别　各种形式的医联体模式共同点在于利用城市三级公立医院的优质资源,通过技术帮扶、人才培养等手段,发挥对基层技术辐射、带动作用,提升基层服务能力,建立完善不同医疗卫生机构间的分工协作机制,推动分级诊疗模式的形成。但是,不同合作形式的医联体,在适合地域、成员单位、合作纽带、产权关系、治理结构、资源共享、运行机制等方面又呈现各自的特点(表 3-2-3-3)。

表 3-2-3-3　我国医联体模式概况

模式	主体	属性	特征	典型案例
城市医联体	城市内 1 家三级医院 + 若干一级、二级医疗机构	紧密型、松散型	区域型医疗服务体系,具有产权、技术、经济利益等多种合作纽带	江苏康复医疗集团
县域医共体	县级医院 + 乡镇卫生院 + 村卫生室	紧密型、松散型	区域型医疗服务体系,具有产权、技术、经济利益等多种合作纽带	安徽天长医共体
专科联盟	1 家城市三级医院特色专科 / 三级专科医院 + 若干医疗机构相同专科	松散型	不受区域限制,以技术合作为纽带,包括横向联盟与纵向联盟	中国医学科学院肿瘤医院组建的肿瘤防治专科联盟
远程协作网	牵头单位 + 基层 / 偏远 / 欠发达地区医疗机构	松散型	不受区域限制,以信息系统为载体进行远程技术指导与协作	中日友好医院远程医疗网络

(二) 专科医联体模式

1. 模式内涵　专科医联体,即专科联盟,是指以一所医疗机构优势专科资源为主,联合若干个医疗机构相同专科技术力量,以技术协作为纽带,以医疗同质化管理为切入点,围绕规范诊疗技术、提升重大疾病救治能力,形成的补位发展模式。2020 年国家卫生健康委员会发布《医疗联合体管理办法(试行)》,对专科联盟模式的运行目的、病种类别、运行主客体、运行内容与方式等关键要素进行了明确界定。

2. 运行目的 专科医联体的运行目的是针对某一特定病种实现区域内单病种诊疗质量的同质化,从而解决因优质医疗资源短缺导致的患者跨区域就医问题。这与以追求调整区域内医疗资源的"正三角"结构性布局、解决大医院过度拥挤和基层医疗机构资源闲置的双重困境为目的的城市医疗集团与县域医共体具有明显区别。但在目前的实践过程中,部分地区将基层医疗卫生服务机构纳入专科联盟单位内,这与针对疑难杂症实现诊疗同质化的联盟目标并不相符,因此更适合放入城市医疗集团、县域医共体的管理框架内。

3. 病种类别 专科医联体中的"专科疾病"包括两大类,一是对群众危害大、患者就医需求多、跨区域就诊较多的病种;二是诊治技术发展不均衡、存在医疗资源短缺的病种,主要包括肿瘤、心血管、脑血管等学科,以及儿科、妇产科、麻醉科、病理科、精神科等疑难重症。目前对专科医联体模式的探索研究也多局限于上述病种,但同时也出现了包括口腔、眼科、皮肤病等非疑难重症、资源短缺的单病种专科医联体模式探索,专科医联体覆盖的病种类别有侧重但并不绝对,这与《医疗联合体管理办法(试行)》出台时间晚于该模式的探索时间有关。

4. 运行主体与客体 专科医联体运行主体包括牵头主体、联盟成员、管理主体。其中牵头主体主要包括委局属(管)医院、高校附属医院、省直属医院、妇幼保健院等在各领域具有明显专科优势的医疗机构,在联盟单元内可充分发挥技术辐射作用,带动区域内医疗服务能力提升。联盟成员指区域内综合医疗机构的相应临床专科以及专科医疗机构,由于"专科疾病"主要以疑难杂症为主,因此联盟成员主要包括提供疑难重症诊治的地市级医院以及县级医院。但由于妇幼健康的特殊诊疗形式,《医疗联合体管理办法(试行)》中明确提出鼓励区级妇幼保健机构成为联盟成员,因此南京市在妇幼健康领域专科联盟的建设中纳入了社区卫生服务中心。除此之外,专科医联体的管理主体为各级卫生健康行政部门(包括国家卫生健康委、省级卫生健康委、市级卫生健康委、县级卫生健康委)、中医药主管部门。专科医联体的运行客体即联盟单位覆盖区域内的特定疾病患者。

5. 运行内容与方式　专科医联体的运行内容是以专科协作为纽带,通过专科共建、教育培训、科研协作、双向转诊等多种方式,充分发挥牵头医院的技术辐射带动作用,提升联盟成员单位的医疗服务能力和管理水平,实现区域内医疗服务同质化。该模式的运行方式通过制定联盟章程得以明确,章程中须明确专科联盟组织管理与合作形式。牵头单位与联盟成员单位通过签订合作协议,规定各单位的责任、权利和义务。除此之外,部分机构对专科联盟的运行方式进行创新探索,如上海市肺科医院通过成立联盟理事会对肺部疾病护理联盟进行管理,包括明确业务范畴、制定实施方案、进行质量控制、跟踪效果评价等。

6. 特征分析　虽然整合型卫生服务体系的服务模式多有共性,但各种医联体模式均有其独特的模式特征。通过与其他模式的运行目的、运行主体、运行机制、涵盖病种等内容进行对比,可以帮助明确专科联盟的模式特征。

在运行目的方面,城市医疗集团与县域医共体更倾向于通过上下联动、双向转诊、医防融合等抓手,在城市内、县域内建立合理有序的分级诊疗体系,从而调整区域内医疗资源的"正三角"结构性布局,以解决大医院过度拥挤和基层医疗机构资源闲置的双重困境,因此理顺区域内就医秩序,为患者提供连续性服务为其核心目标。远程医疗协作网是利用信息化手段,将优质医疗资源辐射至相对偏远的基层及欠发达地区,从而提高居民对优质医疗服务的可及性。相比这三种医联体模式,专科医联体的运行目的更多的是希望针对某一特定病种,实现区域内单病种诊疗质量的同质化,从而解决因优质医疗资源短缺导致的患者跨区域就医问题。这也就不难理解为什么专科医联体涵盖病种存在局限性。

在运行主体方面,城市医疗集团与县域医共体的牵头主体分别为地市级医院与县级医院,前者不包括委局属(管)医院、高校附属医院、省直属医院等,而该类医疗机构正是专科医联体的牵头主体单位。城市医疗集团与县域医共体的成员单位分别是城市内的一、二级医疗机构,以及县域内的乡镇卫生院、村卫生室。专科医联体的成员单位是这两类医联体模式的牵头单位,即地市级医院与县级医院。因此,从顶层设计的角度不难看出专科医联体是医疗机构连接市、县区域医疗机构的关键纽带。

在运行机制方面,城市医疗集团与县域医共体的发展方向为通过成立医联体专职管理部门,实现医联体内人员、财务、医疗服务、公共卫生服务、后勤服务等的统筹管理。相较于这两种模式,专科医联体的合作模式明显较为松散。虽然专科联盟模式同样通过制定章程明确联盟成员间的责任与义务,但是其合作内容仅停留在医疗、科研、人才培养等表层业务,并不涉及人员、财务、后勤等的深层管理业务。

在涵盖病种方面,前面提到专科医联体的协作病种是有特定范围的,相比之下城市医疗集团与县域医共体的协作病种几乎没有边界,仅根据各级别医疗机构的诊疗能力来进行各病种不同阶段的管理。值得一提的是,目前的研究中经常将单病种协作体系与专科医联体混淆。虽然两种模式的病种范围有重合,但是两者的实施载体并不一致。李丹、邬力祥提出基于医联体的单病种协作体系是一个承上启下、相互协调、相互促进的医疗保障大闭环。这种协作体系的本质是以城市医疗集团或县域医共体为依托,在集团内部针对某一重大疾病建立的涵盖健康教育、早期筛查、疾病诊断与治疗、后期康复等医防融合的连续性服务,它强调对单病种实施全流程的管理,而这与专科医联体追求区域内医疗服务的同质化目标显然具有差别。

(三)肿瘤专科医联体模式

肿瘤专科医联体模式即为了实现区域内肿瘤单病种诊疗服务的同质化,医疗机构之间建立联合关系,从而解决因优质医疗资源短缺导致的肿瘤患者跨区域就医问题。

与其他专科医联体模式相似,肿瘤专科医联体的运行内容包括双向转诊、远程诊疗、进修培训、科研合作、疾病预防等。与其他专科医联体具有一定差异的内容主要体现在双向转诊、远程诊疗、疾病预防、诊疗规范等方面。第一,双向转诊作为医联体建设的核心内容之一,由于牵头单位涉及肿瘤专科医院与综合性医院,上下级医院间分科设置的不同导致转诊机制可能存在不畅通的问题,同时由于患者对肿瘤疾病往往存在恐惧心理,导致拒绝下转的可能性提升,因此双向转诊在肿瘤专科医联体内畅通实行的难度更大。第二,远程诊疗方面,随着信息技术的发展,远程放疗、远程 MDT 诊疗、远程病理等服务模式在肿瘤疾病的诊疗过程中发展迅速,为肿瘤专科医联体项目的多样化发展打开局面。第三,疾病预防方面,与其他单病种不同,肿瘤疾病预防工作逐渐成为医联体项目的重点工作之一,包括肿瘤登记、"两癌"筛查、早诊早治等。第四,诊疗规范方面,肿瘤专科医联体中的牵头单位通过制定区域内肿瘤疾病诊疗规范、指南、临床路径,对区域内肿瘤诊疗进行质控,从而促进同质化目的的实现。

二、肿瘤专科医联体模式类型

肿瘤专科医联体模式的类型根据主导方的不同、任务强度的不同、模式数量的不同,可以分为紧密型运行模式和松散型运行模式(表 3-2-3-4)。

表 3-2-3-4　肿瘤专科医联体模式分类

模式类型	主导方	任务强度	数量	类型划分
合作共建类	医院	政治任务	有明确目标	紧密型
组团协作类	医院	政治任务	有明确目标	紧密型
专科领航类	科室	非政治任务	无明确目标	松散型
学科合作类	科室	非政治任务	无明确目标	松散型

(一)紧密型运行模式

1. 合作共建类　合作共建类项目由医院层面主导,以"省级癌症区域医疗中心"项目为依托,参照国家癌症医疗中心建设模式。以区域内省级肿瘤专科医院为牵头单位,探索与当地人民政府合作共建县(市)肿瘤医院模式,签订紧密型合作共建医院协议,增挂"××省肿瘤医院××医院"名称。以互惠互利、共同发展为原则,以肿瘤筛查、诊疗技术、质量控制、人才培养为重点,全方位提高县(市)级医院肿瘤专科能力,建成与省级临床重点专科遴选要求相适应的肿瘤专科。一般以区域的东、南、西、北四个方位为重点,每个方位布局 1~2 家,具有"少而精"的建设特征。

具体行动步骤包括:一是调研洽谈合作医院。结合当地癌症发病情况、政府支持力度、医院综合实力、肿瘤患者外转数量,选取一批有合作意向且基础条件较好的市、县级医院,洽谈合作共建事宜。按照"一院一策"的原则,成熟一家,签约一家。二是根据合作医院需求遴选常驻专家。一方面,根据合作共建协议,遴选派驻执行院长,作为当地依托医院领导班子成员,全面负责当地肿瘤医院管理运行工作;另一方面,针对当地高发癌种,选派一支由 10 人以内组成的多学科专家团队常驻帮扶,派驻时长 1 年。当地依托医院进行人员配套,同时充分发挥省级医院多学科诊疗及远程医疗资源开展日常诊疗活动。对派驻人员设立科学合理的绩效考核指标,充分发挥目标结果导向的引领作用。三是完善配套工作制度。制定合作共建医院管理办法,向省卫生健康委争取卜乡名额,出台院内支持政策,明确派驻人员工作职责,设定科学合理的考核指标,建立可持续激励机制,协议约束和感情纽带相结合,采取多种模式的管理费用核算(固定 + 浮动),同时建议由各个院领导"分片包院"保障分院、分中心闭环管理,可持续运行。

2. 组团协作类 组团协作类项目由医院层面主导,组建专家团队定期开展协作帮扶项目,针对市、县级医疗机构就提高诊疗技术、质控管理、学科建设、人才培养等方面,普及新理念、新技术,探索双向转诊模式,全面输出牵头医院优质医疗资源,合作后增挂"××省肿瘤医院重点协作医院"名称,建成与县级特色专科遴选要求相适应的肿瘤专科。为了保证项目运行可行性,一般考虑协作数量控制在 30 家左右。

3. 具体行动方案 一是充分调研市、县级医院需求。重点面向具有一定人口数量或肿瘤发病率高于省内平均水平地区的县级医院,摸清当地医疗机构在肿瘤防治方面亟待解决的痛点难点和问题瓶颈,便于"对症下药"。二是组建巡回式"外联 MDT"按照"多学科参与、组团式下沉"原则,由 4~5 个临床病区和若干医技人员组成一支"外联 MDT"。每支团队确定 1 名组长作为负责人,包干 3~5 家县级医院作为技术协作单位。按照每家单位每月至少 2 次的频率,定期开展下沉帮扶。以 MDT 会诊、查房、手术、学术讲座等活动,切实提升当地医院肿瘤诊疗水平。同时充分发挥信息化优势,常态化开展远程 MDT 诊疗、远程放疗等业务。针对项目开展情况好、协作度高的协作成员单位,可考虑进一步发展成为紧密型共建单位。三是做好项目全流程管理。出台配套管理制度对重点协作医院的准入条件、申报流程等进行统一管理。明确外联 MDT 工作职责,制定具体考核办法和激励机制,以团队为单元,持续跟踪问效。根据协作成员单位反映的专家组工作情况,给予专家绩效补贴,具体额度有待细化。统筹各团队工作开展情况,动态调整团队人员组成及对口帮扶关系。

(二)松散型运行模式

1. 专科领航类 以医院各亚专业临床科室为组织基础,充分发挥牵头医院部分优势力量,以规范化诊疗技术培训、质控管理、学术交流、临床研究为抓手,与各县(市)级医疗机构学科层面建立亚专业纽带。以"远程放疗"项目为例:由牵头医院放疗科主导,与市、县级医院对应科室建立常态化合作关系,签订相关合作协议,共建"××省肿瘤医院 ××市(县)放疗分中心"。分中心可向牵头医院申请通过远程放疗平台协助勾画靶区、制订放疗计划,或派出放疗医师、物理师进行现场指导、定期质控,提供放疗计划设计和靶区勾画的培训指导。以"远程病理"项目为例:由牵头医院临床病理中心主导,与市、县级医院对应科室建立常态化合作关系,签订相关合作协议,共建"××省肿瘤医院 ××市(县)病理分中心"。向分中心提供精准病理诊断技术,弥补县级医院病理诊断能力的不足,面向县域医疗机构开放医院病理诊断中心,推动区域内肿瘤医院病理检测资源共享中心发展。

2. 学科合作类　以帮扶建设市、县级肿瘤中心为抓手,由牵头医院科室主导,与各市、县级医院对应科室建立科室层面合作模式。联盟内所有合作活动均由科室内部自行召开,医院层面负责协助、统计需求并协助扩大联盟范围,拓宽联盟市场。一般由牵头医院外联部门负责各学科合作的统一管理,包括联盟制度、联盟协议、联盟运行情况等备案管理。科室层面根据联盟章程不定期组织业务活动交流,包括但不限于质控管理、培训进修、科研协作等。

三、肿瘤专科医联体模式实践案例

(一) 实施背景

健康是促进全人类全面发展的必然要求,而癌症已经成为人类健康的重大威胁。2020 年全国和河南省肿瘤登记年报数据显示,河南省肿瘤登记地区年龄标化发病率和死亡率均高于全国平均水平。因此,河南省癌症防治形势十分严峻。为了缓解这一问题,河南省委、省政府高度重视全省的癌症防治工作。在《“健康中国 2030”规划纲要》《健康中国行动——癌症防治实施方案(2019—2022 年)》《中国防治慢性病中长期规划(2017—2025 年)》等国家政策文件指导下,先后印发了《河南省国民经济和社会发展第十三个五年规划纲要》《河南省防治慢性病中长期规划(2017—2025 年)》等一系列癌症防治文件,对全省癌症防治工作进行统筹部署。在省卫生健康委和国家癌症中心的指导下,以河南省肿瘤医院为主体单位成立河南省癌症中心,充分发挥省级癌症中心的技术支撑和指导作用,启动县域肿瘤诊疗能力提升工程——“蒲公英计划”。

“蒲公英计划”本着统筹规划、因地制宜、资源共享、互利共赢的原则,以肿瘤专科建设、人才培养、规范诊疗技术等精准帮扶为抓手,由河南省肿瘤医院青年专家组成博士团,定期到医联体所属县级医院,通过 MDT 会诊、学科座谈、手术指导等形式,全面提升县级医疗机构的癌症防治能力和规范化诊疗水平,推动区域癌症中心建设,逐步完善河南省癌症防治三级网络。

（二）主要目标和举措

1. 主要目标　提升县域癌症诊疗能力,降低县域内癌症患者外转率;完善区域癌症防治网络,提升双向转诊率;促进区域医疗资源下沉,开展癌症相关适宜技术;助力打造市县级癌症相关重点专科,促进分级诊疗制度落地。

2. 主要举措　河南省肿瘤医院于 2020 年初组织启动"蒲公英计划"。通过洽谈合作意向、实地调研目标县级医院需求、遴选青年专家、对接技术服务、出台具体方案、开展具体服务、建立常态化联系、跟踪问效八个步骤,保障该项目的顺利实施。具体举措如下。

（1）开展组团式技术帮扶:每家合作医院每个月一到两次派出专家团队,每批团队不少于 6 人进行技术帮扶。帮扶内容包括协助成立多学科会诊中心,开展首诊 MDT 教学、病案讨论、手术带教,举办专题讲座,进行专家查房、管理理念与方法的传授等相关内容的指导。全面推广肿瘤多学科治疗理念,提升县域肿瘤疾病诊治能力与患者承接能力,有效降低癌症患者外转率。

（2）挂牌名誉专家:根据县域医疗机构肿瘤病种的收治情况,大病种选派河南省肿瘤医院专家担任县域医疗机构科室名誉专家,定期出席门诊、参与会诊、技术指导、开展讲座等,帮助制定本专业学科发展规划。

（3）开通短期进修绿色通道:支持县域医疗机构分批选派青年骨干医师到河南省肿瘤医院进行短期进修学习,给予免收进修费以及免费安排住宿的优惠政策。培训内容包括专业理论知识培训、临床专家技能培训、临床试验能力培训,以快速提高培训人员专业技术能力、临床试验能力为主要目标。

（4）建立双向转诊信息平台:建立分工协作机制,依据转诊标准与工作规范,明确双方的工作范围和职责,加强沟通交流,通畅上转与下转渠道,提高县域内癌症患者就诊率。

（5）打造多样化远程会诊:开通互联网远程会诊移动端,对需要会诊的疑难病例进行会诊指导,实现远程会诊的及时性与便捷性。建立远程会诊中心,开展多学科会诊、远程集中教学、培训指导、学术交流等工作,形成县域癌症诊疗能力提升的常态化工作模式。

(6)建设肿瘤防治体系:根据河南省卫生健康委员会《关于印发河南省癌症防治体系建设管理方案的通知》(豫卫办〔2020〕76号)中的"市(县)级癌症中心建设考核标准"对县域医疗机构进行县域癌症中心建设指导,待验收达到标准后为县域医疗机构挂牌"河南省癌症中心××县分中心",河南省肿瘤医院制定统一的诊疗管理和质控标准,根据学科指南或临床路径制定统一的诊疗和操作规范,推进诊疗服务和诊疗质量同质化。

(7)建立项目管理制度:建立项目专家遴选制度,明确项目组成员的遴选标准,建立"蒲公英计划"专家库;建立考核制度,对MDT会诊、专题讲座、门诊坐诊、床边查房、病案讨论、手术带教等技术指导的内容、次数,每月进行统计考核;建立监管制度,职能部门负责人及时跟踪提供会诊、指导、培训医师的履职情况,各科室负责人及时掌握参加短期研修的医师情况,进行阶段性评价;建立沟通交流制度,选派双方主要负责人,建立双方的沟通交流机制。

(8)建立项目保障机制:组织保障,成立项目工作领导小组,院领导为项目的首要责任人,四个职能科室统筹管理,切实落实项目管理和协调职能;思想保障,提高双方对"蒲公英计划"实施重要性及必要性的思想认识;经费保障,配套项目所需各项经费,以专家补助形式发放劳务费;舆论宣传保障,加强对"蒲公英计划"的宣传,提高项目知名度与影响力。

3. 实施过程 一是寻求合作的县级医院与医院沟通,洽谈合作意向与合作方案;二是实地调研目标县级医院肿瘤学科需求,包括技术、规范、防控、科研、管理、人才培养等;三是根据每家每次上报的不同需求,从医院"蒲公英计划"专家库中遴选专家团队;四是设计出台"蒲公英计划××站"的具体活动方案与议程;五是前往目标医院开展帮扶活动;六是科室与科室,专家与专家之间建立常态化联系,跟踪问题与成效。

(三)主要成效

截至目前,通过"蒲公英计划"设立合作的县级医疗机构共十一家,分别为新密市中医院、宝丰县人民医院、禹州市人民医院、汝州市人民医院、太康县人民医院、滑县人民医院、上蔡县人民医院、邓州市人民医院、洛阳市偃师人民医院、息县人民医院、沁阳市人民医院,"蒲公英计划"已进入常态化运行模式,每个月前往每家"蒲公英"重点帮扶单位开展帮扶活动两次。

通过"蒲公英计划"的开展,河南省肿瘤医院结合地区疾病谱特征与县级医院癌症相关学科发展现状,充分考虑帮扶地区专科发展需求,设计个性化的精准帮扶方案。严格按照每地每月一到两次的帮扶频率,共派出 23 个学科百余名专家,共计 507 人次下沉县级医疗卫生机构,切实了解县级医疗机构在开展癌症诊治方面的短板,精准帮扶癌症相关专科发展。共计开展手术 144 台,会诊千余例患者,开展多学科会诊 203 次,开展学术讲座 87 次,短期培训 15 期(表3-2-3-5)。通过理论培训加实践指导的帮扶模式,将"输血式"帮扶逐步转变为"造血式"帮扶,在提高县域癌症防治能力的同时,通过项目下沉优势技术与资源,逐步推动区域医疗资源整合。

表 3-2-3-5 "蒲公英计划"相关数据

地区	MDT 会诊 / 次	手术示教 / 台	学术讲座 / 次	病例指导 / 次	短期培训 / 期
新密	96	41	38	386	3
禹州	33	27	1	104	2
汝州	12	5	5	71	1
宝丰	16	8	6	115	1
上蔡	3	1	3	43	1
太康	5	2	4	25	1
滑县	3	1	3	16	1
偃师	25	30	12	157	2
邓州	2	2	2	11	0
息县	5	10	6	35	2
沁阳	3	17	7	76	1
合计	203	144	87	1 039	15

参考文献

［1］叶江峰, 姜雪, 井淇, 等. 整合型医疗服务模式的国际比较及其启示 [J]. 管理评论, 2019, 31 (6): 201-214.

［2］王宇, 陈佳, 张忠华, 等. 我国医联体建设相关法律问题探析 [J]. 中国医院管理, 2020, 40 (6): 94-95.

［3］凌涛, 李嘉琪, 计威, 等. 我国医疗联合体政策梳理及现状分析 [J]. 中国医院, 2020, 24 (7): 29-32.

［4］吴洪涛. 纵向型医疗联合体改革模式分析及建设 [J]. 中国医疗管理学科, 2017, 7 (5): 17-21.

［5］辛沁玲, 苏敏, 方鹏骞, 等. 我国医疗联合体激励约束机制的关键问题与路径分析 [J]. 中华医院管理杂志, 2017, 33 (12): 889-892.

［6］牟亚婷. 紧密型医联体建设和医疗集团建设相关性的讨论 [J]. 智慧健康, 2019, 5 (22): 13-14.

［7］涂怡欣. 县域医共体改革对基层卫生服务能力的影响及其作用机制 [D]. 杭州: 浙江大学, 2023.

［8］高和荣. 健康治理与中国分级诊疗制度 [J]. 公共管理学报, 2017,(2): 139-144.

［9］郑大喜, 王茜, 梅路瑶, 等. 医疗卫生机构间医疗联合体的主要合作形式及其特点 [J]. 中国卫生经济, 2018, 37 (12): 28-31.

［10］方玉凤, 初云天, 陈适, 等. 特色专科医联体诊疗模式的构建与探索——以北京协和医院、济宁医学院附属医院为例 [J]. 中国医院管理, 2020 (1): 81-84.

［11］李丹, 邬力祥. 基于医联体的重大疾病单病种协作体系的路径探索与分析 [J]. 湖南社会科学, 2019 (3): 76-82.

第三章
新医改背景下绩效改革

<hr>

涂虹羽　中山大学肿瘤防治中心
彭望清　中山大学肿瘤防治中心

　　绩效,指组织内个人或集体在一定期间内完成的可描述的工作行为和可衡量的工作结果。绩效管理,则是对个人或组织工作行为和结果的循环管理,包括制订绩效目标与计划、绩效沟通与反馈、绩效考核与分配、绩效诊断与提高等环节。医务人员薪酬与绩效考核结果直接挂钩,通过绩效奖金的形式体现,一般根据医务人员从事医疗活动的技术含量、劳动强度、责任大小及风险程度的不同而不同。

　　绩效管理之所以是医院管理的长期热点话题,不仅因为在目前主流的薪酬体系中,绩效奖金占据医务人员薪酬的主要部分,其激励性和约束性对促进组织活力和改革创新起到关键的动力作用。更重要的是,绩效管理作为医院管理的一项重要工具和策略,同时也是一项复杂的系统工作。在新医改背景下,绩效管理需要适应内外部环境的不断变化,在落实公益性、调动积极性和体现劳动价值之间寻求动态平衡。

一、绩效管理的挑战与难点

(一) 绩效管理的挑战

　　随着新一轮医药卫生体制改革的持续深化,公立医院迎来了深化综合改革和高质量发展的新形势和新任务。一方面,在发挥公益性质和提高医疗质量的基础上,更好地履行为人民群众提供更加优质高效、公平可及的医疗卫生服务的职责;另一方面,加强精细化管理,提高内部运营效率,保障人员合理待遇。

改革任务的多元性和复杂性给公立医院绩效管理带来了更多挑战：一是如何兼顾医院公益性与效益性的平衡，实现发展方式从规模扩张型向质量效益型转变；二是如何确保员工绩效、薪酬不与医院收入挂钩，实现调动医务人员积极性与医院发展可持续性的平衡；三是如何适应按疾病诊断相关分组（diagnosis related group，DRG）付费或按病种分值（diagnosis-intervention packet，DIP）付费等新医保支付方式改革，推动合理控费和价值医疗；四是如何强化运营管理和内部控制，切实防范财务经济风险。从整体来看，以上困难和挑战都指向医院绩效管理要从刺激"粗放的规模扩张发展模式"转向"内涵效益成本管控发展模式"。

肿瘤医院具有"大专科、小综合"的特点，不同癌种的治疗方式相似，一般手术治疗、药物治疗、放射治疗、免疫治疗等方式结合使用，但具体方法和技术却不同。有条件的医院一般进一步划分亚专科开展专门化的治疗，对于疑难复杂疾病，则一般采用多学科团队协作诊疗模式开展综合精准治疗。随着专业分工越来越精细，如何针对不同学科和亚专科进行绩效分类评价与精准激励，是新医改背景下肿瘤医院绩效管理面临的特殊挑战。

（二）绩效管理的难点

医院绩效管理的重点和难点在于制订和实施内部考核与分配方案。绩效考核方案的设计既要契合新医改的政策导向，也要与医院发展战略相匹配，还要配套完善落实绩效考核的工作机制。绩效分配则"不患寡而患不均"，主要解决公平问题，即维持工作贡献与个人收入的相对公平。其中难点主要体现在构建全方位的绩效考核体系，合理考核工作量与工作质量，有效平衡不同层级、系列、科室的绩效奖金差异三个方面，总结为绩效管理的"三座大山"。

1. 构建全方位的绩效考核体系　2019 年，国务院办公厅出台《加强三级公立医院绩效考核工作的意见》（国办发〔2019〕4 号），在全国范围内拉开了三级公立医院绩效考核工作的序幕，从此，举办主体对公立医院的管理模式由粗放的行政化管理向全方位的绩效管理转变。2020 年，国家卫生健康委联合国家中医药管理局制定出台

《关于加强二级公立医院绩效考核工作的通知》(国卫办医发〔2019〕23 号),提出按照属地化管理原则,将二级公立医院全部纳入绩效考核范围。二级、三级公立医院绩效考核指标体系均由医疗质量、运营效率、持续发展、满意度评价 4 个方面的指标构成,涉及医疗、科研、教学、管理、预防等业务活动。其中,医疗质量指标关注医疗质量安全和服务效果,包括质量安全控制、科学合理用药、服务流程时间等;运营效率指标关注医院的精细化管理水平,包括医疗资源利用效率、经济运行管理情况、收入结构的合理性和控制费用不合理增长等;持续发展指标关注医院创新发展和健康运行,包括人才队伍建设培养、临床专科能力建设、教学科研能力建设等;满意度评价指标关注医院社会效益和员工保障,包括患者满意度和医务人员满意度。

为适应公立医院绩效考核的要求,医院内部绩效考核体系不仅要涵盖医、教、研、管、防等全面业务板块,而且要与医院发展战略同频共振。要做到这两点,医院首先要根据发展战略,科学设定短期、中期和长期的绩效目标和任务计划,其次将整体目标和任务层层分解,细化为科室和个人的目标任务,从而分别建立起针对医院整体、科室和个人不同层次的绩效考核指标体系,确保目标和责任层层落实到位。与此同时,构建绩效考核体系还要配套人力、财务、物资等资源投入体系,以及评定工作完成情况、履职尽责程度的有效考核方式和工作机制,以促进目标达成、问题改进和分配激励。

2. 合理考核工作量与工作质量　对工作量与工作质量的考核,是选择应用何种绩效管理和分配方法来衡量工作绩效的过程。在实践中,目标管理法(management by objectives,MBO)、平衡计分卡(balanced score card,BSC)、关键绩效指标(key performance indicator,KPI)、收支结余提成法、项目提成法、以资源为基础的相对价值比率法(resource-based relative value scale,RBRVS)、DRG/DIP 等管理工具被广泛地应用在绩效管理中。

目标管理法、平衡计分卡和关键绩效指标是常见的绩效管理方法。三种方法的总体逻辑都是先将组织的使命和任务转化为战略目标,后有效分解、细化为针对部门和个人的、可量化的绩效指标体系,再根据指标的实现程度进行考评奖惩。但在细节上,三种方法各有侧重点和优缺点。目标管理法强调目标管理和自我控制,优点是易于操作执行、管理成本较低、短期效果明显,但缺点是注重结果,忽略过程控制,而且缺乏稳定系统的战略定位和部门间的协调机制。平衡计分卡则通过构建财务、客户、内部运营、学习与成长四个维度的指标体系,打破单一使用财务指标衡量绩效的局限性,建立起绩效结果与驱动因素的内在联系。其优点在于目标导向清晰明确,能够综合评估财务与非财务、短期与长期、内部与外部、落后与领先等多种维度的指标,但缺点是指标体系复杂、标准难确定、权重难分配,实施成本较高,且短期内对战略的推动作用较小。关键绩效指标则关注个人目标与组织目标的协调衔接,强调基于部门和岗位职责构建总体级、部门级和岗位级等不同层次的关键性能指标。该方法具有量化管理和考评客观的优点,但其主要注重考核结果,对过程和发展的重视程度不足,容易形式化、机械化,甚至流于形式,激励导向作用较弱,不适合质效周期长的岗位。

　　绩效分配方法主要包括收支结余提成法、项目提成法、RBRVS法和基于DRG/DIP的绩效分配方法等。收支结余提成法和项目提成法计算操作简单,直接或间接促进了医疗收入增长。但前者可能诱导医务人员盲目逐利,与医疗服务的公益性相背离,新医改启动后,国家层面明令禁止将医务人员奖金、工资等收入与药品、医学检查等业务收入挂钩;后者的缺点在于项目点值的确定较为困难,而且难以差异化评估特殊科室的劳动价值。RBRVS法是一种以提供医疗服务过程中的资源消耗为基础,以服务和技术的相对价值为尺度的精细化绩效分配方法,RBRVS法中绩效奖金的基本算法等于RBRVS点值、重点执行诊疗项目总点数和关键业绩指标得分率三者的乘积。从计算公式可以看出,RBRVS法能够有效地基于工作量和工作质量进行考核,科学合理地分配绩效奖金,摆脱按收入分配的逐利倾向,体现多劳多得、优劳优得。然而,该方法未考虑科室收支结余情况,也忽略了不同患者的病情及不同医师的技术水平和治疗质量的差异,同时面临点值本土化的问题。当前,随着医保支付方式改革的推广实施,许多公立医院开始探索基于 DRG/DIP 的绩效分配方法,该方法从激励角度有助于促进规范临床路径管理、预测控制医保费用及合理用药用耗材,但实施难度较大,而且目前疾病分组不够成熟,难以反映同一分组疾病之间的难度和医疗服务质量差异。

3. 有效平衡不同系列、不同科室、不同层级人员的绩效奖金差异 医疗活动是团队作战,成员因专业、分工、能力不同,对绩效结果的贡献程度也不同。管理过程中,如何分类评价不同角色的绩效贡献并予以适当的分配激励,有效平衡不同系列、不同科室、不同层级人员绩效奖金差异,是公立医院内部绩效管理要解决的关键难题之一。绩效奖金差异的平衡强调公平性,关键在于维持激励力度与从事医疗活动的劳动强度、职业风险、技术难度的相对公平,包括横向和纵向两个维度。

横向上的相对公平,存在于不同系列和不同科室人员之间。由于工作分工不同,不同系列、科室人员的执业风险、技术难度和工作负荷存在明显差异。比如,从系列来看,医师的难度风险和工作贡献普遍超过护理、医技和行政人员,而在同一系列中,外科医师的难度风险和工作负荷一般超过内科医师,重症医学科、手术室护理人员的难度风险和工作负荷一般超过内科护理人员。纵向上的相对公平,存在于不同层级人员之间。尽管实践中常用职称作为划分层级的指标,但三甲医院医师职称晋升较快,职称结构往往呈现倒金字塔形,存在职称级别与临床实际分工和贡献不匹配的"高职低聘"情况。

医务人员绩效奖金的差异平衡和相对公平,重点在于建立一套以岗位价值为基础的"分配标尺"。岗位价值由人员所属系列、科室、层级共同决定,基于岗位价值的"分配标尺"要公平匹配岗位技术难度、风险和贡献,既拉开医护药技、管理研究等不同系列岗位的绩效奖金基数差距,同一系列的岗位在不同科室之间的绩效奖金基数也要保持合理差异。

二、绩效改革的探索与实践

在过去的十余年间,中山大学肿瘤防治中心(以下简称"中心")

一直致力于公立医院绩效管理的创新工作,分别于 2006 年和 2018 年启动两次绩效改革,积累了丰富的理论和实践成果,不仅构建了一套涵盖多种考核方式、平衡医教研管均衡发展、体现岗位职责和知识价值的绩效考核与分配体系,而且提炼了一套视角全面、切实可行的公立医院绩效变革方法论。下面以中心两次绩效改革实践为例,探讨高质量发展背景下肿瘤医院绩效改革的路径和策略。

(一) 中心绩效改革历程

中心的两次绩效改革,始终围绕评价、激励、平衡、抑制四个关键问题展开,实现了从打破传统分配方式,到发挥战略引导作用的阶段升级。

中心第一轮绩效改革于 2006 年启动,重点改革传统的从收入或收支结余提成的分配方式,打造了一种能够有效平衡医院公益性与员工积极性的全新激励机制。改革方向和重点包括两个方面:一是强化医疗工作、学科建设和质量考核导向,通过引入绩效单价制、用人费率制和关键绩效指标制等管理工具,构建以核心工作绩效为主体,涵盖医疗、教学、科研、管理四个维度评价指标的内部绩效考核体系和分配方案;二是强化医院绩效管理与发展规划的协同,将与医院战略发展相关的量化指标纳入衡量核心工作绩效的回归模型,深度绑定医院发展与个人成长。这一轮绩效改革不仅有效地提高了医务人员的积极性和创造性,而且实现了医院与员工的双重价值回归。

进入"十三五"时期,医疗行业的政策环境发生了很大变化,进一步要求公立医院明确功能定位,提升疑难重症诊治能力,同时适应医保支付方式的转变,加强精细化运营和成本管控。对照医院发展的新要求,当时的绩效管理工作仍侧重于对过去结果的评价,尚未发挥对未来发展的导向功能和激励功能。为了充分激发绩效管理的内在功能作用,中心 2018 年启动第二轮绩效改革,通过重构绩效考核指标体系,全面建立与医院整体发展相匹配、保障可持续发展、体现医护人员技术劳动价值和服务贡献的内部绩效考核与分配体系。第二轮绩效改革以加强绩效考核"指挥棒"作用和运营管理考核为重点,在考核指标体系中增加了对疑难重症项目、新技术项目的倾斜,引入临床研究作为核心考核指标,引入医保控费、成本管控、临床试验入组率、四级手术率、微创手术率、单病种人均次医疗费用增幅、专家准时出诊与外科医师准时开台率、国家自然科学基金项目申报与中标率、病案首页合格与及时归档率、医保违规管控率等作为核心奖惩指标,从而引导医疗业务发展从"量的提高"到"质的提升"的升级迭代。

从中心绩效改革历程来看,医院绩效管理改革要涵盖医疗服务、学科建设、运营管理、人才培养、教学科研、文化建设等不同业务方向,重点打造出一套精准、公平、合理、可行、有效的绩效考核与激励机制,持续增强医院发展的动能,用今天的激励引导全院上下明天的创造。

（二）绩效改革的路径

从中心两次绩效改革的历程来看,改革路径都始于搭建绩效考核指标体系和分配体系,其次是完善支撑绩效考核的配套体系和机制。

1. 搭建绩效考核指标体系和分配体系　要使绩效管理体系与医院发展战略相匹配相结合,就要设计组织目标与个人绩效之间的对应关系,不能让目标和规划只是停留在纸上,或束之高阁。为此,中心通过建立和实施综合目标管理责任制,将医院发展目标分解为医疗、管理、科研和教学四个维度的具体指标,并将其作为依据,定期进行绩效考核与分配,具体实施步骤包括以下几点。

（1）通过对院领导、科主任进行访谈,广开言路,问计取智,上下贯通,平衡各方,凝聚共识,形成医院短期、中期和长期的发展目标与战略规划,并对发展目标按医疗、管理、科研等业务活动类别进行分解,形成可以量化评估的考核指标,例如业务量达到多少,药占比、耗占比降到多少,每年平均获得多少科研经费、发表多少科研成果等。

（2）在综合目标管理责任制的基础上,根据组织架构及职能分工,通过将考核指标以科室综合目标的形式指派给各相关科室,要求科室领导带领团队完成既定的工作任务,将医院发展管理的责任落实到位。每年初,各科室确定本年度的综合目标后,由科主任、支部书记分别与医院院长、党委书记签订综合目标责任状,并于年度结束后统一接受检查评价和考核排名,考核结果直接与科室绩效对应挂钩,同时也作为评价中层干部履职尽责程度的重要参考。

(3)建立指标结果与绩效分配的数量关系,实现目标与激励之间的转换与衔接。为最大程度地发挥绩效的激励导向作用,中心确定了绩效管理体系的"三有"目标和"三大"原则,分别是"分之有据,取之有道,励之有效",以及"公平、高效、共享"。基于目标原则,中心从不同业务类型、不同系列、不同流程,多维构建绩效框架,建立起一套以医疗工作量和质量考核为核心,包括医德医风、教学、科研考核为一体,与业务收入完全脱钩的绩效考核与分配体系(图 3-3-0-1)。

该体系由工作绩效、管理绩效、科研绩效和教学绩效四类具体的绩效项目构成。工作绩效体现对医疗工作的价值考核和质量考核,强调运营、促进学科发展,按医疗活动类别分为核心工作、加班工作、门会诊工作、夜班工作、开台工作、特需服务、运营管理和质控管理等方面。管理绩效主要强调减少编制差异、突出岗位贡献,分为与职称挂钩的服务绩效、与职务挂钩的管理责任绩效、与综合目标管理考核结果挂钩的综合目标管理绩效,以及表彰标杆模范的卓越绩效。科研绩效和教学绩效体现对科研成果和教学工作的考核,分别强调导向支持大项目、大成果、大文章的创新研究,以及结合医联体、培养接班人、增加影响力。不同系列、科室、职称、职务的人员,适用于不同的绩效项目和标准。

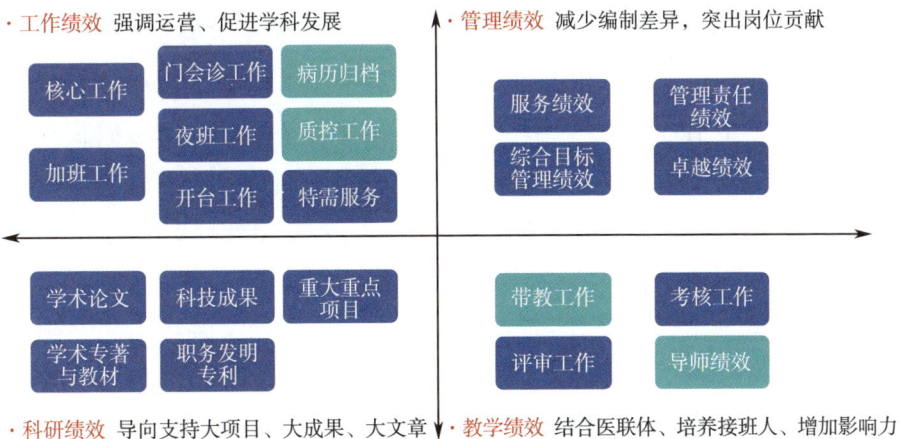

- **工作绩效** 强调运营、促进学科发展
- **管理绩效** 减少编制差异,突出岗位贡献
- **科研绩效** 导向支持大项目、大成果、大文章
- **教学绩效** 结合医联体、培养接班人、增加影响力

图 3-3-0-1 中心绩效考核与分配体系

2. 完善支撑绩效考核的配套体系和机制 绩效管理工作的开展,除了建立发展目标和考核指标,还需要进一步结合管理需求,完善能够支撑绩效考核的配套体系和工作机制。例如,为了推进针对专病、专收、专治、专研的考核,中心先后出台了单病种首席专家责任制、主诊教授负责制等内部政策,将绩效考核的维度从科室层面深入到医疗组层面,并通过重新构建各系列、各层级的专门用于工作能力评价的绩效岗位体系,完善了以往以职称为主要依据来评价工作能力表现的评价模式,为以医疗组为单位开展临床工作和绩效考核提供支撑。只有完成一步步、全方位的顶层设计,才会有绩效考核办法和绩效分配方案以支撑和驱动目标的实现。

可见,通过循序、有效、稳步、持续改革,才能逐步构建起与医院发展相适应,与战略规划、学科建设、人才培养、精细管理与文化建设相匹配的绩效考核与分配体系。

（三）绩效改革的策略

中心绩效改革的策略主要围绕岗位绩效的分类评价与精准激励展开。针对工作量与工作质量的考核,中心创新了 RBRVS 法本土化的改造应用,形成了具有医院特色的核心项目库及点值。对于不同人员绩效奖金差异的平衡,中心建立了绩效岗位系数体系和科室综合系数体系,并通过横向、纵向比较,反复推演,找到两者之间属于医院自身微妙的平衡点,进而形成了岗位价值体系,实现了绩效分配的起点公平。

1. RBRVS 法的本土化应用 第一次绩效改革开始,中心就开始了 RBRVS 体系本土化改造应用,目前 RBRVS 体系在中心的改革应用已历经了五个阶段。第一阶段是初步探索阶段,这一阶段的主要工作是引入美国原版 RBRVS 体系,学习、消化和运用 RBRVS 理论及方法,实现绩效考核分配与医院收入脱钩,推出基于 RBRVS 的绩效考核分配模型。第二到第五阶段是提升完善阶段,分别结合医疗质量安全、药品和耗材零加成和集中采购、公立医院绩效考核及医疗支付方式改革等政策,对绩效考核指标进行新增和调整。整个过程从国外标杆出发,通过体现医院特色化、科室个性化、项目层次化的本土化改造,形成中山大学肿瘤防治中心版核心项目库和点值。

运用 RBRVS 法进行绩效考核与分配,实际上是"算工分"的过程,包含"工种""分值"和"单价"设计等方面内容。在"工种"设计方面,中心除了从肿瘤医院执行的项目类别角度,将项目区分为放疗、化疗、手术和检查检验等大类,还进一步从医院发展导向出发,引入了"核心工作项目"的理念,只有利于专科能力提升的诊疗项目才能被确定为核心工作项目,并给予相应的工作绩效激励。从另一个角度来说,核心工作项目的界定,体现了医院对于科室专科建设的要求,以及专病、专收、专治、专研"四专"工作方针的贯彻。不同科室核心工作项目的设置,主要聚焦科室主业,其中外科系统以手术、介入类治疗项目为主,放疗系统以放射治疗项目为主,内科以药物治疗项目为主,平台科室以检查和诊断项目为主。与此同时,还将临床研究提到一个相当重要的高度,所有临床科室的核心工作项目都包括了临床研究项目。不同临床科室的核心工作项目类别详见表 3-3-0-1。

表 3-3-0-1 临床科室核心绩效项目类别

科室名称	核心工作项目类别	科室名称	核心工作项目类别
放疗科	放疗计划、临床研究	肝脏外科	手术、治疗(介入手术,含血管性介入及局部消融)、临床研究
鼻咽科	放疗计划、临床研究、手术	介入病区	介入诊疗、临床研究
儿童肿瘤科	化疗、临床研究	黑色素瘤与肉瘤病区	化疗、生物治疗、临床研究
内科	化疗、骨髓移植、临床研究	骨与软组织科	手术、临床研究
胸科	手术、临床研究	麻醉科	治疗、麻醉
胃外科	手术、临床研究	影像科	检查
泌尿科	手术、临床研究	超声心电科	检查
结直肠科	手术、临床研究	病理科	检查
头颈科	手术、临床研究	分子诊断科	检查
妇科	手术、临床研究	核医学科	检查、治疗
神经外科	手术、临床研究	内镜科	检查、治疗
乳腺科	手术、临床研究	血液肿瘤科	化疗、临床研究
胰胆外科	手术、治疗(介入手术,含血管性介入及局部消融)、临床研究	预防医学部	体检人次

对于"分值"的设计,即项目点数,中心先是引入了 RBRVS 分值标杆,在标杆的基础上,由各个科室分别进行内部讨论,根据科室学科发展导向进行设定,医务、医保和绩效部门从不同的角度给出建议,不断调整磨合,力求体现知识价值。至于"单价",即一分算多少钱的项目点值,也有很多探索空间,可以按固定总值、收支结余,也可按核定总额分摊确定。中心现行的做法是根据科室基期工作绩效总额除以基期核心工作项目总点数确定,在横向上保证了科室间绩效标准的相对公平。

2. 绩效岗位体系的设计应用 在职称体系的基础上,中心根据工作难度、职业风险以及贡献度,设计了包括院内所有职业类别在内的多系列、多层级绩效岗位体系(图 3-3-0-2)。绩效岗位体系主要体现对系列的区分和胜任能力的分层,从纵向上根据不同系列、不同岗位的工作难度、职业风险以及贡献度,明确了每一个岗位的名称等级和竞聘条件,赋予了不同的岗位系数和绩效分配标准,解决了绩效奖金的纵向公平问题。

根据肿瘤医院的业务范围和人员特点,中心绩效岗位体系分为临床医师、平台医师、物理、护理、工程药剂技术、临床预防研究、基础研究、实验技术、博士后、研究护士、行政后勤 11 个系列,每个系列内再分为 3~18 个岗位层级。以临床医师系列为例,共 8 个岗位级别,其中最高级别为主诊教授,对应医师 1 级,最低级别为规培医师 C(第 1 年),对应医师 8 级,中间 2~7 级分别对应主管医师(副高)、轮排医师(中级),住院医师(初级)、助理医师、规培医师 A(第 3 年)和规培医师 B(第 2 年)。

3. 科室综合系数的设计应用 中心通过问卷调查,收集各个系列和科室的劳动强度、职业风险、技术难度、学科建设,并据此分别构建医师、医技、护理、行政后勤、研究系列、科室综合系数体系(表 3-3-0-2)。科室综合系数体现了对不同系列和科室人员的综合贡献度的认可与保障,解决了绩效分配的横向公平问题。整体来看,科室综合系数在0.9~1.6 之间,外科、重症医学科普遍高于内科、平台科室;从不同系列来看,护理系列的科室综合系数跨度最大,从最小系数 0.9 开始,

临诊医师
1. 主诊教授
2. 主管医师
3. 轮派医师
4. 住院医师
5. 助理医师
6. 培训医师A
7. 培训医师B
8. 培训医师C

平台医师
1. 医师1级
2. 医师2级
3. 医师3级
4. 医师4级
5. 医师5级
6. 医师6级
7. 医师7级
8. 医师8级

物理师
1. 物理师1级
2. 物理师2级
3. 物理师3级
4. 物理师4级
5. 物理师5级
6. 物理师6级

护理
1. 科护长
2. 区护长
3. 护理1级
4. 护理2级
5. 护理3级
6. 护理4级
7. 护理5级
8. 护理5级A
9. 护理5级B
10. 护理6级
11. 护理7级
12. 护理8级
13. 护理9级
14. 护理10级

工程药剂技术
1. 工药技1级
2. 工药技2级
3. 工药技3级
4. 工药技4级
5. 工药技5级
6. 工药技6级
7. 工药技7级
8. 工药技8级
9. 工药技9级
10. 工药技10级
11. 工药技11级

临床预防研究
1. 临床预防研究主任级
2. 临床预防研究1级
3. 临床预防研究2级
4. 临床预防研究3级
5. 临床预防研究4级
6. 临床预防研究5级

基础研究
1. 课题组负责人
2. 基础研究1级
3. 基础研究2级
4. 基础研究3级
5. 基础研究4级
6. 基础研究5级
7. 基础研究6级

实验技术
1. 实验技术员1级
2. 实验技术员2级
3. 实验技术员3级
4. 实验技术员4级
5. 课题技术员5级
6. 课题技术员6级
7. 课题技术员7级
8. 课题技术员8级
9. 课题技术员9级
10. 课题技术员10级
11. 课题技术员11级

博士后
1. 博士后1级岗
2. 博士后2级岗
3. 博士后3级岗

研究护士
1. 研究护士1级
2. 研究护士2级
3. 研究护士3级
4. 研究护士4级
5. 研究护士5级
6. 研究护士6级
7. 研究护士7级
8. 研究护士8级
9. 研究护士9级
10. 研究护士10级
11. 研究护士11级

行政后勤
1. 行政后勤3级
2. 行政后勤4级
3. 行政后勤5级
4. 行政后勤6级
5. 行政后勤7级
6. 行政后勤7级A
7. 行政后勤7级B
8. 行政后勤7级C
9. 行政后勤8级
10. 行政后勤8级A
11. 行政后勤8级B
12. 行政后勤8级C
13. 行政后勤9级
14. 行政后勤10级
15. 行政后勤11级
16. 行政后勤12级
17. 行政后勤13级
18. 行政后勤14级

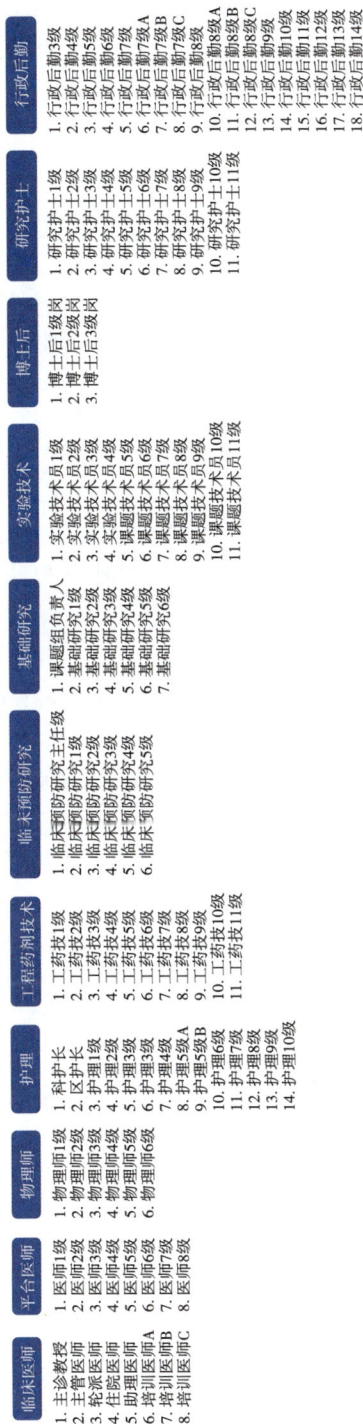

图 3-3-0-2　中心绩效岗位体系的系列与层级

跨越 0.95、1、1.05、1.1、1.15,共六档,医技系列的科室综合系数包括 1、1.05、1.1、1.15 四档,医师系列的科室综合系数包括 1.15、1.3、1.45、1.6 四档。

表 3-3-0-2 科室综合系数

岗位类别	科室综合系数	对应科室
医师	1.15	职工保健科、体检中心、医院感染管理科
	1.3	影像科、超声心电科、核医学科(检查)、内镜科(医技)、口腔室、输血科、临床营养科、门诊部、肺功能室
	1.45	鼻咽科、放疗科、内科、儿童肿瘤科、血液肿瘤科、微创介入科、病理科、分子诊断科、Ⅰ期病房、临床研究日间治疗中心、内镜科(病房)、核医学科(病房)、综合科、中医科、生物治疗中心
	1.6	乳腺科、结直肠科、胃外科、头颈科、骨与软组织科、泌尿外科、妇科、重症医学科、麻醉科、神经外科、胸科、肝脏外科、胆胰外科
物理师	1.2	放疗科物理师、生信工程师
医技	1	临床试验研究部、肿瘤预防研究室
	1.05	血液肿瘤科、生物治疗中心、病理科、分子诊断科、检验科、超声心电科、药学部
	1.1	放疗科技术组、工程组、物理组剂量师、肝胆手术室、手术麻醉室、影像科
	1.15	核医学科,介入手术室
护理	0.9	医院感染管理科、护理部、临床营养科、门诊-分诊、门诊一站式、体检中心、体细胞治疗中心、预防保健科、临床研究部、护理员、研究护士
	0.95	超声心电科、肺功能室、放疗门诊、化疗药房、内镜科、消毒供应中心
	1	鼻咽科、放疗病区、核医学科、门诊-注射室、黑色素瘤与肉瘤内科、内科、乳腺科、影像科、综合科
	1.05	肝脏外科、胆胰外科、结直肠科、麻醉科、泌尿科、头颈科、胃外科、胸科
	1.1	儿童肿瘤科、妇科、核医学科-核素注射、介入手术室、内镜科、内科-骨髓移植、血液肿瘤科、微创介入科
	1.15	重症医学科、神经外科、手术室
基础研究	1.125	实验研究部、生物治疗中心等专职研究
临床/预防研究	1	临床研究部、预防研究部研究人员
研究技术	1	实验研究部技术员
行政后勤	1	行政后勤所有科室、各科室办事员

绩效岗位体系和科室综合系数一同决定了不同人员绩效奖金的起点,形成绩效考核与分配的"价值观",使得医院内部不同系列、不同科室、不同层级人员的绩效考核与分配保持相对的公平与平衡。中心进一步根据既往绩效奖金的发放水平和在业务支出中的占比,确定各系列、各科室、各层级岗位的绩效基数,并基于此进行月度考核与分配。

三、绩效管理的展望

现阶段,随着 DRG/DIP 医保支付方式改革的实施,绩效管理要发挥的作用,不仅是对患者治疗和医院运营过程的整体分析、综合评价,而且是对技术创新、医艺积累、学科建设、专科提升、人才培养的激励引导,更是持续改进医疗服务品质,提升专业化、规范化、精细化管理水平,加强运营管控和提质增效的方向指引。

为了适应新医改背景下的诸多变化,公立医院绩效管理必须面临"五个转变":一是从过分关注绩效激励技术转变为更加关注绩效激励的系统性;二是从过分关注"短期"转变为更加关注"长期";三是从过分关注"单个"转变为更加关注"整体";四是从过分关注结果转变为更加关注过程,关注医院与员工的共同发展;五是从回避沟通或不善于沟通转变为更加关注积极沟通,重视统一思想与价值观。在此基础上,找到公益性和效益性的平衡点,以"用好医保经费"和"适当疾病治疗"为原则,开展更加客观、精准、理性的管理,促进医疗服务高质量发展。

―――――――――― 参考文献 ――――――――――

[1] 胡献之, 张宇杰, 文朝阳, 等. 绩效变革如何助力公立医院公益性? [J]. 中国卫生人才, 2017 (6): 16-20.

[2] 彭望清, 谭翠章, 张宇杰. 绩效解码——公立医院高质量发展语境下的绩效分配改革实战经验 [M]. 北京: 中国协和医科大学出版社, 2022.

[3] 刘永芳. 管理心理学 [M]. 北京: 清华大学出版社, 2008.

［4］彭望清, 朱胤, 何韵. KPI 在中山大学肿瘤医院酬金分配体系中的应用 [J]. 中国肿瘤, 2008, 17 (3): 196-198.

［5］钟俊学, 翟慧文, 彭望清. 建立公立医院员工分级分类绩效评价体系的探讨——以中山大学肿瘤防治中心为例 [J]. 中国肿瘤, 2018, 27 (8): 589-595.

第四章
肿瘤医院信息化建设

第一节　肿瘤医院信息化建设概述

徐海铭　浙江省肿瘤医院
孟　振　浙江省肿瘤医院
路春阳　浙江省肿瘤医院

一、引言

肿瘤医院的信息化建设和中国大部分医院的信息化建设历程类似，从20世纪90年代末以财务为核心的HIS建设为起始，人员组织则来源于医院设备科。随着信息技术的发展和肿瘤专科业务发展，慢慢过渡到以临床医疗、患者服务和医院管理为核心的智慧医院建设主线上来。

肿瘤专科的诊疗特点使得肿瘤医院信息化建设与综合医院信息化建设除了在基础设施、数据安全隐私和交互友好性等方面有共同点外，还在服务范围、专科领域、数据管理、远程教育和患者随访等诸多方面存在不同特点。肿瘤医院的信息化建设，随着与医疗业务的整合度日益提升，专科诊疗模式逐步转变，肿瘤患者全程管理需求的迫切增强，其信息化建设也发展出了自己的路径和特点。

二、医院信息化建设背景

（一）医疗信息化顶层设计的政策背景

2016年10月中共中央、国务院印发的《"健康中国2030"规划纲要》中,把建设健康信息化服务体系作为纲要的要点内容之一予以阐述。2021年9月国家卫生健康委和国家中医药管理局联合印发的《公立医院高质量发展促进行动(2021—2025年)》文件中,明确将信息化作为医院基本建设的优先领域,建设电子病历、智慧服务、智慧管理"三位一体"的智慧医院信息系统。而早在2019年公立医院绩效考核就将"电子病历系统应用功能水平分级"列为"医疗质量"考核的定性与定量指标。这意味着通过应用信息技术、人工智能等方法提升医疗服务与管理能力,实现全流程、全环节智慧管理,以及协助管理人员及时掌握医院运行细节信息,进行人财物的精细化管理,规范业务流程。同时,智慧医院建设也需要有前瞻性、技术性、针对性和专业性,结合医院战略和实际业务需求建设或完善系统,满足医疗行业的独特需求。

在推动医院信息化建设从应用角度向纵深发展的同时,国家也高度重视医疗健康信息化建设技术领域互联互通能力。2013年国家卫生计生委统计信息中心开始组织开展国家医疗健康信息互联互通标准化成熟度测评试点工作,于2017年8月印发《国家医疗健康信息区域(医院)信息互联互通标准化成熟度测评方案(2017年版)》。互联互通评级通过对医院信息化建设的成熟度进行评估,推动医院信息化建设的规范化和标准化,促进医院信息系统之间的互联互通,实现数据的共享和交换,提高医疗服务的效率和质量。

从《"健康中国2030"规划纲要》到《公立医院高质量发展促进行动(2021—2025年)》文件,再到电子病历系统应用水平分级纳入医疗质量考核,以及互联互通标准化成熟度测评方案的实施,这一系列政策和措施共同勾勒出了中国医院信息化建设顶层设计的宏伟蓝图。

(二)肿瘤诊疗模式转变的业务背景

随着医学领域的不断进步,尤其是在肿瘤治疗新方案和新药物的推动下,患者即便处于疾病晚期也有望获得更长的生存期和更优的生活品质。在这一背景下,临床治疗理念与患者期望都在发生积极变化,医患之间建立的长期合作关系正成为未来发展的重要方向。

1. 患者为中心的诊疗需求日益增强　鉴于肿瘤的复杂性及治疗方法的多元化,患者迫切需要个性化的治疗计划和周到的照顾。在此背景下,对于能够实现患者信息全面整合及智能分析的电子病历系统和患者管理系统的需求日益明显,以便为患者提供更准确、高效的定制化治疗方案。

2. 多学科诊疗的重要性凸显　肿瘤治疗常需外科、放疗科、化疗科等多学科专家的共同参与,形成多学科治疗团队。在这一过程中,对于能够促进跨学科紧密合作、实现即时信息交流的高效信息共享和通信系统的需求日益迫切,以提升治疗效率和成效。

3. 精准医学快速发展　随着生物信息学,如基因组学、蛋白质组学的迅猛发展,精准医学已成为肿瘤治疗的新趋势。因此,对于能有效处理并分析大量基因检测数据、为精准医学提供坚实技术支持的系统需求日益增长。

4. 远程医疗服务需求上升　考虑到医疗资源的地理分布不均,远程医疗在肿瘤诊疗领域尤为关键。它不仅能为偏远地区患者提供专家咨询,还能实现远程病理诊断、远程放疗计划审核等服务,显著提高医疗服务的覆盖率和效率。

5. 持续医疗与随访管理的必要性　肿瘤治疗不只涉及手术、化疗、放疗等阶段,还包括术后康复、长期随访及复发监测等环节。因此,构建一个全面的患者管理系统,实现对患者治疗全程的监控与管理,及时识别并处理治疗过程中的问题,成为提升患者生存质量和生存率的关键。

在新兴诊疗技术的催化下,医患之间建立长期合作关系、制订个性化治疗计划、多学科团队紧密协作、实施精准医学、提供远程医疗服务以及完善持续医疗与随访管理,共同构成了肿瘤诊疗模式转变的业务背景。

(三) 新兴信息技术发展和应用的外部效应

近年来,信息技术(IT)领域的变革和应用模式的演进对肿瘤专科医院的信息化建设产生了显著的外部效应。

1. 大数据技术的进步极大地增强了数据处理和分析能力,使得医院能够从庞大的数据集中提取有价值的信息,从而支持临床决策和科研活动。

2. 人工智能(AI)的快速发展,尤其是在机器学习和深度学习方面,为肿瘤的精准诊断和个性化治疗提供了强大工具,改善了治疗效果并提高了诊断效率。

3. 互联网和移动通信技术的普及使得远程医疗服务变得可行,为肿瘤患者提供更广泛的专家资源和咨询服务,尤其是在偏远地区。

4. 物联网(IoT)技术的应用使得医疗设备更加智能化和网络化,实现了对患者健康状况的实时监测和数据收集,优化了医疗资源的管理和调配。

5. 云计算为医院提供了弹性的计算资源和数据存储服务,降低了 IT 基础设施的投资成本,同时提高了数据处理的效率和灵活性。

6. 区块链技术在确保数据安全和隐私保护方面展现出潜力,为医疗数据的共享和交换提供了一个安全可靠的平台,增强了医疗信息系统的信任度。

这些技术进步和应用模式的转变,从非医疗行业逐步影响到医疗行业,包括肿瘤专科医院,促进医疗服务模式演进、诊疗手段创新和医疗价值转化。

三、肿瘤医院信息化实施策略与步骤

(一)肿瘤医院信息化的总体规划、目标设定与设计原则

肿瘤医院信息化建设是一个长期、复杂的过程,需要以国家政策的顶层设计为蓝本,通过科学的总体规划、明确的目标设定,遵循合理的设计原则,充分发挥信息化的优势,提高医疗服务质量,促进医院的高质量发展。

1. 总体规划 肿瘤医院信息化建设的总体规划应基于医院的实际需求和长远发展目标,综合考虑医疗服务流程、患者服务、科研需求、资源管理等多个方面。规划应包括基础设施建设、核心业务系统开发、数据管理与安全、技术支持体系等关键领域,确保信息化建设的全面性和系统性。

2. 目标设定 ①提高医疗服务质量和效率。通过电子病历系统、临床决策支持系统等工具,实现快速、准确的临床信息记录与共享,提高诊疗效率和治疗准确性。②促进多学科协作。建立高效的信息交流和协作平台,支持多学科团队(MDT)在肿瘤治疗中的紧密合作,优化诊疗方案。③支持科学研究。提供强大的数据收集、管理和分析工具,支持肿瘤研究,促进新疗法、新技术的开发与应用。④提升医院管理效能。利用信息技术优化资源配置、提高管理效率,实现财务、人力资源、物资等方面的精细化管理。⑤加强患者参与。通过健康信息门户、移动医疗应用等方式,加强与患者的沟通和互动,提供个性化的健康管理服务。

3. 设计原则 ①以患者为中心。所有信息化建设和服务设计均应围绕患者需求,确保技术服务于患者的最佳利益。②安全与隐私保护。确保医疗信息系统符合数据保护法规,采取有效措施保护患者信息的安全和隐私。③开放性与互联互通。建设符合国家和国际标准的开放性医疗信息系统,支持与外部系统的互联互通,实现数据共享。④可扩展性与灵活性。考虑到未来技术的发展和医院业务的变化,信息系统应具备良好的可扩展性和灵活性,以适应新需求。⑤用户友好性。系统应具有直观、易用的界面和操作流程,降低医护人员的培训成本,提高使用效率。

(二)肿瘤医院信息化的关键技术应用

1. 电子病历(EMR)系统 电子病历(EMR)系统是肿瘤医院信息化建设的基石,提供了一个全面、集成和实时的医疗信息管理平台。该系统记录患者从初诊到治疗、康复乃至随访的全过程信息,为医护人员提供即时、准确的临床数据支持,从而显著提升诊疗效率和治疗质量。

(1)全面记录:EMR系统能够记录患者的个人信息、病史、检查结果、治疗过程、药物使用等详细信息,确保信息的完整性和连续性。

(2)信息共享:系统支持医院内部不同科室间的信息共享,使得多学科团队(MDT)能够高效协作,共同参与肿瘤患者的治疗规划和决策。

（3）辅助决策：集成的临床决策支持系统（CDSS）可提供基于最新研究和指南的治疗建议，辅助医师制订个性化的治疗方案。

（4）质量控制与评估：系统能够监控和分析治疗过程和结果，为医院提供质量控制和服务改进的依据。

（5）数据标准化与结构化：EMR 系统采用标准化的数据格式和术语，确保信息的一致性和可比较性，支持高效的数据检索和分析。

（6）高度安全性：系统采取多层安全措施保护患者信息，包括数据加密、访问控制和审计追踪，确保信息的安全和隐私。

（7）用户友好界面：设计注重用户体验，简化数据输入流程，减轻医护人员的工作负担，提高工作效率。

（8）可扩展性：系统架构支持模块化和可扩展设计，能够根据医院的发展需求和最新技术进展进行升级和扩展。

2. 临床决策支持系统（CDSS） 临床决策支持系统（CDSS）是肿瘤医院信息化建设中的关键技术应用之一，旨在通过提供基于证据的临床指南、治疗建议及患者数据分析，辅助医师做出更准确、个性化的治疗决策。

（1）辅助诊断：CDSS 能够分析患者的临床数据，识别症状和体征的模式，辅助医师进行初步诊断和鉴别诊断。

（2）治疗建议：系统根据最新的临床指南和研究成果，结合患者的具体情况，提供个性化的治疗建议，包括药物选择、剂量推荐和治疗方案。

（3）风险评估：CDSS 可以评估治疗方案的潜在风险和副作用，帮助医师权衡利弊，做出更合理的治疗决定。

（4）患者管理：系统支持对患者治疗过程的监控，包括治疗反应、疗效评估和随访管理，确保治疗计划的执行和调整。

（5）数据驱动：CDSS 通过分析大量的临床数据、病例研究和指南，提供基于证据的决策支持，确保建议的科学性和可靠性。

（6）集成性：系统与电子病历（EMR）系统紧密集成，能够实时访问患者的医疗记录，支持更精准的数据分析和决策制定。

（7）交互性：CDSS 提供交互式的用户界面，允许医师根据患者情况调整查询参数,定制决策支持内容。

(8)适应性:系统具有学习能力,能够根据新的医学证据和临床实践不断更新和优化决策支持算法。

(9)知识库更新:为保证决策支持的准确性和时效性,需要定期更新 CDSS 的医学知识库,这要求系统能够快速适应最新的医学研究成果。

(10)医师培训与接受度:系统的有效使用需要医师接受一定的培训,提高他们对系统功能和价值的认识,增强使用意愿。

(11)隐私保护与数据安全:在处理敏感的患者信息时,CDSS 必须遵守严格的数据保护法规,确保数据的安全和患者的隐私。

3. 医学影像信息系统　医学影像信息系统,包括影像存储与传输系统(PACS)和放射信息系统(RIS),在肿瘤医院信息化建设中发挥着至关重要的作用。这一系统为医疗影像的存储、检索、分发和显示提供了高效的技术支持,极大地提升了影像管理的效率和质量,支持了临床诊断和治疗决策。

(1)集中存储:PACS/RIS 能够集中存储各类医学影像资料,包括CT、MRI、X 线图片等,确保数据的安全和完整性。

(2)快速检索与分发:系统支持高效的影像资料检索和跨部门、跨地区的影像共享,使医师能够即时获取患者的影像数据,支持远程诊断和会诊。

(3)影像辅助诊断:与高级影像处理和分析工具的集成,如 3D重建、图像量化分析等,为医师提供了强大的辅助诊断功能。

(4)工作流程管理:RIS 管理放射科的整个工作流程,包括患者登记、预约排班、检查执行、报告编写和审核等,提高了放射科的工作效率。

(5)高容量与高可靠性:PACS/RIS 的设计支持大规模的数据存储,采用高可靠性的数据备份和恢复机制,确保医学影像数据的长期保存和安全。

(6)多格式与多源支持:系统兼容各种医学影像格式和来自不同制造商的设备产生的数据,保证了系统的广泛适用性和灵活性。

(7)标准化接口：遵循医学影像和通信标准（如 DICOM），支持与其他医疗信息系统（如 EMR、HIS）的互联互通，实现数据的无缝集成。

(8)用户友好的操作界面：提供直观、易用的用户界面和操作流程，减少医护人员的培训负担，提高工作效率。

(9)系统集成与兼容性：PACS/RIS 需要与医院现有的 IT 基础设施和其他医疗信息系统集成，要求高度的兼容性和稳定性。

(10)数据迁移与转换：将传统的胶片影像数字化，或将现有的数字影像资料迁移到新系统中，需要复杂的数据迁移和转换工作。

(11)维护与升级：随着医学影像技术的快速发展，系统需要定期维护和技术升级，以适应新的影像设备和分析工具。

4. 移动医疗与远程医疗技术　　移动医疗与远程医疗技术是肿瘤医院信息化建设的关键组成部分，通过提供灵活的医疗服务和资源，显著提升了肿瘤患者的诊疗体验和治疗效率。这些技术使得医疗服务不再受地理位置的限制，为患者和医师提供了更加便捷、高效的医疗沟通和服务渠道。

(1)远程诊断和咨询：医师可以通过远程医疗平台为患者提供专业咨询，进行远程病理诊断、影像诊断等，特别适用于偏远地区和行动不便的患者。

(2)移动健康管理：移动医疗应用允许患者随时随地访问自己的健康信息，记录症状，追踪治疗进展，甚至进行远程康复训练。

(3)多学科远程会诊：利用远程医疗平台，不同地区和领域的专家可以在线集会，共同讨论和制订患者的治疗方案，促进知识共享和学科交叉。

(4)患者教育和支持：提供在线教育资源和社群支持，帮助患者更好地了解自己的疾病，减轻心理压力，提升生活质量。

(5)高度可访问性：移动医疗和远程医疗技术通过智能手机、平板电脑等移动设备，提供了随时随地的医疗服务访问能力。

(6)数据安全与隐私保护：采用高标准的数据加密和安全认证技术，确保患者信息的安全和隐私保护。

(7)实时性和互动性：支持实时音视频通信和即时消息交换，提高了医患互动的效率和质量。

(8)易用性和适应性：用户友好的界面设计和个性化的服务设置，满足不同患者的需求和偏好。

(9)网络基础设施：高质量的远程医疗服务依赖于稳定可靠的网络连接，特别是在偏远地区可能面临网络覆盖不足的问题。

(10)医疗资源整合：远程医疗服务需要整合医院内外的医疗资源，包括医师、设备和管理体系，以提供连续性和一体化的医疗服务。

(11)政策和法规：远程医疗的推广还须解决法律、伦理和医保报销等方面的问题，确保服务的合法性和可持续性。

5. **样本库系统** 样本库系统在肿瘤医院信息化建设中扮演着至关重要的角色，特别是在个体化医疗和精准治疗的背景下。这一系统负责管理和分析肿瘤患者的生物学样本，包括血液、组织、细胞等，以及与之相关的临床信息和生物标志物数据。

(1)个性化治疗方案的制订：通过对样本库中的生物样本进行基因测序、蛋白质组学分析等，医师可以了解患者的分子特征，为其制订更为个性化的治疗方案。

(2)疾病机制研究：样本库系统提供的大量样本数据支持科研人员深入研究肿瘤的发生发展机制，有助于新药物和治疗方法的研发。

(3)临床试验支持：样本库为临床试验提供了宝贵的资源，有助于筛选合适的试验对象，验证新药物和治疗方法的有效性和安全性。

(4)高效的样本管理：样本库系统通过条码、RFID 等技术实现样本的快速识别、分类和追踪，确保样本的管理效率和使用安全。

(5)数据集成与分析：系统能够整合样本数据、临床数据和科研数据，支持复杂的数据分析和挖掘，提供科研和临床决策支持。

(6)严格的质量控制：样本库系统采用标准化的操作流程和质量控制措施，确保样本的质量和研究结果的准确性。

(7)安全与隐私保护：系统采取多层次的数据保护措施，确保样本和相关数据的安全，保护患者隐私。

肿瘤医院样本库系统的建设和应用，不仅加强了医院的科研能力,为患者提供了更加精准的治疗方案,也为全球肿瘤研究和治疗的进步作出重要贡献。随着生物技术和信息技术的不断进步,样本库系统将持续发展,为肿瘤医院信息化建设带来更多创新和价值。

6. 临床试验系统 临床试验系统在肿瘤医院信息化建设中占据重要地位,尤其是在探索和验证新的肿瘤治疗方法和药物的过程中。这一系统为设计、执行、监控和管理临床试验提供了全面的信息技术支持。

(1)试验设计与管理:临床试验系统支持复杂的试验设计,包括随机分组、盲法设计等,确保试验的科学性和有效性。同时,系统提供项目管理工具,协助研究人员跟踪试验进度,管理参与者信息,记录试验数据。

(2)数据收集与分析:系统能够实现电子数据捕获(EDC),方便研究人员及时准确地收集临床试验数据。通过数据分析模块,研究人员可以对试验结果进行统计分析,评估新药物或治疗方法的效果和安全性。

(3)遵循规范与监管:临床试验系统确保所有试验活动遵循相关的法规和标准,如药物临床试验质量管理规范(GCP),帮助医院管理临床试验的合规性。

(4)参与者安全与随访:系统通过监控试验过程中的不良事件,确保参与者的安全。同时,支持长期的患者随访,收集和分析治疗后续效果和副作用。

(5)灵活的数据管理:临床试验系统支持多种数据类型和数据来源,包括患者临床数据、实验室检测结果、影像数据等,保证数据的完整性和一致性。

(6)强大的数据安全性:系统采用高标准的数据加密和访问控制机制,保护试验数据的安全,防止数据泄露或未经授权的访问。

(7)用户友好的操作界面:系统设计注重用户体验,提供直观的操作界面和便捷的数据输入方法,减少研究人员的培训成本和操作错误。

(8)高效的协作与通信:临床试验系统支持研究团队成员之间的

协作和沟通,包括文档共享、即时消息、任务分配等功能,提高团队的工作效率。

通过临床试验系统的应用,能够更加高效、规范地开展临床试验,加速新药物和新治疗方法的研发和临床验证。随着技术的不断进步,未来的临床试验系统将更加智能化和自动化,为肿瘤治疗的创新和发展提供更强大的支持。

（三）肿瘤医院信息化的数据管理与交换

数据管理与交换是确保医疗服务质量、提升医疗研究水平和优化医院运营效率的关键。这一过程涉及对大量复杂数据的收集、存储、处理、分析和共享,需要高度的技术支持和严格的管理制度。

1. 数据管理的核心要素

（1）数据收集与录入:①标准化。采用统一的数据标准和格式,如 HL7、LOINC 和 SNOMED CT,确保数据的一致性和互操作性。②电子化。通过电子病历（EMR）系统、医学影像信息系统（PACS/RIS）等自动化工具收集电子化医疗数据,减少人工录入错误。

（2）数据存储与备份:①集中存储。构建集中的数据仓库,支持多源数据的整合存储,如临床数据、影像数据、实验室数据等。②数据安全。采用加密技术、访问控制和物理隔离等措施保护数据安全,防止数据泄露和未授权访问。③备份与灾难恢复。定期备份数据,并制订灾难恢复计划,确保数据的长期保存和在紧急情况下的可恢复性。

（3）数据处理与质量控制:①数据清洗。定期进行数据清洗,识别并纠正错误、不完整或不一致的数据,保证数据质量。②数据标准化。将数据转换为统一的标准格式,便于数据的分析和共享。

（4）数据分析与应用:①数据挖掘。利用统计分析、机器学习等方法对数据进行深入挖掘,识别疾病模式、优化治疗方案、预测疾病风险等。②决策支持。将分析结果应用于临床决策支持系统（CDSS）,提供个性化的治疗建议和诊疗方案。

2. 数据交换的关键技术

（1）标准化协议:① HL7 是国际上广泛采用的医疗信息交换

标准,支持临床和管理数据的交换。②医学数字成像和通信标准(digital imaging and communications in medicine,DICOM),专门用于医学影像数据的交换和存储。

(2)互联互通平台:①健康信息交换(HIE)。构建健康信息交换平台,支持医院内外的数据共享和交换,如患者信息、医疗记录、检验结果等。②云服务。利用云计算技术提供数据存储、处理和分析服务,支持数据的远程访问和共享。

3. 数据安全与隐私保护

(1)加密技术:对传输和存储的数据进行加密,确保数据在交换过程中的安全。

(2)访问控制:实施严格的访问控制策略,确保只有授权用户才能访问敏感数据。

(3)遵守隐私保护法规:遵循《中华人民共和国个人信息保护法》《中华人民共和国数据安全法》和《中华人民共和国网络安全法》中对个人信息的分类、处理者的义务、数据出境的管理等方面的规定,保护患者的个人健康信息不被泄露。

肿瘤医院信息化的数据管理与交换是一个复杂的系统工程,需要跨学科的技术知识、严格的管理制度和持续的技术创新。通过高效的数据管理与交换,肿瘤医院能够提升医疗服务的质量和效率,加速医学研究的进展,最终实现对患者的精准治疗和个性化关怀。

四、挑战与解决方案

(一)国家顶层规划的落地实施

国家顶层规划为医院信息化提供了指导方针和目标,但如何将这些宏观规划具体落实到医院的日常运营和长期发展战略中是一项挑战。这涉及将政策指导、技术标准和实施细则转化为医院的具体项目和操作流程。

1. 政策解读与适应　设立专门的工作组或委员会,负责解读国家政策和规划,评估其对医院的具体影响,并制定相应的适应策略。这包括对国家医疗健康信息化的要求、标准和期望进行全面的理解和分析。

2. 制定实施路线图 基于国家顶层规划和医院自身情况,制定详细的信息化实施路线图,包括短期、中期和长期的目标,明确各阶段的关键任务、预期成果和时间节点。路线图应考虑技术、人力、财务等资源的可用性和约束性。

3. 建立监管与反馈机制 建立一套有效的监督管理和反馈机制,确保信息化项目的实施符合国家规划的指导原则和目标。通过定期的项目评估和审计,及时发现问题和偏差,调整实施策略。

4. 加强人才培养和团队建设 投资于人才培养和团队建设,特别是在信息技术、医疗信息管理和政策分析等领域。强化跨学科合作,促进医疗、管理、IT 等专业人员之间的沟通和协同工作。

5. 促进合作与交流 积极参与行业协会、专业论坛和政府组织的活动,与其他医院和研究机构分享经验,学习最佳实践。利用外部资源和专业知识,共同推动信息化项目的实施。

6. 持续更新与迭代 医院信息化是一个持续的过程,需要不断地更新和迭代。根据国家政策的更新、技术的进步和医院运营的变化,定期修订实施路线图和项目计划,确保信息化建设与时俱进。

(二)数据安全与隐私保护

在信息化建设的过程中,如何确保患者敏感信息的安全和隐私是一大挑战。数据泄露或未经授权的访问可能会导致严重的法律和信誉风险。

采用先进的加密技术保护数据传输和存储过程。实施严格的访问控制和身份验证机制,确保只有授权人员才能访问敏感信息。定期进行数据安全培训,提高员工的安全意识。

(三)系统集成与互操作性

医院通常使用来自不同供应商的多个信息系统,这些系统之间缺乏有效的集成和互操作性,导致信息孤岛现象。

采用基于标准化协议(如 HL7、DICOM)的中间件或集成平台,促进不同系统之间的数据交换和共享。选择支持开放标准和具有良好集成能力的信息系统产品。

（四）用户接受度和培训

医护人员可能对新系统的使用感到不适应或抵触，缺乏足够的培训和支持会影响信息系统的使用效率和效果。

设计直观易用的用户界面，减少操作复杂性。提供全面的培训计划和持续的技术支持，确保医护人员能够熟练使用系统。收集用户反馈，不断优化系统功能和操作流程。

（五）数据质量和标准化

保证数据的准确性、完整性和一致性是信息化建设中的一大难题。数据标准化也是实现数据互操作性的前提。

实施严格的数据录入和管理流程，采用自动化工具减少手动录入错误。推广和遵循国际和国内的医疗数据标准，如 SNOMED CT、LOINC 等，确保数据的标准化和可比较性。

（六）经费和资源限制

信息化建设初期需要大量的投资，包括硬件设备、软件系统和人员培训等，经费和资源的限制是许多肿瘤医院面临的现实问题。

寻求行业合作，采用分阶段实施策略，根据优先级逐步投资，确保投资的有效性和可持续性。

肿瘤医院信息化建设是一项复杂而艰巨的任务，需要综合考虑技术、管理、法律和伦理等多方面因素。

五、未来趋势与展望

肿瘤医院信息化建设，在国家政策的顶层设计蓝图指引下，结合肿瘤诊疗模式转变和技术推动的未来趋势，将在提高诊疗效率、优化患者体验和推动医学研究方面发挥重要作用。

随着基因组学和生物信息学的发展，未来个性化医疗将成为肿瘤治疗的标准做法；AI 和机器学习技术将在肿瘤诊断、预后评估和治疗决策中发挥更大作用；数字健康平台和远程医疗服务将成为肿瘤患者日常管理和治疗的重要组成部分；通过健康信息交换（HIE）平台，医院、研究机构和其他医疗服务提供者之间将实现无缝数据流通，促进协作研究，加快新药和新治疗技术的开发。

医院信息化建设,离不开伦理和法律的保障,要做好数据隐私保护、患者权益和人工智能的伦理使用。肿瘤医院信息化的未来趋势与展望充满希望和挑战。通过持续的技术创新和合理的政策引导,信息化将极大地促进肿瘤医院的发展,为患者提供更高效、更安全、更个性化的医疗服务,开启精准医疗的新时代。

参考文献

[1] 何英剑, 李晓婷, 李金锋, 等. 大数据时代信息化管理平台在医院专科建设中的价值 [J]. 中国医院管理, 2017, 37 (3): 2.

[2] RIBELLES N, ALVAREZ-LOPEZ I, ARCUSA A, et al. Electronic health records and patient registries in medical oncology departments in Spain [J]. Clin Transl Oncol, 2021, 23 (10): 2099-2108.

[3] POST A R, BURNINGHAM Z, HALWANI A S. Electronic health record data in cancer learning health systems: Challenges and opportunities [J]. JCO Clin Cancer Inform, 2022, 6: e2100158.

[4] HAN A Y, MILLER J E, LONG J L, et al. Time for a paradigm shift in head and neck cancer management during the COVID-19 pandemic [J]. Otolaryngol Head Neck Surg, 2020, 163 (3): 447-454.

[5] PERNI S, SARAF A, MILLIGAN M, et al. A paradigm shift in radiation oncology training [J]. Adv Radiat Oncol, 2020, 6 (2): 100599.

第二节　AI 语音智能化随访助力患者管理

徐　宁　中国科学技术大学附属第一医院(安徽省立医院)

在肿瘤患者的延续性治疗和康复过程中,以随访为主要手段的患者管理是一项至关重要的任务。有效的患者管理不仅可以提高医疗服务质量,还能降低医疗成本,改善患者的就医体验。传统的患者随访方式大多依赖人工操作,存在效率低下、数据收集不全、随访不及时、对居家康复的指导形式有限等问题。而 AI 语音智能化随访系统的出现,为改善这些问题提供了新的解决方案。

AI 语音智能化随访系统借助先进的语音识别、自然语言处理等技术,能够自动与患者进行交流,收集患者信息,分析病情,并生成随访报告,配合患者端小程序或 APP,还可以为患者推送详细的健康指导和各类提醒服务。这一技术的应用不仅提高了随访效率,还降低了人力成本,为患者管理带来了革命性的变革。

一、国家对建设健康中国的愿景与重要规划

2016 年 10 月,中共中央、国务院印发《"健康中国 2030"规划纲要》,其中提到:"全民健康是建设健康中国的根本目的。立足全人群和全生命周期两个着力点,提供公平可及、系统连续的健康服务,实现更高水平的全民健康。"

2019 年 1 月,国务院办公厅发布《国务院办公厅关于加强三级公立医院绩效考核工作的意见》(国办发〔2019〕4 号),提出将医院满意度纳入三级公立医院绩效考核工作中,要求完善满意度调查平台,国家建立公立医院满意度管理制度,根据满意度调查结果,不断完善公立医院建设、发展和管理工作。

2019 年 3 月 5 日,国家卫生健康委办公厅发布的《医院智慧服务分级评估标准体系(试行)》指出,医院智慧服务是"指医院针对患者的医疗服务需要,应用信息技术改善患者就医体验,加强患者信息互联共享",涵盖诊疗预约、智能导医、健康宣教、患者管理等一系列患者诊前、诊中、诊后及全程服务指标。要求医院沿着功能实用、信息共享、服务智能的方向,建设完善智慧服务信息系统,使之成为改善患者就医体验、开展全生命周期健康管理的有效工具。

2022 年 5 月,国务院办公厅在《"十四五"国民健康规划》中指出,加快卫生健康科技创新,促进全民健康信息联通应用。优化"互联网＋签约服务",逐步接入更广泛的健康数据,为签约居民在线提供健康咨询、预约转诊、慢性病随访健康管理、延伸处方等服务。推动构建覆盖诊前、诊中、诊后的线上线下一体化医疗服务模式。

2023 年 5 月,《全面提升医疗质量行动计划(2023—2025 年)》明确要求提升随访质量,医疗机构根据不同疾病特点及诊疗规律,明

确随访时间、频次、形式和内容等,安排专门人员进行随访并准确记录,为有需要的患者提供出院后连续、安全的延伸性医疗服务。重点加强四级手术、恶性肿瘤患者的随访管理,重点关注患者出院后发生并发症、非预期再入院治疗和不良转归等情况。

二、患者管理的重要性

1. 提高生存率和生活质量　有效的患者管理能够帮助患者更好地应对治疗过程中的各种挑战,延长患者生存时间,提高生活质量。通过全病程管理,从诊断、治疗到康复和随访,患者能够得到连续性的关怀和支持,从而更好地应对疾病带来的身体和心理负担。

2. 实现精准医疗　肿瘤疾病的异质性要求治疗方案必须个体化。患者管理通过收集和分析患者的详细诊疗信息和自身情况,帮助医师制订更加科学、精准的治疗方案。这种基于患者具体情况的个性化治疗,能够提高治疗效果,减少不必要的副作用,实现精准医疗。

3. 强化患者教育和自我管理能力　患者管理还包括对患者及其家属的教育,提高他们对疾病的认识和理解,增强自我管理能力。通过教育和心理支持,帮助患者积极面对疾病,改善他们的心理状态,提高治疗依从性和生活质量。

4. 支持政策和健康规划的实施　有效的患者管理有助于实现国家健康政策和规划目标,如《"健康中国 2030" 规划纲要》中提出的提高癌症 5 年生存率的目标。通过系统化的患者管理,可以推动早筛查、早诊断、早治疗的实施,降低癌症发病率和死亡率,提高患者生存质量。

三、患者管理的现状与需求分析

(一) 现状分析

1. 患者现状

(1)患者出院即脱管,诊后健康需求无法得到满足。

医疗健康需求并非只在医院场景内存在,在院外场景中,患者缺少与医师沟通的有效渠道,患者在出院后,经常出现对康复治疗存在疑问、病情突然变化无法及时咨询、缺少诊后随访、疾病监测健康数据得不到实时和详细的解读等问题,这些问题难以得到及时、便捷的处理,易造成患者焦虑,也不利于及早发现患者的病情变化情况。

(2)患者依从性及自我管理水平较低。

患者康复周期长,需要长期服药、合理膳食、定期复诊及运动康复等,由于缺乏对疾病的系统性了解和专业指导,或受到不良生活习惯、生活作息的影响,导致患者依从性及自我管理水平较低,这种情况可能导致治疗效果不佳、病情反复发作、并发症发生等问题。

2. 医师现状　医师日常工作负荷大,缺乏足够的时间和精力管理患者。

根据《2022 中国卫生健康统计年鉴》的数据,我国每千人拥有的执业医师数为 2.55 人,远低于发达国家的平均水平。2021 年公立医院诊疗人次达 32.7 亿,住院人次达 1.64 亿,公立医院医师日均负担诊疗 7.0 人次、住院 2.2 床日。医师除了完成诊断、治疗、手术等诊疗工作,还需要处理各种与患者相关的事务,如病历记录、药物处方、沟通协调等,此外还需要不断学习和更新知识,以便为患者提供最优质的医疗服务。这些数据表明,医师日常工作负荷大,缺乏足够的时间和精力精细化管理患者,为患者提供院外延续性治疗服务。

3. 医院现状

(1)医院随访工作量大,难以有效执行。

目前医院的随访工作普遍面临以下几个困境:首先,随访时间和频率不够。一些医院随访时间短、频率低,难以对患者进行长期、及时的跟踪指导。其次,随访内容单一,缺乏针对性和个性化,难以满足患者不同的健康需求。最后,随访记录不完整,无法全面了解患者的病情变化和治疗效果。

(2)患者诊后管理不足,易造成患者流失。

医院缺乏有效的管理措施,导致患者的健康状况无法得到及时监测和跟踪,对患者的诊后恢复情况无法进行有效的追踪,且出现突发状况时,无法得到及时处理;缺乏医患沟通的渠道,医师和患者之间的沟通不够顺畅,难以及时了解患者的健康需求和病情变化,可能会导致患者对医疗服务的满意度降低,从而选择转院或放弃治疗。因此,加强患者诊后管理是提高医疗服务质量、提高患者诊后治疗依从性、减少患者流失的重要措施之一。

(二) 需求分析

1. 患者需求 肿瘤患者由于疾病严重、预后问题较多,他们希望在治疗结束后医护人员能够继续提供详细的疾病教育和指导,帮助他们更好地掌握疾病知识和管理技能。如:如何正确地使用药物,如何进行症状管理,以及饮食、运动等方面的知识等。患者在治疗过程中或治疗后可能会面临各种情绪问题,需要得到专业的心理支持和帮助。患者希望能够通过多种方式(如电话、网络等)方便地获得医疗服务和咨询。因此患者迫切需要个性化的诊后管理。

2. 医师需求

(1)需要智能化工具提升随访工作效率。

医师日常工作负荷大,但为了提升患者就医体验、促进患者回流,医务人员需要完成关怀性随访、专病随访、满意度调查、诊后患者管理等工作。由于患者基数大、随访及诊后管理工作复杂,需要占据医务人员大量时间,仅依靠传统方式,难以完成上述工作,急需智能化的患者管理工具协助医务人员提升工作效率,降低人力成本和时间成本。

(2)需要对患者进行持续管理,提供精准治疗。

为了更好地了解疾病的发生机制和治疗方法的效果,从而提高临床诊疗水平。医师需要收集患者连续性的病史、检查结果、治疗方案、体征等数据,以便进行科学研究和分析,发现疾病的规律和特点,探索新的治疗方法和技术,为患者提供更加精准、有效的医疗服务。同时,积累连续性科研数据也有助于医师之间的交流和合作,促进医学领域的发展和进步。

3. 医院需求

(1)提升患者服务,医院需加强诊后管理及随访。

《公立医院高质量发展促进行动(2021—2025 年)》《全面提升医疗质量行动计划(2023—2025 年)》《关于开展改善就医感受提升

患者体验主题活动的通知》等政策明确要求医院加强诊后管理与随访。

诊后管理和随访是医疗服务的重要组成部分,对于患者的康复和治疗效果具有至关重要的作用。通过加强诊后管理和随访,医院可以及时了解患者的病情变化和治疗进展情况,及时调整治疗方案,提高治疗效果和患者满意度。同时,这也是医院提高医疗服务质量、增强竞争力的重要手段之一。因此,医院做好诊后管理及随访工作,是推动医疗服务质量提升和社会健康事业发展的必然要求。

(2)医院需要信息化、智能化随访助力患者管理。

传统的诊后管理及随访主要依靠人工完成,需要耗费大量的时间和精力,增加医院的人力成本投入,并且无法根据患者的具体情况提供个体化的服务和建议,难以满足患者个性化的需求。智能化随访能够通过数字化手段对患者的诊疗过程进行全面、精准的管理,从而提升患者就医体验。首先,可以实现信息的实时更新和共享,让医师能够随时了解患者的病情变化,为患者提供更加个性化的治疗方案。其次,还可以为患者提供便捷的在线咨询和预约服务,缩短患者在医院排队等候的时间,提高就诊效率。最后,智能化随访还可以通过定期的健康评估和提醒功能,帮助患者更好地管理自己的健康状况,预防并发症发生和疾病复发。因此,通过智能化随访服务,可以增强患者对医疗机构的信任度和忠诚度,提高医院的口碑和竞争力。

四、患者管理的建设目标

(一) 实现患者信息的全面整合与高效利用

通过建设完善的患者管理系统,收集、整合并分析患者的各项信息,包括基本资料、病史、诊断、治疗方案、用药记录等,确保医护人员能够随时获取准确的患者信息,为患者建立个人健康档案,并进行健康评估。通过智能外呼和人机耦合,根据患者的诊断、术式、并发症、检验检查结果等内容,生成患者个性化干预路径。对于预出院患者,推送出院办理指导、院后注意事项等内容,通过小程序、公众号触达患者,减轻医务人员的工作量;针对患者居家场景,智能化推送用药提醒、康复指导、科普宣教为患者康复提供助力,并借助智能硬件让患者测量的体征数据实时传输到医师端,为远程干预提供可能;根据出院医嘱,智能生成复诊提醒,引导患者前往门诊复诊,提高患者的依从性,实现患者的全程管理,达成数据闭环及高效利用。

（二）提升患者服务的便捷性与满意度

患者无须亲自前往医院或诊所,只需通过简单的 AI 语音交互,即可随时随地进行随访咨询。这种无障碍的沟通方式极大地节省了患者的时间和精力,提高了就医的便利性。AI 智能语音随访具有高度的个性化能力。系统能够根据患者的历史数据和健康状况,生成定制化的随访方案,并提供针对性的健康建议。这种个性化的服务让患者感受到被关注和尊重,提高了他们的满意度和信任感。同时,AI 智能语音随访能够实时解答患者的问题和疑虑。通过自然语言处理技术,系统能够准确理解患者的意图,并提供及时、准确的回答。这种即时反馈机制减少了患者的焦虑感,增强了他们对医疗服务的信心。

（三）降低医疗风险保障患者安全

通过实时收集和分析患者的健康数据,及时发现异常指标或潜在风险,并通过 AI 语音随访系统自动提醒医护人员采取相应措施。整理和分析患者的历史数据、诊断信息以及治疗记录,为医护人员提供全面的患者信息视图。根据患者的具体情况和需求,制订个性化的随访计划,并通过 AI 语音交互的方式向患者传授健康知识、用药注意事项等,增强患者的自我管理能力,减少因用药不当或生活方式不当而导致的健康风险。通过深度学习和大数据分析技术,预测患者未来可能出现的健康问题或并发症,并提前制订预防和干预措施。这种前瞻性的风险管理方式有助于降低潜在医疗风险,提高患者安全性;采用先进的加密技术和权限管理机制,确保患者数据的安全性和隐私性,防止数据泄露或被滥用。这有助于维护患者的信任,降低因数据安全问题而导致的医疗风险。

（四）推动患者管理的智能化与信息化发展

AI 智能语音随访促进患者管理的信息化升级,传统的患者管理方式往往依赖于纸质档案和人工操作,效率低下且易出错。而 AI 智能语音随访系统则可以将患者的信息存储在云端,实现数据的实时更新和共享。医护人员只需通过系统即可随时查看患者的病历、随访记录等信息,实现了信息的快速传递和有效利用。同时还推动了患者管理流程的优化,系统可以根据预设的规则和算法,自动制订随访计划、发送随访提醒、整理随访结果等,减少了人工操作的烦琐和错误。根据患者的反馈和需求,智能调整随访策略,提供更加个性化的服务。AI 智能语音随访还为患者提供了更加便捷的服务体验。患者无须亲自前往医院或填写烦琐的问卷,只需通过语音交互即可完成随访过程。这不仅节省了患者的时间和精力,还提高了随访的覆盖率和准确性。通过对大量的随访数据进行挖掘和分析,医护人员可以了解患者的健康状况、需求变化等信息,为制定更加科学、合理的治疗方案提供依据。

五、AI 智能化随访在患者管理中的价值体现

AI 语音智能化随访在患者管理中的应用价值是多方面的,不仅可以提高医疗服务的效率和质量,还有助于推动医疗行业的数字化转型,为患者提供更加个性化、高效和人性化的服务。主要体现在以下几个方面。

1. 提高随访效率　AI 智能随访系统可以自动识别患者信息,设置随访计划,并自动邀请患者加入随访,大大提高了随访工作的效率。

2. 提供个体化服务　利用大数据、云计算等技术,AI 系统能够根据患者的具体情况个性化定制随访方案,提供更加精准的服务。

3. 实现智能语音交互　基于人工智能语音识别和自然语言理解技术,AI 系统能够与患者进行流畅的语音交流,模拟真实医师的问诊过程,改善患者体验。

4. 实现数据自动统计分析　AI 系统能够自动记录随访过程中的数据,并进行统计分析,为医院提供决策支持,帮助医院更好地理解患者需求和治疗效果。

5. 减轻医务人员负担　通过 AI 系统进行批量回访,可以减轻医务人员的工作负担,让他们有更多的时间和精力专注于临床治疗和其他专业工作。

6. 促进医患沟通　AI 系统可以在医师和患者之间建立起更加便捷的沟通桥梁,提升服务质量,及时传递医疗信息,提高患者的满意度和忠诚度。

7. 持续健康管理　对于慢性病患者或需要长期随访的患者,AI 系统可以提供持续的健康管理服务,帮助患者维持健康状态。

六、AI 语音智能化随访的实现

1. 通过获取的国内外临床指南、高影响因子论文等和领域内专家共建专病管理路径。

2. 在获取院内病历、检查检验等信息后抽取患者画像,根据画像匹配专病管理路径。

3. 实例化至患者端生成康复计划,具体包括:疾病评估、风险管理、复诊提醒、用药指导、饮食建议、运动指导等。

4. 通过外呼机器人和微信小程序执行这些康复计划中的任务,在执行任务的过程中获得的患者反馈可以用以持续更新患者画像和康复计划。

5. 同时提供患者线上咨询功能。由 AI 智能助理作为一级回复低风险问题,由人工二级回复相关高风险类问题。线上咨询也可以给患者发送问卷、宣传教育等内容。

七、AI 语音智能化随访在患者管理中的效果

AI 语音智能化随访在患者管理中展现出了显著的效果。这种新型的医疗服务模式结合了人工智能技术和智能语音技术,为患者提供了更加便捷、高效和个性化的随访体验。

首先,大大提高了随访工作的效率。传统的随访方式往往需要医护人员花费大量时间和精力进行电话访问或面对面咨询,而 AI 语音随访机器人则能够自动执行这些任务,无须人工干预。这不仅减轻了医护人员的工作负担,还让他们能够更专注于处理复杂和专业的医疗问题。

例如,某省人民医院在未使用 AI 语音智能化随访前,64 个病区须投入随访人力高达 64 人。医院年出院患者超 10 万人次,平均每个患者半年内要做 3 次随访。常规病区出院患者 200~300 人次 / 月,护士平均 1 天应该打 40 个随访电话,而护士花半天时间只能打完 30 个电话,只能覆盖 75% 的患者,随访覆盖率为 75%。在使用 AI 语音智能化随访后成立 3 人的随访中心,承接全院的随访工作,完全解放护士的随访工作,节约了 91% 的人力。AI 随访自动覆盖全部的出院患者(ICU 除外),识别准确率高达 95%,人机交互自然友好,患者接受度高。随访中心人工只需要跟进随访异常的患者,随访覆盖率 100%,较使用前提高 25 个百分点,效果显著。上线 2 年多,AI 随访系统总服务人次超 60 万,目前月均随访患者 30 000 余人次。

其次,提高了患者计划复诊率及患者满意度。AI 语音智能化随访在提升复诊率方面发挥了重要作用。它通过及时的提醒和关怀、个性化的沟通、潜在问题的及时发现以及医院资源的优化配置等多种方式,增加了患者的复诊意愿和行为,为医院提供了有效的患者管理手段。

例如,某市立医院通过 AI 智能语音随访提供院后精细化的患者管理服务,将医院的计划复诊率由 16.7% 提升至 49.4%,就医首选率提升 14.6 个百分点,拓展至全院的情况下能为医院带来 6.1% 的门诊量提升。同时提供 AI 外呼功能帮助医院开展患者满意度调查,在将回访人员从 5 人缩减到 2 人的情况下,实现了全院的患者调查,助力优化医院服务流程,将患者满意度从 94% 提升至 98%。某区域龙头综合医院将 AI 随访创新性应用到入院通知、出院随访、危急值预警等多个场景,累计服务超 60 万人次,极大提升管理效率,随访覆盖率从 56% 提升至 97%，患者满意度从 87% 提升至 96%。同时借助 AI 随访实现大范围、连续性的院外数据采集，助力临床开展科研活动。

最后，AI 智能语音随访还具备精准数据分析的能力。通过语音识别技术，机器人可以准确记录患者的反馈，并将这些信息转化为结构化数据进行分析。这有助于医师更全面地了解患者的康复状况，及时发现潜在问题，并制订更精准的治疗方案。

八、结论

对肿瘤患者的随访工作，主要是定期了解患者预后情况、生存状况、统计各种治疗方法和方案在临床应用的效果并进行比较，以及指导患者康复的一种工作方式。随着肿瘤的发病率逐年增加，这关系到加强民生科技工作，需要政府投入大量的人力财力研究恶性肿瘤的防治工作，加快研究肿瘤患者延长生存期和提高生存质量的步伐，让全民享受到科技进步带来的福祉。

AI 语音智能化随访在患者管理中的应用无疑开启了医疗领域的新篇章，对未来的医疗发展具有深远的影响。

展望未来，随着技术的不断进步和算法的优化，AI 语音智能化随访将实现更高的智能化水平，能够更准确地理解患者意图，提供更为精准的医疗服务。同时，随着数据的不断积累和分析，系统也将更加了解患者的健康状况，制订更为个性化的随访方案。

此外，AI 语音智能化随访还将与其他医疗技术深度融合，共同构建智慧医疗体系。例如，通过与可穿戴设备的连接，实时收集患者的生理数据，实现更为全面的健康管理；通过与电子病历系统的对接，实现患者信息的无缝传递，提高医疗服务的连续性和效率。

我们坚信，在未来的医疗领域，AI 语音智能化随访将发挥越来越重要的作用，为患者提供更加便捷、高效、个性化的医疗服务，推动医疗事业的持续发展。

—— 参考文献 ——

［1］中共中央, 国务院."健康中国 2030"规划纲要 [EB/OL].(2016-10-25)[2024-10-15]. https://www. gov. cn/zhengce/2016/10/25/content_5124174. htm.

［2］国家卫生健康委员会. 国家卫生健康委办公厅关于印发医院智慧服务分级评估标准体系 (试行) 的通知 [EB/OL].(2019-03-18)[2024-10-15]. http://www. nhc. gov. cn/yzygj/s3593g/201903/9fd8590dc00f4feeb66d70e3972ede84. shtml.

［3］国家卫生健康委员会, 国家中医药局. 全面提升医疗质量行动计划 (2023—2025 年)[EB/OL].(2023-05-26)[2024-10-15]. https://www. gov. cn/zhengce/zhengceku/202305/content_6883704. htm.

［4］中华医学会呼吸病学分会. 早期肺癌诊断中国专家共识 (2023 年版)[J]. 中华结核和呼吸杂志, 2023, 46 (1): 1-18.

［5］中国医院协会. 中国医院质量安全管理第 2-33 部分: 患者服务随访服务: T/CHAS 10-2-33—2019 [S/OL].(2019-05-31)[2024-10-15]. https://www. ttbz. org. cn/Pdfs/Index/ ? ftype=st&pms=29369.

［6］中国医师协会外科医师分会甲状腺外科医师委员会, 中国研究型医院学会甲状腺疾病专业委员会. 分化型甲状腺癌术后管理中国专家共识 (2020 版)[J]. 中国实用外科杂志, 2020, 40 (9): 1021-1028.

［7］互联网医疗健康产业联盟. 医疗健康行业大模型应用技术要求第 2 部分: 患者侧医疗服务: 2023-0035-IHIA [S]. 北京: 中国信息通信研究院, 2023.

第五章
肿瘤医院专业团队建设

第一节 肿瘤医院多学科团队建设

涂虹羽　中山大学肿瘤防治中心
彭望清　中山大学肿瘤防治中心

人员和岗位是构成一个完整、系统的组织结构的基础,也是公立医院完成职责任务和发挥服务功能的基本单元。医疗活动不能"单打独斗",而是"团体作战",以医、药、护、技等卫生专业技术岗位人员为主体,管理、非卫生专业技术、工勤技能岗位人员提供支撑,才能实现公立医院整体的高效运营。其中,以医师为核心的临床专业团队建设,是公立医院提升临床专科能力、技术能力、质量安全和服务效率的关键。

然而,人才和团队的培养不是一蹴而就的,是公立医院需要一以贯之、持续发展的任务和使命。本章以肿瘤医院多学科团队(multiple disciplinary team,MDT)建设为重点,结合中山大学肿瘤防治中心(以下简称"中心")的实践案例,探讨高质量发展背景下肿瘤医院多学科团队建设的技术路径和实施策略。

一、多学科团队建设的背景与任务

(一) 多学科团队建设的背景

随着诊疗模式和学科分工的精细化,一名医护人员所掌握的专业范围越来越窄,但对于某一类疾病的诊断和治疗常常无法依靠单一学科的医疗团队完成。尤其对于恶性肿瘤这类复杂疾病的诊治,一般要综合运用检验、影像、病理、手术、放疗及化疗等多种诊断和治疗手段,以实现准确诊断、科学施治、最佳疗效,因此多学科医疗团队的合作较为常见。为了降低单一学科对疾病认识和诊治的偏差,最大程度地发挥不同学科的技术专业优势,提高肿瘤临床诊治的精准化和个性化水平,多学科团队合作诊疗模式(以下简称"MDT 诊疗模式")被广泛应用在肿瘤诊治领域。

MDT 诊疗模式源于"整合医疗"的理念,是一种以患者为中心,针对特定疾病,依托多学科医疗人员,为患者提供最佳诊断和治疗方案的服务模式。MDT 诊疗模式符合循证医学的诊疗理念,通过统筹医院内部医疗资源,促进了各学科在诊疗技术、治疗方式、治疗理念上相互融合并达成共识,改善了传统医学以个人经验为主的片面和不足,有利于改进治疗方式、提高治疗效果、缩短治疗时间,实现患者医疗效益和就医体验的最大化。

在肿瘤诊治方面,MDT 诊疗模式由来自肿瘤外科、肿瘤内科、放疗科、放射科、病理科、超声科以及内镜科等科室专家组建多学科团队,根据患者的身心状况,肿瘤的具体部位、病理类型、侵及范围和是否有远处转移,结合细胞分子生物学的改变,通过定期会议形式讨论、提出最佳治疗方案,有计划、合理地应用现有多学科的各种诊断治疗手段,以最适当的费用取得最好的治疗效果,并最大限度地改善患者的生活质量。目前,肿瘤 MDT 诊疗模式已经成为欧美国家、国内高水平医院肿瘤诊疗的主流模式和医疗活动的重要组成部分。

MDT 诊疗模式的有效开展,离不开多学科团队建设。作为一种新的临床诊疗团队形式,多学科团队跨越了学科体系、职业系列和科室单元,团队成员涵盖了特定病种相关的临床科室医师和护理人员。他们既接受所属行政科室的纵向垂直管理,又以专病诊治为目标在多学科团队中贡献专业技能,配合横向协同管理,较好地促进了学科之间的优势互补、交叉融合。但现实中,多学科团队在大多数医院属于非正式团体,权限功能趋于弱化,导致多学科团队建设在一定程度上面临原有医学学科和临床科室的设置壁垒。因此,当前多学科团队建设相关的研究和实践主要聚焦于人员组建、流程设计、制度建设,鲜有涉及运行管理机制和人才培养激励等更深层次的领域,未能有效缓解制度性壁垒和平衡多重管理等问题。

（二）多学科团队建设的任务

2023年,国家卫生健康委印发《推动临床专科能力建设的指导意见》,提出打破原有的医学学科和临床科室设置壁垒,坚持以患者为中心、疾病诊疗为链条、多学科为基础,组建相关重大疾病（领域）临床专科,优化临床专科组织形式、运行机制和管理模式,充分发挥多学科联合诊疗的优势,为患者提供一站式、全流程诊疗服务。同时,强调临床专业团队是临床专科长期发展的基础,在团队梯队建设和人员管理机制方面提出指导意见。

1. 人员管理机制　在传统人力资源管理的基础上,探索医务人员"学科专科双聘"的新型管理模式,临床专科的相关专业医务人员由临床专科集中管理,明确其承担的临床诊疗任务,其科研、教学等非临床诊疗任务仍由其专业所属学科管理。

2. 团队梯队建设　以临床能力为核心,围绕专科技术带头人和核心专家打造临床团队。对于临床专科主任等关键岗位,鼓励采用"揭榜挂帅、竞争上岗"等模式选优配强,并通过签订责任状、"任期目标责任制"等落实工作责任。同时,健全人才培养体系,完善全周期培养机制,培育高层次人才引领、骨干人才担当、后备人才丰富、结构科学合理的人才梯队。

从这项政策可以看出,临床专业团队建设的主要任务包括组建专业团队、完善管理机制和建设人才队伍3个方面,同样适用于多学科团队建设。组建专业团队指针对主要和重大疾病,组建能够支撑MDT诊疗模式有效运行的多学科团队,明确学科构成、人员岗位、职责分工等内容;完善管理机制指优化多学科团队参与MDT诊疗活动的方式,包括完善管理制度、工作流程、考核激励等;建设人才队伍指培养和壮大素质优良、结构合理的临床人才和梯队,要求带头人、领衔人作用突出,整体上具备本专科和病种急危重症、疑难复杂疾病的诊治能力及一流的科技创新能力。与此同时,多学科团队建设也面临着新的要求和挑战:一是建设方式从注重规模拓展和物质投入,转变为内涵提升和特色优势;二是临床路径从应用常规、一般疾病、单一诊治、单兵作战,转变为制度常规、疑难病症、综合诊治和团队攻关;三是临床和科研从相对分离,转变为融合发展。

二、多学科团队建设的实践与探索

1997 年,中心从国外引入 MDT 诊疗模式,率先建设了肿瘤单病种多学科团队。截至目前,全院单病种多学科团队已经超过 20 个,覆盖了全院诊治的主要癌种,包括诊疗水平在国内外领先、先进的病种,如鼻咽癌、肠癌、肝癌、淋巴瘤、食管癌、肺癌、胶质瘤、宫颈癌和前列腺癌等,以及血液肿瘤、胰胆肿瘤等特色病种。本部分结合多学科团队建设的主要任务,通过分析中心多学科团队建设的具体案例,归纳总结了肿瘤医院多学科团队建设的五个路径策略,分别为组团队、定规范、重运行、严考评、育人才。

(一) 组团队

组团队,包括病种确定、学科组合、岗位设置和成员选拔四个关键环节。

1. 确定病种　从资源配置的角度,确定核心病种和主攻方向是多学科团队建设的前提。核心病种与主攻方向的确定,主要考虑临床需求和诊疗能力,可以从患者基数、发病率、死亡率、治疗效果、指南采纳、诊治数量、学术地位等多个维度,对各病种的供需关系及各专科病种的综合实力进行全面分析得到。由于医院资源的有限性,多学科团队建设主要面向发病率高、严重危害人民群众健康的重大疾病,且应聚焦于医院强势、优势和特色病种,以充分发挥资源优势,着重解决临床关键问题。

2. 学科组合　从临床科研的角度,多学科团队的学科构成要求全面。中心将内科、外科、放疗科、影像科和病理科确定为核心学科,要求每个肿瘤单病种多学科团队都要配备五大核心学科的临床专家,再根据病种特点纳入其他学科,如介入科、超声科等。同时,为了促进临床和科研的一体化,要求每个团队都要有从事相关病种基础研究的科研人员参与。

3. 岗位设置　从顺畅运行的角度,多学科团队的岗位设置要区分层次、分工有序。基于主诊教授负责制,中心肿瘤单病种多学科团队由首席专家、核心成员和扩展成员三种岗位组成,每种岗位的人员构成和职责分工大致如下。

(1)首席专家:多学科团队的组长,一般由核心学科和专科的科室负责人或知名正高级职称专家担任。主要职责包括把握单病种学术发展方向,对本病种提出具有战略性、前瞻性、创造性的研究构想及发展规划;组织对本病种重大理论与实践问题的研究和关键领域的攻关;定期组织制定或修订专病诊疗规范;建设本病种人才梯队;主持多学科病例讨论会、学术研讨会,审定临床试验研究方案等日常工作。

(2)核心成员:包括与单病种疾病相关的临床专科主诊教授(医疗组长)、平台科室亚专业组组长和基础研究团队组长等。要求是具备深入研究和丰富临床经验的副高职称以上专家,能够在团队中负责与该病种相关的计划制定和决策工作,成员数量根据学科数量和治疗方式需求合理配备。

(3)扩展成员:包括麻醉、护理、心理、康复、临床药学、营养专家等。

以中心胃癌多学科团队为例,首席专家由内科和胃外科科主任担任;核心成员 28 人,包括胃外科以及内科、放疗科、内镜科、生物治疗中心胃癌方向的主诊教授和下属主任医师或副主任医师,以及实验研究部从事胃癌方向基础研究的课题负责人。团队成员在胃癌MDT 诊疗中各有分工,分别负责胃癌的综合治疗、微创治疗、放射治疗、生物治疗,晚期胃癌的化学治疗,分子分型及早期诊断、内镜诊断与内镜治疗,分子表达与耐药机制和胃癌基因表型与机制研究,共同为患者提供一站式、全流程的胃癌多学科诊疗服务。

4. 成员选拔　从发展基础的角度,多学科团队的主要成员要求精而优。中心针对团队中的不同岗位,在任职资格、专业技能、工作表现、科研成果等多个方面设定了基本条件,并实行竞聘上岗的选拔机制。

对于首席专家,首先,获聘主任医师职称且现任主诊教授是基本的任职资格;其次,专业技能方面,要求近3年引进新技术、新项目或主持临床研究,并取得诊疗方法创新或科研成果转化等显著成果;最后,科研成果方面,要求近3年作为主要贡献者(第一或通信作者)在国际性科研平台发表代表性成果,以及近3年主持省部级以上课题项目,或作为第一完成人获得省部级以上科技/教学成果奖。相比之下,对核心成员的选拔更关注临床工作量和工作质量,来自临床科室的核心成员要求无严重差错、无医疗事故,且年均核心工作量不得低于科室同级别人员平均水平的80%,来自平台科室的核心成员主要考察既往诊断质量考评和专病诊断量排名。

(二)定规范

定规范,指根据国际权威指南,集体论证单病种诊疗规范,建立完整诊疗规范体系,促进达成多学科诊治共识,为多学科团队运行提供制度基础和行为依据。

在实践中,要求多学科团队定期组织专门会议对单病种诊疗规范进行广泛充分讨论,讨论范围包括但不限于检查项目、分期标准、诊断标准、治疗方案、预后指标、随访要求等内容,由首席专家与核心专家对单病种诊疗规范及其制订依据进行解释,接受和回答与会人员和其他专家的咨询与质疑。对于集中论证为不正确、不合理或不合时宜、难以实施的内容进行修订,最后提交至医院医疗技术准入委员会审核通过,才能在院内正式执行。

(三)重运行

重运行,指优化MDT诊疗模式有效运行的流程和机制。作为多学科团队功能实现和发展潜力的重要体现,MDT诊疗模式的有效运行,也是多学科团队建设的重要内容之一,其中重点在于打破传统壁垒、整合诊疗流程和创新管理机制。

1. 打破传统壁垒 为了促进学科专科的深度融合,充分发挥多学科团队的价值,中心坚持专病、专收、专治、专研的"四专"工作方针,打破了原有的医学学科和临床科室设置壁垒,实行专科门诊转向专病门诊、住院按专病医疗组管理的模式。专病门诊指以患者为中心、按病种分类的门诊格局。为配套专病门诊的开展,门诊诊区设置从传统的按专科科室分区,转变为按专病分区(图 3-5-1-1),并汇总相关大类疾病形成胃、肠肿瘤,食管、肺、纵隔、乳腺肿瘤,头颈肿瘤,肝胆胰、血液、软组织、小儿肿瘤,鼻咽肿瘤,以及妇科、泌尿肿瘤六大诊区。专病门诊汇集了与病种相关的外科、内科、放射、介入专家,便于患者在同一区域进行综合问诊和治疗,不仅有效改善了患者"多头就医"的混乱局面,也进一步理顺了专病、专收、专治的诊疗流程。

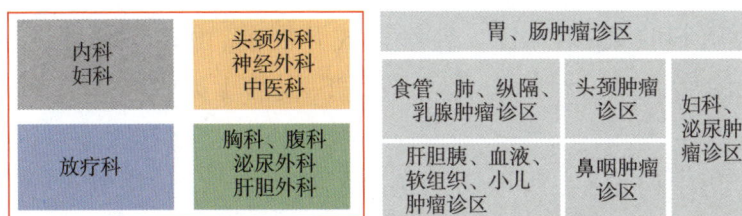

图 3-5-1-1 专科门诊与专病门诊

作为肿瘤专科医院,中心外科系统已按专病设置了住院科室,每个住院科室主要针对 1~2 种病种开展专门治疗,例如乳腺科专门从事乳腺癌的外科治疗,胸科专门从事肺癌和食管癌的外科治疗。内科系统与放疗系统则针对专病设置不同的专业组,例如放疗科下设鼻咽/头颈肿瘤、胸部肿瘤、消化肿瘤等 9 个专业组。住院按专病医疗组管理,即要求临床科室在凝练专病方向的基础上,分别选拔主诊教授,成立医疗组,以医疗组为最小单位开展相关专病的临床和研究工作。以泌尿外科医疗组为例,该科室研究确定了肾癌、前列腺癌、膀胱癌三个专病方向,针对这三个方向分别成立了 4 个、2 个、3 个医疗组,每个医疗组配置 10 张左右的床位,要求主诊教授积极收治其负责的专病方向和主攻方向的病例,适当收治科室内尚未设置专病方向的病例。这种管理模式既促进了科室在不同方向上开展特色和创新技术,也有效避免了资源的重复投入和科室内的同质化竞争。

2. 整合诊疗流程 作为医院诊疗流程的一种类型,中心结合具体工作实际,将 MDT 准入条件融入普通的门诊住院流程中,建立形成了标准化、规范化的 MDT 诊疗流程。MDT 诊疗流程主要包括诊前评估、资料收集、集中讨论、确定方案等环节,各环节具体工作程序如下。

(1)诊前评估:进入 MDT 诊疗流程前,一般先由专病门诊医师初步评估是否需要申请 MDT 会诊。对于诊疗规范能覆盖、诊断分期治疗方案明确的单纯病例,直接转入相关科室医疗组进行治疗;对于诊疗规范不能覆盖、分期治疗方式不明确、规范化治疗失败等复杂疑难病例,则在患者同意、签署 MDT 诊疗知情同意书的前提下,为患者预约申请门诊或病房 MDT。

(2)资料收集:在 MDT 会诊正式开展前,由多学科团队秘书根据团队诊疗资料目录为患者完善检查,提前 1 天收齐患者临床病历资料。

(3)集中讨论:在听取团队秘书汇报患者情况,根据诊疗需求进一步详细问诊之后,多学科团队开展集中讨论。

(4)确定方案:首席专家对参与讨论的专家意见进行总结,确定后续综合治疗方案,出具 MDT 诊疗建议书,并解答患者及家属的疑问。如门诊患者在 MDT 诊疗后仍需住院治疗,则由首席专家确定收治科室,收治科室按照 MDT 诊疗意见安排后续治疗。

3. 创新管理机制 管理机制主要表现为运行机制、动力机制和约束机制三大机制。为保障 MDT 诊疗模式有效运行,中心制定并实施了一系列创新管理机制,保障了整体运营的可持续性。一方面,创新了固定时间、固定地点、固定人员的 MDT 运行机制,要求由多学科团队中的固定人员,在固定时间和地点定期开展 MDT 病例集中讨论,并执行严格的考勤签到制度。其中,门诊 MDT 由门诊办公室统一协调安排时间和场地,要求核心成员参加集中讨论;住院病房 MDT 每周开展一次集中讨论,时间由多学科团队自行确定,并报医务部门备案,时长一般为半个工作日,地点设在首席专家所在病区学习室,要求多学科团队全体成员参与。

另一方面,引入并运用竞争考核机制和约束激励机制,持续激发团队动力。竞争考核机制主要应用在个人层面的岗位竞聘。无论是多学科团队的首席专家、核心成员,还是临床科室科主任、主诊教授等重要岗位,都实行竞争上岗、定期考评、能上能下的选拔和考核制度。针对个人的考评体系分为临床、科研、管理三个维度,考评指标具体包括 MDT 诊疗量、单病种诊疗规范符合率、专病专治率、手术率、工作量、临床试验入组率、手术样本送存率、发表 SCI 论文数量、主持科研项目数量、获得科研奖项数量、科室成本控制等。

约束激励机制主要嵌入在对团队的目标管理和对成员的薪酬管理过程中。在目标管理方面,每年初,中心与多学科团队商议、拟定年度目标和考核指标,并通过签订目标责任书的形式,以书面文件约束强化责任落实;到年底,中心对照年度责任目标对每个团队开展指标评价与绩效考评,以定期考核约束促进持续改进。在薪酬管理方面,中心在薪酬绩效体系设置了首席专家津贴和 MDT 绩效项目,参与 MDT 诊疗活动的团队成员均可获得除日常基本工作绩效以外的额外绩效,但激励程度与团队考评结果挂钩。

(四) 严考评

严考评,指严抓规范执行和严管团队建设,以及严格专病、专收、专治、专研落实。

中心每季度对单病种多学科团队的规范化诊治情况开展质控评价,定期组织专家对各团队的病例数量、首席专家组织能力、团队协作能力、纠纷投诉次数、诊疗规范等进行考核。对于连续两年考核不达标的团队,实行专家听证会制度,由医务部门组织专家听取团队汇报,将专家评议结果应用于形成多学科团队暂停或改组的决定。

除了团队层面的绩效考评,中心还将考评层次深入到医疗组层面,开展专病专收、专收专治、专病专研维度的评价。在专病专收方面,主要考评医疗组收治情况是否与既定的专病方向偏离,要求收治既定专病方向的病例数不得低于其收治病例总数的 80%。在专收专治方面,主要从工作量角度考评医疗组开展主攻方向专科治疗的情况,要求外科医师手术治疗工作量占比、放疗医师放射治疗工作量占比、介入医师介入手术治疗工作量占比大于 90%。在专病专研方面,主要考评医疗组的临床研究方向是否与既定的专病方向偏离,医院层面一般对与医疗组主攻专病方向不同的临床研究申请不予立项。

（五）育人才

打造高效和优质的人才供应链是临床专业团队建设最重要的支撑和关键。为打造年轻人做事的平台，促进人才队伍成长，在人才培育方面，中心从 1997 年起开始探索以"人才＋项目"为核心的人才培育模式，并逐步建立和完善了阶梯式的人才计划和配套政策，构建起"三层八级"人才梯队培育体系（图 3-5-1-2）。该体系是全周期、立体式的人才发展体系，培育对象涵盖院内 26~60 岁的临床和科研人才，具体分为人才培养计划、人才提升计划和人才支持计划三个层次，分别面向新入职的博士后（含临床医师和科研人员），取得一定代表性成果的校级、省级、国家级青年人才和通过院内竞争遴选的优秀人才，以及取得突出成果的国家级杰出人才、院士和通过院内竞争遴选的杰出人才。每种层次都包括 2~3 项具体的培育计划，所有培育计划都需要通过院内公开竞争取得，入选者不仅获得院内提供的平台、智力和经费支持，也要面临较高标准的目标和较为严格的考核。资助力度和可持续性与考核结果直接挂钩，若考核结果评定为一般，则终止资助；若为良好，则按原标准继续资助；若为优秀，则加大支持力度。

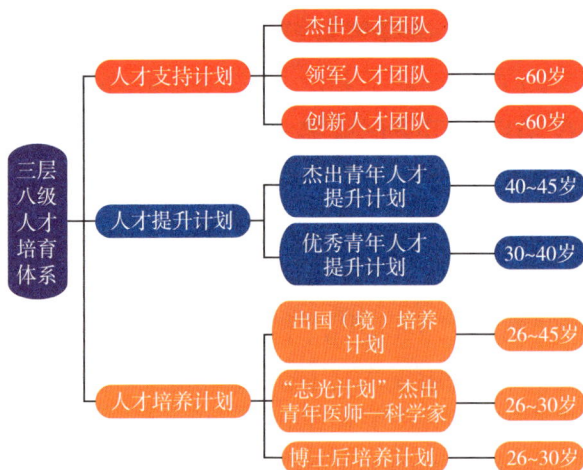

图 3-5-1-2　中心"三层八级"人才梯队培育体系

在团队培育方面,以专科能力为基础,巩固优势、补足短板为目标,针对不同类型的专科,综合运用内部培养和外部引进两种培育策略。对于强势专科和优势专科,实行以内部培养为主的培育策略,重点培养顶尖人才,持续提升竞争实力;对于特色专科和一般专科,结合使用外部引进和内部培养两种策略,一般先通过引进外部优质人才快速补齐薄弱环节,后通过内部培育投入,持续培育人才特色,尽快打造特色优势;对于弱势专科,培育策略为在外部引进急需人才的同时,内部结伴强势专科共同发展,寻求单点突破。

经过多年的努力,中心多学科团队建设取得了显著成效。在疗效疗法方面,鼻咽癌、肺癌、胃癌、乳腺癌、宫颈癌、膀胱癌、前列腺癌、卵巢癌、食管癌等多个肿瘤病种 5 年生存率达到国际领先水平,超过 71 项来自临床一线的研究成果得到国际公认并被全球肿瘤诊疗标准与指南采用,鼻咽癌诊治方面更是实现了从"指南使用者"到"指南制定者"的跨越,这些成果都离不开多学科团队的紧密协作。在人才培养方面,通过坚持践行在团队中引才、聚才、育才、用才的理念,培养和凝聚了高水平的医教研队伍,包括中国科学院院士 2 名、中国工程院院士 1 名、国家级人才 42 人,以及一大批有发展潜力的青年人才。

三、多学科团队建设的展望

多学科团队建设是一项系统工程,要结合患者真实需求和医院能力优势,打出学科专科建设与人才队伍建设的组合拳,以最大程度地发挥人才价值和医疗效益。然而,要使多学科团队充分发挥促进学科交流合作、推动学科交叉发展、提升专病诊疗能力的作用,不能只是简单地将不同学科的专家组合起来,更重要的是借助素质优良的人才队伍基础和高效灵活的管理运行机制,促进团队凝聚力、执行力、学习力和创新力的形成及提升。

为了适应医疗卫生事业的发展与变化,建设卓越的多学科团队面临诸多挑战:既要具备敏锐的趋势把控能力,也要具备稳定的研究方向；既有前瞻的顶层设计，也有明确的阶段目标；既能够清晰职责与分工，也能够快速消化吸收；既提升强大的资源整合力，也落实高效的执行力。未来，多学科团队的人员构成应当是多层次的，不仅要有蜚声业界的领袖掌舵，还要有享誉同行的领军人才领衔，又有一批承前启后的中坚骨干支撑，再有成倍前景可期的种子选手储备，更有众多的后起之秀在追赶的"人才雨林"。多学科团队的机制保障也应当是多方面的，既要有保护脚踏实地的措施，适合野蛮生长的生态圈，也要有倡导仰望星空的政策，支撑干事创业的制度环，才能让人才、团队、医院共同成长、彼此成就。

参考文献

［1］狄建忠, 李昆, 任庆贵, 等. 多学科团队诊疗模式在临床应用的研究进展 [J]. 中国医院, 2016, 20 (1): 79-80.

［2］高扬, 邵雨辰, 苏明珠, 等. 癌症患者的多学科团队协作诊疗模式研究进展 [J]. 中国医院管理, 2019, 39 (3): 34-37.

［3］孙琛, 孙晓杰, 王家林, 等. 肿瘤多学科协作诊疗模式的发展现状及评价研究进展 [J]. 中国医院管理, 2022, 42 (8): 53-56.

［4］TAPLIN S H, WEAVER S, SALAS E, et al. Reviewing cancer care team effectiveness [J]. J Oncol Pract, 2015, 11 (3): 239-246.

［5］钱俊, 李德川, 朱远, 等. 大肠癌治疗模式变迁 [J]. 中国肿瘤, 2013, 22 (12): 966-969.

第二节　健全人才激励机制，助力 医院高质量发展

路友华　山东第一医科大学附属肿瘤医院

习近平总书记提出"发展是第一要务，创新是第一动力，人才是第一资源"。人才是现代医院的核心竞争力，医疗市场的竞争归根到

底就是人才的竞争。加强人才队伍建设，是医院发展的根本，人才队伍的优劣直接关系到医院的兴衰成败。人才激励机制贯穿人才引育用留的全过程，以科学分类为基础，以激发人才创新活力为目的，在加强人才队伍建设，提高核心竞争力，推动医院高质量发展中起到了关键作用。近年来，山东第一医科大学附属肿瘤医院（山东省肿瘤防治研究院、山东省肿瘤医院）（以下简称"医院"）始终坚持以习近平新时代中国特色社会主义思想为指导，认真学习贯彻中央和省委人才工作会议精神，牢固树立"人才是第一资源"的理念，坚持党建引领和"引培并举、重在培养"的原则，在人才引、育、用、留四个环节精准发力，不断创新人才发展体制机制，优化人才发展生态，着力打造重才、引才、用才、爱才的良好环境，激发人才创新活力，人才队伍不断壮大，人才水平显著提升，为医院高质量发展提供了坚实的组织和人才保障。

一、医院整体概况

医院始建于1958年，隶属于山东第一医科大学（山东省医学科学院），山东省卫生健康委为业务主管部门，是一所集医疗、科研、教学、预防与保健为一体并跨省区服务的省级肿瘤防治研究中心，是肿瘤学国家临床重点专科建设单位、国家疑难病症诊治能力提升工程项目入选单位、国家药物临床试验机构、中国临床肿瘤学会（国家一级学会）理事长单位、中华医学会放射肿瘤治疗学分会候任主委单位、山东省一类科研院所、山东省临床医学中心，为山东省癌症中心、山东省肿瘤质控中心、山东省抗癌协会、山东省临床肿瘤学会和山东省肿瘤防办挂靠单位。

截至2023年底，医院占地面积近33.34万平方米，建筑面积33.97万平方米，资产总值近60亿元，在职职工2 600余人，编制床位1 950张，年门诊量40万人次。设有肿瘤放疗、外科、内科、妇瘤科、介入科、儿童肿瘤科等20个专业45个病区，10余个医技科室和基础研究中心，形成了以手术、放疗、化疗、靶向、免疫、内分泌、中医药、介入、微创等多种技术相互配合的综合治疗优势。同时,医院拥有一批重点专科,是国家临床重点专科建设单位、山东省重点实验室、山东省医药卫生重点学科、山东省精品特色专科、山东省临床重点专科、首批"泰山学者攀登计划岗位"、首批"泰山学者岗位"、"山东肿瘤放射治疗中心"。医院放射肿瘤学创新团队被山东省人民政府评为"山东省优秀创新团队",记集体一等功,并荣获"全国工人先锋号"称号;2022 年,医院荣获"全国五一劳动奖状"。

二、人才建设举措

(一) 打造人才制度优势,引领发展方向

1. 坚持党的全面领导 人才队伍建设应始终坚持党管干部,党管人才的原则。近年来,医院深入贯彻落实中央和山东省委人才工作政策方针,把人才放在优先发展战略地位,坚持党对人才工作的全面领导,党管人才工作体制不断完善和优化。在医院党委强有力领导下,成立人才工作领导小组,统筹协调人才建设,推进人才工作创新。于金明院士亲自挂帅,将人才建设列入"一把手"工程,凝聚了强有力的领导核心。医院建立"书记领题、重点攻坚"工作机制,每年确立一个党委书记人才工作项目主题,全面推进人才队伍建设。2021 年主题为"高级人才引进",2022 年主题为"打造精准引培模式,聚力青年人才腾飞",2023 年主题为"依托学科平台,打造人才梯队",2024 年主题为"加强人才学科建设,打造人才聚集高地"。

2. 不断完善顶层设计 加强顶层设计,是充分发挥人才队伍建设效能,推进人才工作长效运转的根本保证。医院党委高屋建瓴,先后制定《医院高质量发展实施方案》《"十四五"人才发展规划》,确立人才引领发展的优先地位。医院坚持"一体两翼"战略,以医疗为体,以人才建设和科研创新为翼,每年将人才工作定为医院十项重点任务之一。根据医院发展需要,从工作实际出发,先后制定并实施了一系列人才工作政策,包括《高层次人才引进暂行办法》《高层次人才管理办法》《青年人才培育工程实施办法》《人才项目激励办法》

《人才梯队建设管理办法》《党委领导班子联系高层次人才制度》和《山东省肿瘤防治研究院高层次人才引进"伯乐奖"奖励办法》等，建立健全科学合理、灵活高效的人才"引育用留"体制机制，以"引"才为基础，以"育"才为重点，以"用"才为关键，以"留"才为保障，充分释放人才创新活力，形成了人才工作与医院高质量发展同频共振的合力。

(二) 抢抓人才引进机遇，掌稳"引才"船舵

1. 大力引进高端人才　医院秉持聚天下英才而用之的理念，院士领衔，以才引才，积极探索、创新人才引进工作方法，为人才队伍建设持续注入新鲜活力。充分调研人才引进政策现状，贯彻"最优加一点"精神，出台《高层次人才引进暂行办法》，为新引进高层次人才提供住房补贴、科研经费等一系列有竞争力的优厚待遇；以质子重离子中子项目建设和申报国家临床医学研究中心为契机，充分发挥国家级平台对高层次人才的强大吸引力；开辟紧缺专业人才无障碍引进绿色通道，一事一议，保证重点发展学科和薄弱学科的人才需求，填补医院乃至全省专业空白；坚持"不为我有，但为我用"的用人理念，柔性引进国内知名专家担任客座教授，推动学科发展。设立"伯乐奖"，鼓励职工推荐、协助引进各类顶尖人才、领军人才等高层次人才，营造全院爱才重才引才的良好氛围。

2. 吸引青年人才加盟　青年人才是推动公立医院高质量发展的重要资源与后备力量。医院根据学科发展需求和人员结构，科学分析人员配置现状，精准绘制人才地图，合理制定每年度人才招聘方案；成立招聘工作专班，于金明院士亲自带队，前往华中科技大学、中国医学科学院北京协和医学院、哈尔滨医科大学、山东大学、南京医科大学、中山大学等全国知名医学高校宣讲，实地招募优秀毕业生；以国家级平台为载体，举办高端人才论坛、青年博士沙龙活动，将学术活动与人才工作有机结合，全力打造医院人才招引品牌；制定《新招聘博士研究生安家费发放办法》，为青年人才发放 8 万 ~10 万安家费，提高医院吸引力；结合工作需要，不断创新招聘方式，自

主研发 HR 智慧招聘信息系统,搭建专属招聘网站,并申请多项软件著作权,实现了简历投递、信息审核、通知下发等招聘全工作流程一体化线上管理,显著提高工作效率;与第三方平台合作,借助微信公众号、网络媒体等多种形式不断拓宽人才招聘宣传渠道,提升医院影响力。

3. 加强海外引才工作 医院党委高度重视海外引才工作,每月一调度,实时跟进引才工作进展情况,力争高质量做好海外引才工作。充分调动广大职工积极性,尤其是具有海外留学经历的人员提供相关专业海外人才联系方式,建立人才联络库;加强与外事部门合作,编写双语版海外引才"明白纸",鼓励出国参会、学习的专家学者充分利用学术交流机会,积极与同领域海外高端人才建立良好联系,并通过现身说法,宣讲医院发展势头和良好人才政策;与国外高校中国留学生会等社团组织加强联系,重点对接有意向回国就业的毕业生;借助 PubMed、Web of Science 等数据库,建立海外人才通讯录,海投引才邮件,吸引更多优秀人才回国发展。

(三)筑牢人才成长阶梯,撑住"育才"船篙

1. 建立科学评价体系 医院不仅真心爱才,倾心引才,更悉心育才,充分发挥"管理科学家"精神,遵循人才成长规律,建立健全科学的人才评价体系。公平合理的人才评价,关键在于如何全面地衡量人才综合创新能力,避免使用"人才帽子"等单一片面指标。为此,医院率先制定《高层次人才管理办法》,破除"五唯",以业绩为导向,动态遴选院内高层次人才并给予高待遇压担子,形成激励人才成长的良性竞争机制,建立能上能下的动态管理机制,两年一聘,明确支持期限和退出机制,杜绝"一考定终身";每年遴选医院"十大知名专家"、"十佳科主任"和"十佳护士长"、"老骥伏枥奖",表彰优秀的临床型、管理型人才,实现人才评价体系多元化,覆盖医院各个岗位。

2. 做好发展路径规划 根据上级主管部门通知要求,医院认真学习、掌握最新人才政策,积极组织院内专家申报各级各类人才工

程。依托 HR 信息系统建立完善的专业技术人才档案,摸底潜力大、业绩好的重点人才,建立点对点、一对一服务机制,加强政策宣传;对标对表人才工程入选条件,精准分类,科学规划,提高入选成功率;主动争取政策支持和倾斜,不断增加各类人才项目申报名额;吃透人才政策精神,为人才提供从申报到期满考核的全周期服务,引导其进入更高层次人才工程。

3. 精准培养青年人才　医院高度重视青年人才培养,全力打造青年人才精准培养模式,明确每位人才发展方向,当好青年人才的"引路人"。制定《青年人才培育工程实施办法》,设立启航计划和青苗计划,重点扶持和培养有潜力的青年人才,给予 10 万~15 万元的科研启动经费,一对一配备导师,并联系院内外专家,结合青年人才前期的科研基础和所在学科发展需求,设计有针对性、可行性的任务目标,以年度为阶段制订具体工作计划。开展青年人才中期和期满考核,强化考核监督、科学评价,对于未达到阶段目标的人选终止或降低资助,建立良好的动态管理考核机制。

4. 持续推进博士后培养　医院积极开展博士后培养工作,不断扩大在站博士后规模,做好后备人才的储备工作。联系多所高校,为院内专家申请博士后合作导师资格,打造一支优秀的师资队伍;发布博士后招聘简章,广泛宣传,每年度组织多批次博士后面试,吸引海内外优秀博士研究生;制定《新招聘博士研究生培养管理办法》,鼓励基础好的博士入站提升科研能力,同时探索博士后站和规培基地并轨新模式,培养临床科研复合型人才;完善博士后管理制度和运行机制,规范入站开题、中期考核、出站考核等一系列管理程序,强化目标导向,保障培养质量。

5. 加强国际交流合作　医院高度重视人才交流与合作,鼓励资助优秀人才出国进修学习,出台《十百千人才建设工程方案》,每年选派十名重点学科带头人、业务技术骨干、优秀中青年人才赴国外知名医院、科研机构、院校等进修深造,每人资助 10 万元。积极搭建对外交流窗口,与美国 MD 安德森癌症中心签署姊妹医院合作备忘录,同国际高水平医疗科研院所建立长期合作模式。鼓励职工积极参加国际顶级学术会议,多做学术汇报,广泛交流,在世界级学术平台展现医院学科建设水平。

（四）释放人才创新活力,做准"用才"船锚

1. 创新干部选拔机制　建立适应现代医疗卫生事业发展需求的选人用人机制是加强人才队伍建设的核心要求之一,创新干部选拔机制,打破"官本位"思想,拓宽专业人才发展空间,推动干部年轻化、知识化、专业化,逐步实现科学合理的梯次结构;不仅有助于提高医院运行效能,还能促进人才的合理流动和人力资源的优化配置,进而提升医院服务质量。医院认真贯彻党的二十大精神关于落实"树立选人用人正确导向,选拔忠诚干净担当的高素质专业化干部,选优配强各级领导班子"的要求,建立以品德和能力为导向,以岗位需求为目标的人才选拔机制,形成德才兼备、注重实绩、廉洁自律的用人导向,真正把那些政治上靠得住、工作上有能力、作风上过得硬、群众信得过的干部选拔到相应岗位;坚持改革创新、大胆尝试,打破干部终身制,建立三年一聘、定期考核、能上能下、能进能出的动态管理机制。2020 年和 2023 年开展两轮中层干部竞聘,所有中层干部全部推倒重来,"一把尺子量到底",充分尊重民意,破格提拔有出国经历、有国家自然科学基金项目的博士;建立科学规范的干部考核管理体系,完善考核管理办法,强化管理人才的作风建设和能力建设,充分发挥绩效杠杆作用,实行"一月一绩效,一人一绩效",有效抵制"躺平式干部",激励干部担当作为。

2. 实行主诊医师负责制　主诊医师负责制是指在科主任领导下,由主诊医师负责的医疗小组为患者提供全程优质服务的临床医疗制度。医院根据临床工作需要和专业细化要求,深入调研分析,召开工作研讨会,于 2018 年开始全面实行主诊医师负责制,组织全院医师竞聘,打破病区界限,重点考察专业收治能力、手术量、三四级手术占比、辅助用药占比等工作指标。实行动态管理,定期考核,两年一轮,能上能下,届中根据实际情况动态调整,考核成绩差的取消主诊资格。每月工作讲评各项指标数据细化至主诊组,

横向、纵向比较，提高主诊医师的能力与水平，鼓励年轻优秀人才脱颖而出。同时，严格做好主诊医师考核管理工作，每月根据考核成绩划分"A、B、C"三个档次，发放岗位补贴，充分调动主诊组长积极性。

3. 营造创先争优氛围 在医院管理中，营造一个创先争优的氛围对于提升医疗服务质量、增强医院竞争力以及促进职工的职业成长具有重要意义。创先争优不仅是一种激励机制，更是一种文化，能够激发广大职工的工作热情和创新精神。在医院党委坚强有力的领导下，医院凝练出"艰苦奋斗、改革创新、干就干最好、争就争第一"的"山肿精神"和"拼搏基因、创新基因、和谐基因、开放基因"的"四大基因"，精心挖掘、选树了一批先进典型事例，引导全院职工苦干实干、敢闯敢拼。每年遴选各岗位知名专家和先进工作者，并开设专栏展示入选者先进事迹，激发广大职工主动担当的工作热情和干事创业的积极性，营造全院上下崇尚先进、学习先进、争当先进的良好氛围。

（五）营造舒心工作环境，护好"留才"船帆

1. 打造高端人才平台 "栽下梧桐树，引来金凤凰。"医院不断强化平台赋能，推动协同创新，以高端平台建设促进人才成长，全力打造人才发展新高地，积极争创国家临床医学研究中心，有望实现山东省"零"的突破；依托质子重离子中子项目，建立国际顶级的全链条肿瘤放疗技术研发体系；搭建人工智能平台，建立人工智能引导肿瘤精准放疗体系，推动放疗设备迭代；建立 I 期临床试验中心平台，开展抗肿瘤新药研发。积极推动"四链融合"，围绕高端平台建立全方位的产学研合作机制，将人才链嵌入创新链和产业链发展，提升人才链牵引作用。同时投入近亿元改建科研楼，购置实验动物 PET、实验动物磁共振等高端基础研究设备，打造可以比肩美国 MD 安德森癌症中心的科研条件和国际一流的科研平台，并制定完善的实验室预约机制，面向全院人才免费开放。放疗学科拥有质子放射治疗系统、磁共振引导加速器、射波刀、TOMO 等一批代表国际先进水平的图像引导高端放疗设备。

2. 不断提升人才待遇　绩效激励是激发人才工作积极性和创造力的重要手段,优化人才激励政策,最大程度发挥人才效能是人才建设的关键环节。因此,不断提升医院人才待遇,不仅能够吸引和留住优秀人才,还能激发职工的工作积极性和主动性,从而提高医疗服务质量和医院整体竞争力。近年来,医院实行绩效分配机制改革,打破平均主义,实行多劳多得、优绩优酬的分配机制,重点向高层次人才、关键岗位、业务骨干倾斜,发放管理绩效;制定《高层次人才管理办法》,向医院遴选的高层次人才发放 5 000~20 000 元的人才补助;设立了"于金明院士科技创新基金""山东省肿瘤医院科技创新奖",出台《科技创新激励管理办法》,每年用于科研奖励基金超过 1 000 万元,多种形式鼓励和支持人才开展科研创新;制定《人才项目激励办法》,为入选省级及以上人才工程的优秀人才提供 25 万 ~ 500 万元的配套激励经费。

3. 优化人才发展环境　只有切实解决人才的后顾之忧,才能让其安心创新创业,激发人才活力。医院致力于打造公平公正、开放信任的成长环境,在干部选拔、职称晋升和岗位聘用等方面,向有突出贡献的优秀人才和青年后备人才重点倾斜。于金明院士坚持每年给新生讲"开学第一课",给新职工做入职培训,引导全体干部职工品德端正、真诚可信,同时加强惩戒,对学术不端行为零容忍,深化学术诚信环境;以"山肿精神"和"四大基因"为根基,在全院上下营造尊重人才、追求卓越、敢为人先、宽容失败的文化环境;建设职工综合服务中心、风雨连廊、立体停车楼,不断改造和升级院区环境,提供最便利、舒心的工作条件。

4. 用心做好人才服务　医院用心做好人才服务,不仅能够提升人才的满意度和忠诚度,还能够促进医疗服务质量的提高,增强医院的核心竞争力。为此,医院建立党委领导班子成员联系高层次人才工作制度,通过建立联系、问政问策、解决困难、提供服务等措施,把各级各类人才团结和集聚到医院的各项事业发展中来;落实高层次人才服务制度,一对一配备服务专员,为人才提供"保姆式"和"店小二式"的服务;依据《人才科研办公室管理办法》等制度,为医院高层次人才提供专用车位、科研办公室、人才宿舍、人才餐厅等,打造满足人才"医、食、住、行、学"所需的生活条件,让各类人才进得来、留得住、成长快,更要发展得好,形成留住人才的软优势,实现从"引、育、用、留"服务到美好生活服务的新转变。

三、人才建设成效

(一) 人才引进成效显著

随着各项人才引进政策和措施落地,医院高层次人才虹吸效应凸显。先后引进儿童肿瘤专业王景福主任等 10 余名高层次人才及团队骨干,极大地满足了医院薄弱学科发展需求,创造了良好的社会效益。王景福主任主导创立了医院儿童肿瘤病区,填补省内儿童肿瘤专业空白,病区平均日住院患者高达 230 余人,省外患者占比 70% 以上,推动了山东省儿童肿瘤学科建设,为儿童健康事业作出了突出贡献。医院坚持"主动走出去"的招聘战略取得显著成效,优秀青年人才、硕博士毕业生招聘数量和质量屡创新高,实现量质齐升。从 2018 年仅招聘 4 名博士研究生、12 名硕士研究生到 2023 年招聘 40 名博士研究生、42 名硕士研究生,博士招聘人数增长了 9 倍,硕士招聘人数增长了 2.5 倍,其中全球 TOP200、985、"双一流"高校博士毕业生占比高达 75%,更有多名海外优秀博士主动选择进入医院。近五年,医院累计招聘博士研究生 123 人、硕士研究生 298 人,分别占全院博士人数的 41.8% 和硕士人数的 51.5%,实现了人员素质结构的跨越式提升。

(二) 人才队伍持续壮大

在医院党委强有力的领导下,人才制度优势更加凸显,医院省级及以上人才工程入选人数呈井喷式增长,高层次人才队伍规模不断扩大,2023 年度申报和入选数量再创历史新高,实现大千人、万人、长江系列、泰山系列等人才工作大满贯;首次申报海外优青进入二轮评审,实现"零"的突破;入选其他各类专家库成员 30 余人;遴选院内高层次人才 24 人,其中领军人才 1 人,拔尖人才 2 人,学科带头人才 11 人,优秀人才 10 人;出国留学归来 50 余人;柔性引进 10 余人。截至 2023 年底,医院共有中国工程院院士 1 人、国家级人才 13 人次、省部级人才 79 人次。

(三)人才梯队更加合理

医院不仅重视人才培养,更重视人才梯队建设,通过选拔和培养有潜力的年轻人才,建立适应医院发展需求的人才梯队,进一步确保了医院在未来的发展中拥有充足的后备力量。目前已打造出一支由院士领衔、中青年业务骨干为主体的创新型人才梯队,其中,第一梯队由院士、"国家科学技术进步奖"获得者、国家级人才、四大国家级学会主任委员组成;第二梯队由"泰山学者"特聘专家、山东省有突出贡献的中青年专家、省部级"科学技术进步奖"一等奖获得者组成;第三梯队由"泰山学者"青年专家、"齐鲁卫生与健康领军人才培育工程"入选者组成;第四梯队由优秀青年博士、海归人才、国自然基金获得者组成。建立了"70 后掌舵、80 后领军、90 后骨干"的合理人才结构,形成各类人才创新活力竞相迸发、聪明才智充分涌流的可喜局面。

(四)人员素质逐步提升

医院持续加大专业技术人员队伍建设力度,人员结构不断优化。高级职称人员、硕博研究生在专业技术人才队伍中的占比有了明显提升,医院人才队伍建设水平又跃升至新台阶。对比"十三五"末,医院职工总数增长 16.3%,达到 2 616 人,其中卫生专业技术人员 2 312 人,占比 88%,较"十三五"末增加了 21.4%;高级职称 462 人,占比 17.6%,较"十三五"末增加了 25.8%;博士研究生 294 人,硕士研究生 578 人,较"十三五"末分别增加了 38.6% 和 21.9%。目前医院已组建 100 多个医疗主诊组,覆盖全院各个专业,大量年轻优秀的业务骨干走向主诊岗位,充分调动了临床医师工作的积极性和创造性,进一步提升了医院主诊医师队伍的生机与活力,单日在院患者数量达 6 500 人、放疗高达 1 800 人次。

(五)优秀人才不断涌现

通过青年人才精准培养模式,医院青年人才迅速成长,40 岁以下中青年业务骨干已成长为医院的中流砥柱。医院获得省级以上人才称号 79 人次,其中 40 岁以下有 46 人次,占 58.2%;立项国家自然科学基金 77 项,40 岁以下承担者有 56 人次,占 72.7%;实施三批次青年人才培育工程遴选,共选拔出 23 名"启航计划"人选和 20 名"青苗计划"人选,累计配备科研经费超过 500 万元,其中已有 2 人获评"泰山学者"青年专家,6 人立项国自然青年基金。2023 年入选美国放疗年会口头报告作者均为"90 后"。如今,医院已拥有了一支优秀的高水平后备青年人才队伍,持续为医院高质量发展注入新鲜动力。

(六)科研成果成绩突出

医院各级人才在科研创新工作上抓大抓高,取得突出业绩。十年间获得国家和省部级科技奖 20 余项,其中获得"国家科学技术进步奖"二等奖 3 项、何梁何利基金"科学与技术进步奖"1 项、"山东省科学技术最高奖"1 项、省部级一等奖 8 项;承担国家重大专项等课题 130 余项,连续三次获得国家重大慢性病防控专项。近三年平均每年发表 SCI 论文达 200 余篇,2017 年在影响因子 5 分以上的期刊发表 SCI 论文总量位列全省医疗机构第一名,影响因子 3 分以上的期刊发表 SCI 论文总量位列全省医疗机构第二名。在国际上拥有广泛的学术影响力,两次荣获美国临床肿瘤学会年会年度唯一"国际优秀论文奖",2023 年更是入选了 13 项大会口头报告,占比达 13/203,高居全国第一、国际前列;放疗学科连续两年获 15 项国自然基金。

(七)干部队伍结构优化

经过 2020 年和 2023 年两轮中层干部竞聘,医院中层干部队伍结构得到极大优化。目前,"80 后"在临床医技中层干部中占比达 36%,行管后勤中占比达 51%;临床医技硕博士占比超过 80%,行管后勤部门硕博士占比 90% 以上,实现了干部队伍的年轻化、知识化、专业化,为医院高质量发展提供坚实的人才队伍保障(图 3-5-2-1、图 3-5-2-2)。通过公开竞聘,打破干部终身制,建立了能上能下、动态调整的选人用人机制,搭建广纳群贤、人尽其才的干部选聘渠道,为勇于开拓创新、综合素质高的人才提供平台,全体干部职工形成了"能者上,庸者下"的共识。一批学历高、能力强、活力四射的青年干部从幕后走到了台前。新上任的中层干部干劲足、闯劲大,狠抓机遇,促进科室发展,屡次荣获嘉奖。职工对干部的认可度提高,青年干部满意度和自信心增强,医院整体业务指标持续向好,实现高基数上的高速增长。

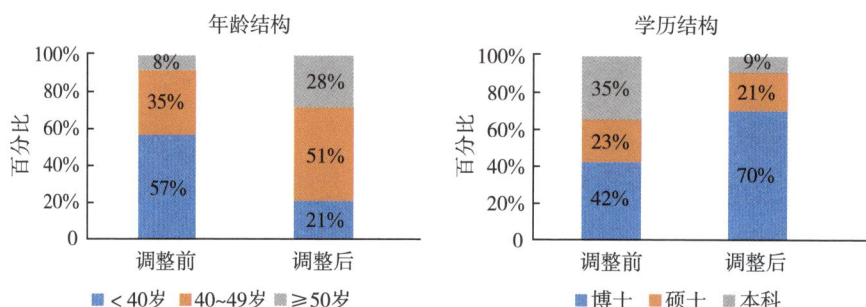

年龄结构 学历结构

图 3-5-2-1　医院临床医技科室中层干部年龄、学历结构对比图

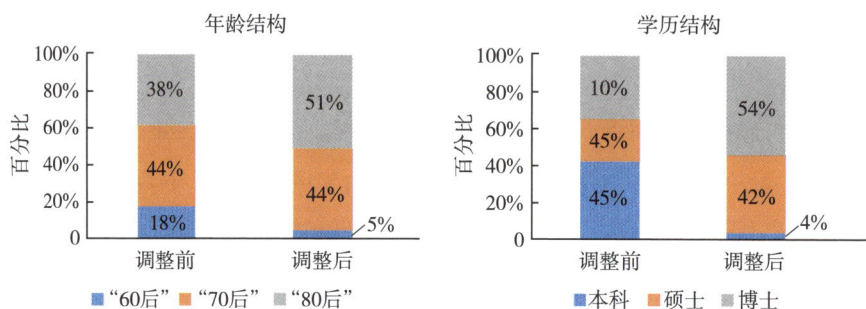

年龄结构 学历结构

图 3-5-2-2　医院行管后勤科室中层干部年龄、学历结构对比图

(八) 规范诊疗成效明显

医院专业技术人才队伍建设水平的快速提高为全面推进专业细化和规范诊疗提供了坚实的人才保障。采用按照系统、器官、部位等多种分类标准相结合的形式,深入开展专业细化,横到边、纵到底,坚决不留死角。胸外科细化为肺和食管,胃肠外科细化为胃和结直肠,妇瘤科细化为卵巢、子宫和妇瘤放疗,淋巴血液科细化

为淋巴瘤和血液肿瘤，设置少见肿瘤科和中西医结合科，成立儿童肿瘤科（图 3-5-2-3）。在国内、国际率先开展了由于金明院士领衔、固定时间、固定地点、固定专家的全覆盖、无死角的免费 MDT 会议，为肿瘤患者提供规范化、同质化、高端化的诊疗服务。目前已辐射国内外，覆盖市县，"线上＋线下"的形式，吸引了数百家省内外各地市医疗机构领导带队到现场观摩学习。运行三年来共有 13 余万例患者从中获益，显著提升了患者诊治疗效。

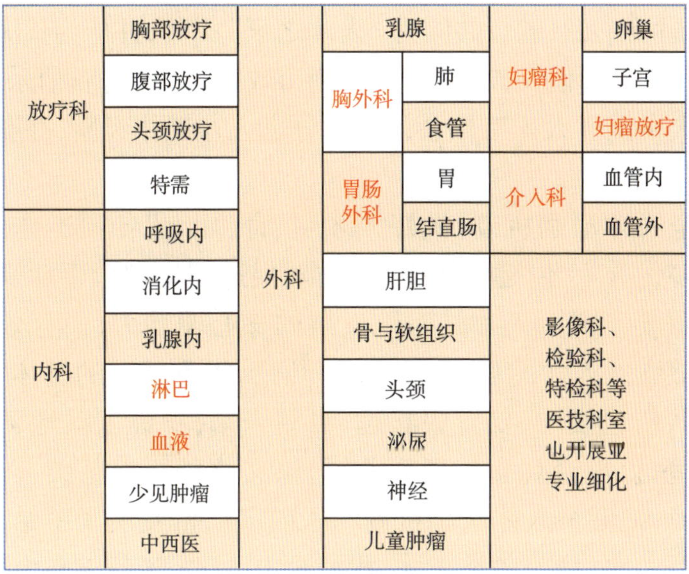

放疗科	胸部放疗	外科	乳腺		妇瘤科	卵巢
	腹部放疗		胸外科	肺		子宫
	头颈放疗			食管		妇瘤放疗
	特需		胃肠外科	胃	介入科	血管内
内科	呼吸内			结直肠		血管外
	消化内		肝胆		影像科、检验科、特检科等医技科室也开展亚专业细化	
	乳腺内		骨与软组织			
	淋巴		头颈			
	血液		泌尿			
	少见肿瘤		神经			
	中西医		儿童肿瘤			

图 3-5-2-3　医院专业细化图

（九）国内外影响力持续扩大

医院充分发挥龙头单位引领示范作用，先后与 94 家基层医院建立肿瘤规范化诊疗基地，通过开展技术帮扶、专家坐诊、学术交流等形式，提升基层诊疗水平；以早诊早治为抓手，建立完善的全省癌症防治体系；承担全省肿瘤质控工作，组织开展专项病历点评，加强监管，逐步提升基层医院医疗质量；质子中心于 2023 年 11 月 7 日正式投入使用，至今已顺利治疗了 400 余例患者；二期工程重离子中子项目顺利推进，进一步提高山东省肿瘤治疗的技术水平和科研创新能力,造福更多的肿瘤患者。

（十）获得上级部门高度认可

医院人才工作取得的突出成绩,得到上级部门、领导的高度认可和赞扬。各级领导非常赞同医院发展理念、管理理念、学科建设和科研思路,称赞医院不但有先进的办院理念,还有扎实具体的落实措施,是一所进步快、发展健康、潜力巨大、前景光明的医院。五次被省委、省政府评为"人才工作表现突出单位",2022年度党委书记人才工作项目被评为"优秀"等次。院士受邀参加高规格的省委人才座谈会,与省委书记、省长共同为"人才之家"揭牌,并作为代表向全省广大人才发出了倡议,2023年被济南市政府聘为"海右伯乐"。医院领导多次在全省人才工作会议发言分享人才工作经验,并获得一致好评。

健全人才激励机制,做好人才引、育、用、留各项工作,吸引和培养更多优秀人才,建强人才队伍,对促进卫生健康事业高质量发展有着重要意义。人才是医院发展的核心驱动力,而有效的激励机制能够激发人才的创造力和工作热情,提升医院的整体竞争力。在人才队伍建设中,要着眼长远,谋划未来,积极主动地营造人才成长环境,以理论观念创新为前提,以文化创新为基础,以制度创新为保障,把健全人才激励机制与医院高质量发展紧密结合起来,吸引优秀人才,培养各类人才,用好现有人才,储备未来人才,努力建设一支高素质的人才队伍,为推动公立医院高质量发展奠定坚实基础。

参考文献

[1] 季新华. 专科医院加强人才队伍建设的实践和思考 [J]. 中国卫生事业管理, 2016, 33 (6): 419-421.

[2] 徐明. 党管人才的核心议题、研究进路与实践向度 [J]. 人民论坛·学术前沿, 2023 (18): 52-67.

[3] 董屹, 徐燕玲, 陈皞, 等. 组织行为学视角下某医院青年人才培养的理论分析

与实践探索 [J]. 中国医院, 2024, 28 (4): 81-84.

［4］黄利斌, 丁琪琦, 黄卫华, 等. 打造 "人才高地" 赋能 "医学高峰" [J]. 中国肿瘤, 2023, 32 (10): 730-734.

［5］张燕. 医院人才引进与培养策略分析 [J]. 人才资源开发, 2023 (14): 9-11.

［6］左一博, 夏冕, 蒋帅, 等. 河南省护理人员薪酬满意度对工作绩效的影响机制研究 [J]. 中国卫生经济, 2024, 43 (5): 18-22.

Ⅳ

肿瘤医疗资源篇

第一章
多层次医疗保障实践

第一节 肿瘤领域的多层次医疗保障体系建设

顾雪非　国家卫生健康委卫生发展研究中心
郭武栋　国家卫生健康委卫生发展研究中心
肖非易　国家卫生健康委卫生发展研究中心
赵东辉　国家卫生健康委卫生发展研究中心

一、恶性肿瘤的疾病负担

随着人口老龄化的推进以及吸烟、肥胖和缺乏锻炼等危险因素的日益增加,癌症已逐渐成为导致人群疾病负担加重的主要原因。根据世界卫生组织(World Health Organization,WHO)2019 年对全球死亡数据的统计,癌症已经在 183 个国家中成为 70 岁之前死亡的第 1 或第 2 大原因,在 23 个国家中成为 70 岁之前死亡的第 3 或第 4 大原因。WHO 国际癌症研究机构(International Agency for Researchon on Cancer,IARC)发布的《全球癌症统计报告》(The Global Cancer Observatory,GLOBOCAN)显示,2022 年全球估计有 1 997 万新发癌症病例和近 1 000 万癌症死亡病例。在新发病例中,占比最高的是肺癌(12.4%),其次是乳腺癌(11.5%)、结直肠癌(9.6%)、前列腺癌(7.3%)和胃癌(4.9%);而在死亡病例中,占比最高的是肺癌(18.7%),其次是结直肠癌(9.3%)、肝癌(7.8%)、乳腺癌(6.8%)和胃癌(6.8%)。从性别分类上看,男性癌症发病率和死亡风险均高于女性,发病率和病死率分别比女性高 26.3% 和 32.9%。其中男性发病率和死亡率最高的癌症是肺癌,其次是前列腺癌、结直肠癌和胃癌；乳腺癌是女性中最常见的癌症，也是女性癌症死亡的主要原因，其次是肺癌和结直肠癌。从地区划分上看，全球一半的新发癌症病例和56.1%的癌症死亡病例发生在亚洲，欧洲新发癌症病例和死亡病例分别占全球的22.38%和20.38%，其次是美洲（占全球新发癌症病例总数的21.15%，癌症死亡病例总数的14.94%）和非洲（占全球新发癌症病例总数的5.93%，癌症死亡病例总数的7.84%），大洋洲占比最低（占全球新发癌症病例总数的1.35%，癌症死亡病例总数的0.74%）。肺癌、乳腺癌、结直肠癌、胃癌和肝癌是亚洲发病率和死亡风险较高的癌症。

中国近年来癌症的发病人数和死亡人数逐步增多，恶性肿瘤已经成为严重威胁中国人群健康的重大公共卫生问题。GLOBOCAN数据显示，2020年，中国癌症新发456.875 4万例、死亡300.289 9万例，约占全球同年癌症新发病例和死亡病例的23.7%和30%，高于同期中国人口占全球人口总数的比例（18.5%）。全性别癌症年龄标化发病率为204.8/10万，男性发病率高于女性，男性和女性发病率分别为225.4/10万和188.2/10万。0~74岁中国人群癌症累积发病风险为21%。全性别癌症年龄标化死亡率为129.4/10万，男性死亡率（163.9/10万）明显高于女性（98.1/10万）。从发病例数看，中国最常见的癌症类型是肺癌、结直肠癌、胃癌、乳腺癌和肝癌，这5种癌症占中国2020年新发癌症病例的58.7%。以死亡例数排序，中国全性别死亡率前5位的癌症类型依次是肺癌、肝癌、胃癌、食管癌和结肠癌，占全国所有癌症死亡例数的64.7%。

人口基数巨大导致中国的癌症发病人数与死亡人数均居于世界之最。同时，随着肿瘤治疗技术的不断进步和创新药物的加快研发与上市，癌症患者对于治疗效果的预期不断提高，癌症的治疗费用也在持续上涨，给癌症患者家庭和医疗保障制度都带来了较大的压力和挑战。根据相关统计数据，部分恶性肿瘤患者的次均住院自付费用达到居民年人均可支配收入的50%甚至更高（表4-1-1-1）。在建设覆盖全民、城乡统筹、权责清晰、保障适度、可持续的多层次医疗保障体系的过程中，对包括癌症在内的重大疾病的有力保障始终是医疗保障体系的建设主线,同时也是当前和今后一段时期需要统筹考虑和解决的重点问题。

表 4-1-1-1　2021 年部分恶性肿瘤患者住院自付费用负担情况

疾病名称	居民医保参保患者次均住院自付费用 / 元			居民医保参保患者次均住院自付费用占居民年人均可支配收入的比例 /%		
	公立医院	委属医院	省属医院	公立医院	委属医院	省属医院
急性白血病	15 795.51	24 713.46	21 275.37	44.97	70.35	60.57
胃恶性肿瘤	14 919.38	23 469.46	20 884.10	42.47	66.81	59.45
肺恶性肿瘤	17 722.02	23 502.42	20 587.11	50.45	66.90	58.61
食管恶性肿瘤	12 073.98	18 980.81	17 621.54	34.37	54.03	50.16

注:居民医保参保患者次均住院费用以《中国卫生健康统计年鉴》公布的 2021 年相关等级公立医院特定疾病次均住院费用为准,假定参保患者住院费用目录内费用占比为 85%,基本医保基金支付比例按三级医院目录内费用支付比例估算。

数据来源:《中国卫生健康统计年鉴》《中国医疗保障统计年鉴》。

二、多层次医疗保障体系的内涵

医疗卫生体系的建设和发展是领域宽广、主体众多、关系交错且具有重大经济社会影响的系统工程,关乎全体民众的健康福祉。医疗保障体系是医疗卫生体系的重要组成部分,是减轻群众就医负担、增进民生福祉、维护社会和谐稳定的重大制度安排。习近平总书记指出,要加快建立覆盖全民、城乡统筹、权责清晰、保障适度、可持续的多层次医疗保障体系。

2020 年 2 月,中共中央、国务院印发《关于深化医疗保障制度改革的意见》(下称《意见》),提出"到 2030 年,全面建成以基本医疗保险为主体,医疗救助为托底,补充医疗保险、商业健康保险、慈善捐赠、医疗互助共同发展的医疗保障制度体系",对多层次医疗保障制度体系的内涵进行了规范和诠释,并提出了明确的发展要求。

新一轮医改以来,贯彻党中央、国务院决策部署,我国已建成全世界最大、覆盖全民的基本医疗保障网,为全面建成小康社会、实现第一个百年奋斗目标作出了积极贡献。为进一步推进医疗保障高质量发展,保障人民健康,促进共同富裕,依据《中华人民共和国国民经济和社会发展第十四个五年规划和2035年远景目标纲要》和《中共中央　国务院关于深化医疗保障制度改革的意见》,2021年9月,国务院办公厅印发《"十四五"全民医疗保障规划》(下称《规划》)。《规划》提出,要坚持制度公平统一,坚持尽力而为、量力而行,立足保基本,巩固基本医疗保障制度,健全重特大疾病医疗保险和救助制度,强化基本医疗保险、补充医疗保险与医疗救助互补衔接,增强基础性、兜底性保障功能,鼓励商业健康保险、医疗互助有序发展,满足人民群众多层次的医疗保障需求。

目前,我国已基本建成以基本医疗保险为主体,医疗救助为托底,补充医疗保险、商业健康保险、慈善捐赠、医疗互助等共同发展的多层次医疗保障制度体系,呈现出城镇职工和城乡居民分别保障,医疗救助、基本医疗保险和补充医疗保障等不同层次并行的"两纵三横"制度格局,在向全体人民提供基本医疗保障的同时,也更好地满足了不同群体多元化的医疗保障需求(图4-1-1-1)。其内涵特点主要包括以下五点:①分层性。从横向看,分为三层,即主体层,主体层之上的补充保障层,主体层之下的托底保障层,体现了医疗保障制度体系的分层属性。②协同性。需要多层次医疗保障制度体系内各板块协同配合,通过有效的制度供给、政策供给和产品供给,补空缺、补短板、补不足。③系统性。在医疗保障制度体系里,板块有主次,有分工;保障功能既要串联,又要并联,通过系统集成、整合衔接,才能把"两纵三横"整合成为有机体。④共担性。共担性在于强调多层次医疗保障制度体系由政府、社会和市场共建、共治、共享。⑤发展性。发展性是医保制度建设的题中应有之义。《意见》中提出了2025年"医疗保障制度更加成熟定型"的目标,"改革"仍将是未来5~10年乃至更长时间医疗保障领域的主旋律。

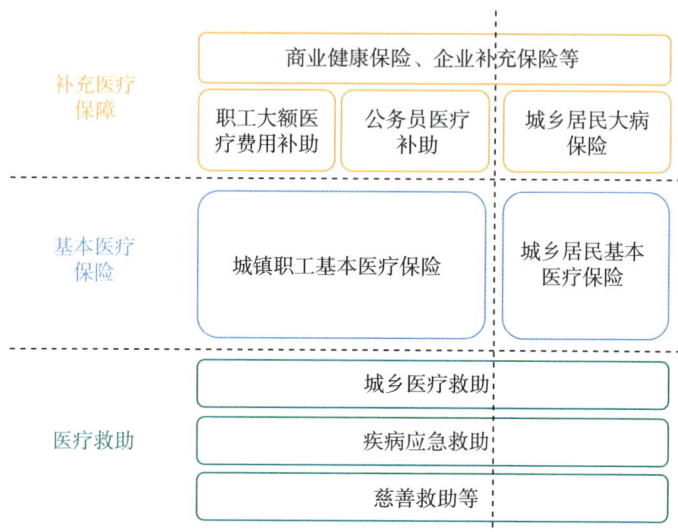

图 4-1-1-1　我国当前"两纵三横"的医疗保障制度体系

在目前"两纵三横"的医疗保障制度体系下,肿瘤患者可以依据自身参保情况获得多重医疗费用补偿:在基本医疗保险补偿的基础上,职工大额医疗费用补助、城乡居民大病保险对高额医疗费用给予进一步补偿,属于特困、低保等低收入人群的肿瘤患者,以及因癌症治疗导致家庭基本生活出现严重困难的患者还可以申请医疗救助。此外,部分商业健康保险产品还可以对癌症患者治疗过程中发生的医保目录外费用给予补偿,从而进一步减轻部分肿瘤患者的巨额医疗费用负担。从相关统计数据看,多层次医疗保障体系在减轻个人医疗费用负担方面发挥了显著作用。2016 年至 2018 年,建档立卡贫困人口住院费用的个人自付比例从 34% 降低至 9.1%,因病致贫、返贫问题得到明显缓解(图 4-1-1-2)。从卫生总费用的构成看,随着政府卫生投入的增加以及医疗保障制度保障能力的提升,政府卫生支出和社会卫生支出占卫生总费用的比例分别从 1998 年的16.04%、29.11% 上升到 2022 年的 28.2%、44.8%,个人卫生支出占卫生总费用的比例则从 1998 年的 54.85% 下降到 2022 年的 27.0%,卫生筹资的公平性显著提高(图 4-1-1-3)。

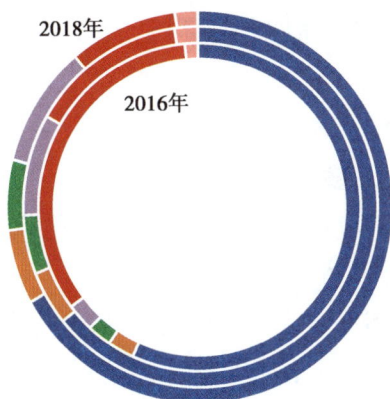

■基本医疗保险 **■**大病保险 **■**医疗救助 **■**政府兜底 **■**个人自付 **■**其他

图 4-1-1-2　建档立卡贫困人口住院医疗费用补偿渠道构成（2016—2018 年）

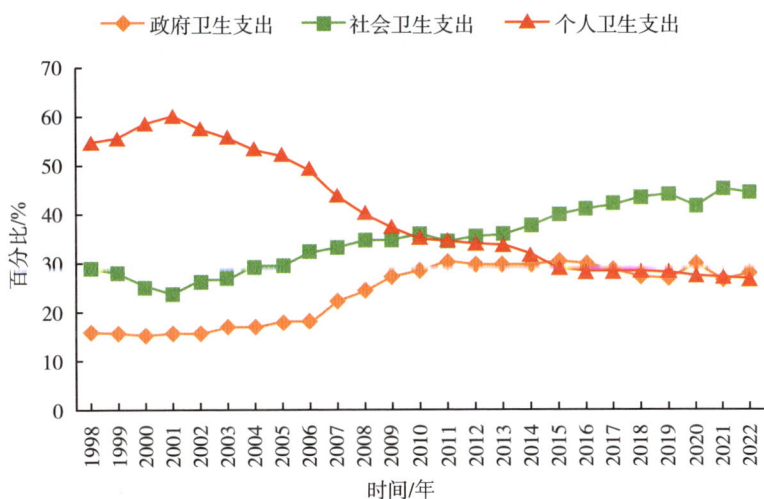

图 4-1-1-3　我国卫生总费用构成变化情况（1998—2022 年）

三、我国基本医疗保障的实践

基本医疗保险是我国多层次医疗保障体系的主体，其发展奠定了我国多层次医疗保障体系的基石。自 1998 年职工医保制度改革全面启动以来，基本医保制度在托住民生底线、提升保障质量、提高服务效率等方面持续探索，不断筑牢中国特色医疗保障网，在切实减轻居民医疗费用负担方面取得了明显成效。目前,我国已建成世界上规模最大的基本医疗保障网,《2022 年全国医疗保障事业发展统计公报》披露的数据显示,截至 2022 年底,我国基本医疗保险参保人数为 134 592 万人,参保率稳定在 95% 以上,参保质量持续提升;2022 年,基本医疗保险基金(含生育保险)总收入超过 3 万亿元,总支出超过 2 万亿元,惠及群众不断增加。

按照世界卫生组织的界定,以统筹基金为基础的医疗保障制度在促进全民健康覆盖方面的作用和效果,可以通过三个维度来衡量,即人口覆盖情况、服务覆盖情况和直接费用覆盖情况。

在人口覆盖方面,我国拥有世界上规模最大的基本医疗保障网,职工医保和居民医保组成的基本医疗保险制度已经覆盖了全部人口,近年来实际参保率稳定在 95% 以上(图 4-1-1-4)。2016 年 11 月 17 日,国际社会保障协会(International Social Security Association, ISSA)将"社会保障杰出成就奖"(2014—2016)授予中华人民共和国政府,以表彰中国近年来在扩大社会保障覆盖面工作中取得的卓越成就,其中,医疗保障体系的全民覆盖发挥了重要作用。

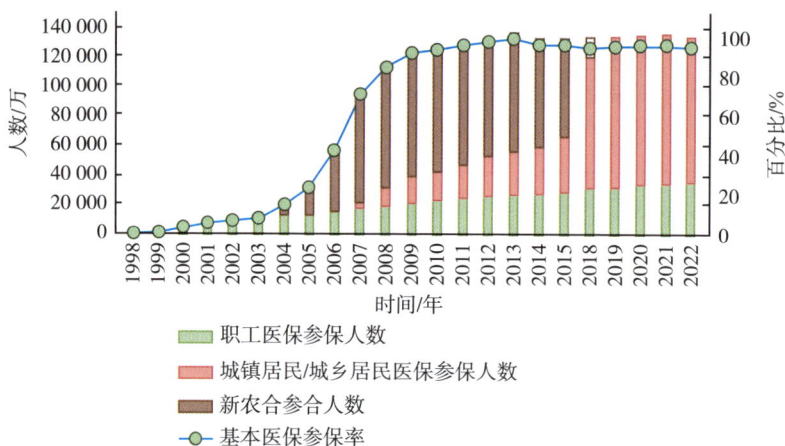

图 4-1-1-4 基本医疗保险制度参保人数与参保率
因 2016 年与 2017 年的参保统计数据不完全、不准确,图中未展示。

随着参保人数的增加以及人均筹资标准的提高,各项基本医保制度的筹资总额和基金支出规模迅速增长。从 1998 年到 2021 年,我国卫生总费用的年均增长速度为 14.1%,而基本医保制度当年基金收入和基金支出的年均增长速度为 37.3% 和 37.6%; 2009 年,新农合和城镇居民医保制度全部实现全国覆盖,从那时起到 2021 年,卫生总费用的年均增长速度为 13.1%,而基本医保制度当年基金收入和基金支出的年均增长速度为 16.5% 和 16.8%(图 4-1-1-5)。基金收支规模的增长为不断扩大的服务覆盖面和逐步提高的费用覆盖率提供了有力支撑。

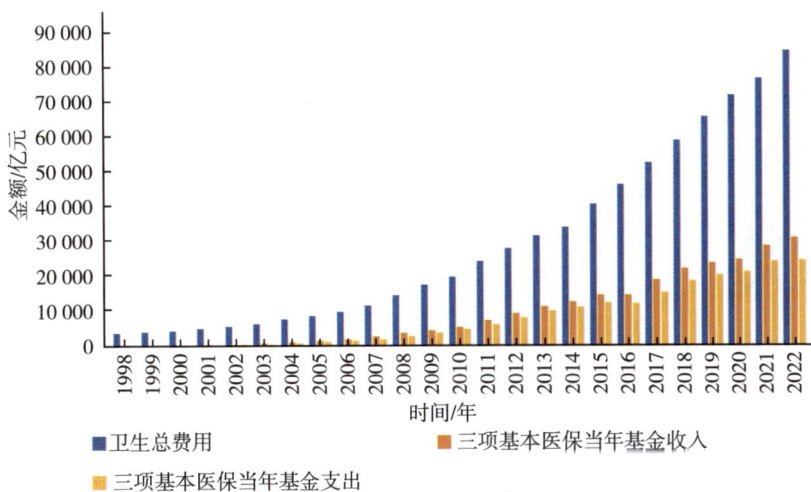

图 4-1-1-5 卫生总费用与基本医保基金收支规模变化情况

在服务覆盖方面,职工医保和城乡居民医保均以住院费用和恶性肿瘤放化疗门诊治疗等高额门诊费用的保障为主,近年来不断扩展门诊保障内容,提高门诊保障力度。同时,对于恶性肿瘤等治疗费用较为高昂的特殊疾病,基本医保制度在普惠保障的基础上进一步给予倾斜补偿。2010 年开始,我国在城乡居民基本医保制度中开展提高重大疾病医疗保障水平试点工作,将“重大疾病”界定为健康危害尤其严重、费用特别高昂的疾病,并将白血病、妇女乳腺癌、宫颈癌、肺癌、食管癌、胃癌、结肠癌、直肠癌等发病率较高的恶性肿瘤纳入倾斜补偿范围。

在扩展保障范围方面,基本医保制度以卫生技术评估为支撑,对药品的安全性、有效性、经济性、创新性和公平性五个维度进行综合价值评估,将更多具有综合价值优势的药品纳入医保目录,将不具有优势的药品调出医保目录,实现了药品保障水平的升级换代。自2018年国家医疗保障局成立以来,截至2023年,国家层面已连续5年开展基本医保药品目录调整工作,在2023年目录调整后,国家医保药品目录内药品总数达到3 088种(表4-1-1-2),创新药进入医保速度明显加快,重大疾病和特殊人群用药保障水平进一步提升,临床用药合理性得到积极改善。

表 4-1-1-2　不同版本国家医保药品目录纳入药品品种数

版本	合计 / 种	西药 / 种	中成药 / 种	协议期内谈判药 / 种
2000 年版	1 140	725	415	0
2004 年版	1 850	1 027	823	0
2009 年版	2 127	1 140	987	0
2017 年版	2 535	1 297	1 238	0
2019 年版	2 643	1 279	1 316	48
2020 年版	2 800	1 264	1 315	221
2021 年版	2 860	1 273	1 312	275
2022 年版	2 967	1 293	1 311	363
2023 年版	3 088	1 335	1 323	430

在年度常规性调整优化医保药品目录的同时,基本医保制度还通过医保药品目录准入谈判等途径进行药品目录扩容,将更多救急救命的好药,尤其是肿瘤、罕见病等疾病的治疗用药纳入医保范围。在目前正在执行的《国家基本医疗保险、工伤保险和生育保险药品目录(2023 年)》中,医保药品目录谈判准入药品(简称"国谈药品")从 2019 年的 48 个增加到 2023 年的 430 个,有效缓解了癌症患者、病毒感染患者(如甲肝、乙肝、艾滋病等)、免疫缺陷患者及慢性病患者的用药保障不足问题。国谈药品中,抗肿瘤药物的品种数排在首位且不断增加,2019 年的目录中协议期抗肿瘤药物(西药)数量为 25 种,2020 年的目录中为 42 种,到 2023 年已达到 68 种

（表 4-1-1-3）。

表 4-1-1-3 不同版本国家医保药品目录协议期抗肿瘤药物数量

版本	协议期抗肿瘤药物数量（西药）/ 种	协议期内谈判药总数 / 种
2019 年版	25	48
2020 年版	42	221
2021 年版	51	275
2022 年版	59	363
2023 年版	68	430

医保药品目录的调整有效减轻了癌症患者的疾病经济负担。有研究显示，在肿瘤患者的总治疗费用当中，抗肿瘤药物的费用占比最高，平均占比约为 59.9%。随着医疗技术的不断进步，针对特殊靶点的靶向治疗药物、创新机制的肿瘤特效药等不断上市，在实现更好疗效的同时，也提高了癌症患者的药品费用。同时，多数抗肿瘤药物需要患者长期服用，年药品费用可能高达数十万，这对多数患者家庭而言都是难以承受的负担，贫困家庭甚至会选择放弃治疗，仅进行最佳支持治疗。将具有较高临床价值的癌症药品纳入医保药品目录，由医保基金为患者承担 50%~70% 的药品费用，可以明显减少患者的自付费用，让更多的患者用上更好的药物，获得更多的健康收益。

在费用覆盖方面，筹资能力增强支撑着基本医保的补偿水平逐步提高，并促进了包括肿瘤患者在内的参保人员的医疗服务利用。近年来，职工医保和城乡居民医保政策范围内住院费用的基金支付比例分别稳定在 80% 左右和 70% 左右。国家卫生服务调查结果显示，从 2003 年到 2018 年，调查对象中农村居民住院费用的报销比例由 6.9% 提高到 54.6%，农村居民的两周就诊率由 14.1% 提高到 24.6%，住院率由 3.4% 提高到 13.7%。

四、医疗救助和补充医疗保障制度

在基本医保制度之外，医疗救助制度以及城乡居民大病保险、商业健康保险等补充医疗保障制度也对肿瘤疾病治疗的高额医疗费用提供了保障。

作为我国多层次医疗保障体系的托底保障层次,医疗救助制度面向城乡低收入群体和因病致贫人口(统称医疗救助对象)提供两方面的救助:一是资助特困供养人口、低保家庭成员和部分医疗救助对象参加城乡居民基本医疗保险,确保困难群众加入基本医保制度,在罹患疾病时基本医疗有保障;二是在基本医疗保险实现公平普惠保障的基础上,对医疗救助对象个人负担的医疗费用进一步给予救助,以提高医疗救助对象的支付能力,保障其在患有肿瘤等重大疾病后,不因经济原因放弃治疗或治疗不足。

在补充医疗保障制度方面,由政府主导的城乡居民大病保险制度、职工互助组建的职工互助医疗保险,以及多种类型的商业健康保险产品、慈善救助项目等都在一定程度上发挥着大病保障的作用。目前,城乡居民大病保险制度已全面建立并覆盖全部城乡居民医保参保人员,对基本医保补偿后应由个人负担的高额合规医疗费用给予保障,对于低收入人口,大病保险制度还执行降低起付线、提高补偿比例等倾斜措施。统计数据显示,城乡居民大病保险将城乡居民高额医疗费用的实际补偿比例提高了 13 个百分点左右,进一步提高了高额医疗费用的综合补偿水平。

随着基本医保的发展,补充医疗保障制度也有明显发展。以职工互助医疗保险为例,职工互助医疗保险是由企事业单位自愿组织,以职工自筹资金为主,为参保职工提供医疗费用补偿的一种保险制度,目的是通过集合职工的力量,为参保职工的高额医疗费用负担提供额外保障,以减轻其医疗费用负担。从 2015 年到 2022 年,职工互助医疗保险的互助金收入由 6.5 亿元增加到 14.0 亿元,补偿支出由 3.4 亿元增加到 9.6 亿元,在分担重大疾病医疗费用负担方面发挥了一定作用(图 4-1-1-6)。

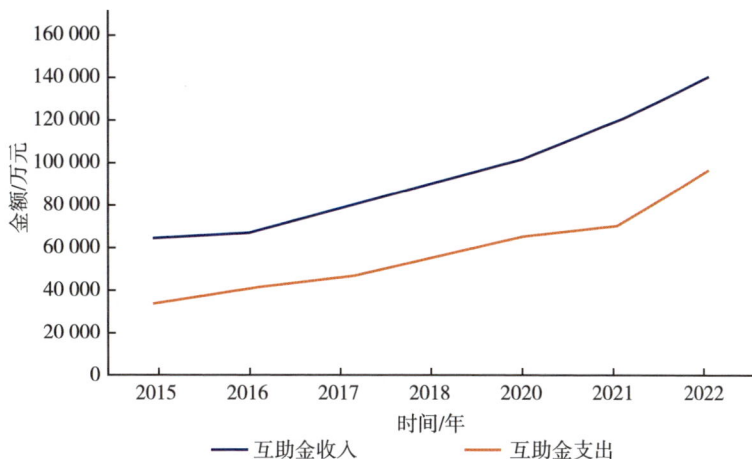

图 4-1-1-6　职工互助保险基金收支情况

在肿瘤医疗费用保障方面,商业健康保险也发挥着重要作用,国家级政策文件关于建设多层次医疗保障体系和鼓励商业健康保险发展的政策导向日益明确。2014 年 10 月,国务院印发《关于加快发展商业健康保险的若干意见》(国办发〔2014〕50 号),将原属于财产保险领域的大病保险、医疗责任保险,以及传统的医疗费用保险,如医疗意外、收入损失等保险,均纳入商业健康保险范围;根据原中国银行保险监督管理委员会 2019 年印发的《健康保险管理办法》,商业健康保险是指由保险公司对被保险人因健康原因或者医疗行为的发生给付保险金的保险,主要包括医疗保险、疾病保险、失能收入损失保险、护理保险以及医疗意外保险等。随着国家的重视和各项支持政策的出台,保险业迎来了难得的政策机遇和市场空间。截至 2022 年底,我国经营商业健康保险的保险公司共有 156 家,在售产品超过 7 000 个,覆盖人数超过 7 亿人;从 2009 年到 2022 年,商业健康保险(含人身意外伤害保险)的保费收入由 804 亿元增长到 9 726 亿元,理赔支出由 281 亿元增长到 3 937 亿元,保费收入和理赔支出的增速均超过同期基本医保的增长速度(图 4-1-1-7)。

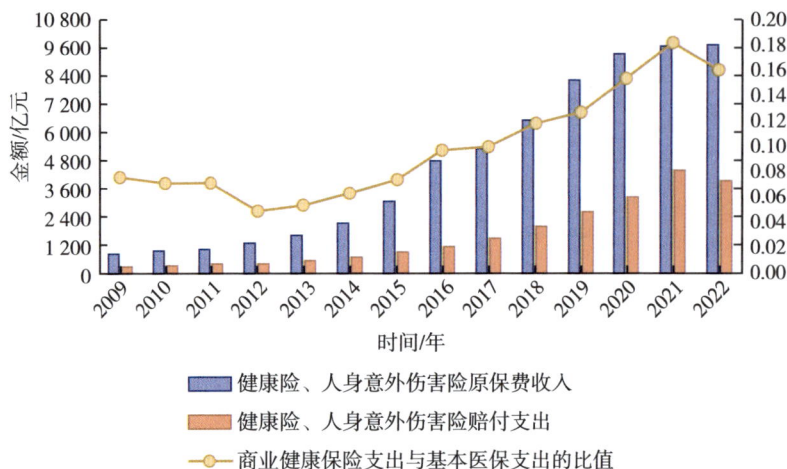

图 4-1-1-7　商业健康保险收支情况(2009—2021 年)

　　商业健康保险作为我国多层次医疗保障体系的一层,在全民医疗保障体系中发挥着重要作用。商业健康保险有助于帮助居民实现日益多样化和高水平的医疗保障需求,尤其是在肿瘤治疗领域,部分费用高昂的进口药物不在基本医保的药品目录当中,但可能在商业健康保险产品的报销范围内,此时,商业健康保险就是肿瘤患者医疗费用补偿的最后一道屏障。

　　近年来,惠民保的发展也受到了广泛关注。惠民保是介于基本医疗保险与纯商业健康保险之间的一类保障型医疗保险产品形态,是社商融合的一种新的尝试。惠民保自 2020 年以来快速在全国各大主要城市落地,截至 2023 年 1 月 31 日,全国共推出 263 款惠民保产品,覆盖 29 个省级行政区,参保人群达到亿人次级别。随着惠民保覆盖人群的扩大,产品迭代速度不断加快,惠民保在我国多层次医疗保障体系中的作用不可忽视。

　　但是,从国际方面看,主要发达国家商业健康保险支出占 GDP 的比重一般在 1%~2%,而我国仅为 0.3%;同时,我国公共医保支出与商业健康保险支出的比值为 7.0,处于较高水平,商业健康保险仍有较大的发展空间(图 4-1-1-8)。

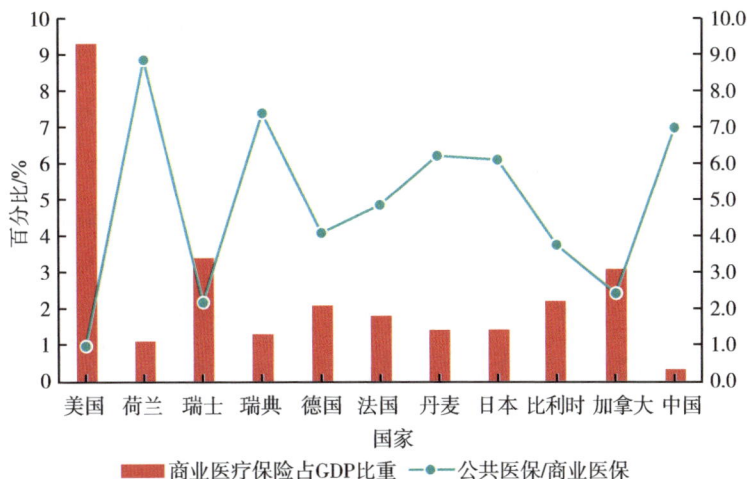

图 4-1-1-8　主要国家 2019 年商业健康保险支出占比情况

五、总结与展望

多层次医疗保障体系在肿瘤患者医疗费用保障方面的作用是显而易见的,它为患者提供了更多的选择和保障,自制度体系逐步建成以来,肿瘤患者的自付费用负担有所下降,因病致贫、因病返贫问题得到缓解,肿瘤患者的治疗率随之提升,有助于提升肿瘤患者的健康福祉。同时,我们也应该看到,基本医保保障水平有限、医疗救助托底保障能力不足、补充医疗保障制度发展空间仍需拓展,这些问题制约着多层次医疗保障体系在肿瘤等重大疾病保障领域的实际保障效果,因此,未来我国的医疗保障体系仍需不断追求高质量发展。

（一）进一步健全完善基本医疗保险制度

习近平总书记指出:"我们建立全民医保制度的根本目的,就是要解除全体人民的疾病医疗后顾之忧。"解除疾病医疗后顾之忧,首先需要做好基本医保制度自身的改革、发展与建设。

按照《中共中央　国务院关于深化医疗保障制度改革的意见》和《"十四五"全民医疗保障规划》的部署,当前和今后一段时期,基本医保制度需要在以下方面着力推进改革。

一是以人民健康需要为导向,构建以人为本、以健康为中心的整合型医疗卫生服务体系,在基本医保制度框架中建立与服务形式变革相适应的筹资、补偿、支付和监管机制,推动"三医"协同发展。

二是优化基本医保制度的筹资和补偿政策,向老年人、儿童、低收入人口等弱势群体倾斜,向重大疾病保障等群众呼声强烈的保障痛点倾斜,向门诊补偿和疾病早期干预、健康管理等更具"投入-产出"效益的服务倾斜,做好门诊待遇和住院待遇的统筹衔接,逐步缩小制度间、地区间、人群间的待遇差距。

三是适应人口流动形势,积极推动职工和城乡居民在常住地、就业地参保,提高基本医保的统筹层次,消除因政策原因导致的异地就医和补偿报销问题,提高基本医保受益的便利性。

在肿瘤保障方面,应依托卫生技术评估方法等手段科学决策,有效确定基本医保制度在癌症患者医疗费用保障方面的责任边界和适宜的补偿水平。同时,与健康中国行动相结合,探索将肿瘤高风险人群的早期筛查等费用纳入基本医保保障范围,建立覆盖疾病防治全链条的肿瘤防治费用保障政策,促进肿瘤的早防早治和规范管理,逐步实现肿瘤等重大慢性病患者的健康保障。

(二)促进多层次医疗保障体系协调均衡发展

调整完善城乡居民大病保险、医疗救助政策,健全重特大疾病医疗保险和救助制度,发挥针对肿瘤等重大疾病患者和低收入参保患者的精准减负功能。明确医疗救助、基本医保等层次的医疗保障制度的保障任务与责任边界,为补充医疗保险和商业健康保险预留发展空间,实现不同层次医疗保障制度既有明确分工,又有序衔接、接续补偿。同时,稳步建立互助共济、责任共担、重点解决重度失能人员基本护理保障需求的长期护理保险制度,与医疗保障制度相衔接,做好肿瘤患者后急性期医疗费用保障责任的划分和衔接,以保障政策调整引领治疗和康复、护理资源的合理配置和合理利用。

(三)充分加强与发挥补充医疗保障层的作用

在基本医保制度强基固本的基础上,重点发挥补充医疗保障层中商业健康保险、医疗互助、慈善捐助的功能。积极培育公众的风险意识和自我健康管理意识,挖掘健康保险消费潜力;加强社商合作,做好商业健康保险的引导和监管,促进商业保险公司提升精算能力、风控能力,以及对医疗服务和药品供应的整合能力,更好地发挥商业健康保险在医疗保障体系中的作用。做好基本医保和大病保险、医疗互助等补充医疗保障制度与慈善医疗救助的衔接,加强肿瘤患者医疗费用补偿情况及其救助需求的审核、发布和共享,降低慈善医疗救助项目的搜寻成本,整合更多社会资源用于肿瘤等重大疾病患者的救助。

包括肿瘤在内的各种重大疾病的医疗费用保障问题是关乎社会公平正义和社会成员健康权益的重要民生问题,在当前和今后一段时间内都将是多层次医疗保障体系的保障重点。可以预见,随着医疗保障体系的建设完善和保障能力的提升,肿瘤等重大疾病的医疗费用保障问题也将逐步得到解决,从而保障重大疾病患者及时获得有效的治疗,重拾健康和希望。

参考文献

［1］BRAY F, LAVERSANNE M, WEIDERPASS E, et al. The ever-increasing importance of cancer as a leading cause of premature death worldwide [J]. Cancer, 2021, 127 (16): 3029-3030.

［2］BRAY F, LAVERSANNE M, SUNG H, et al. Global cancer statistics 2022: GLOBOCAN estimates of incidence and mortality worldwide for 36 cancers in 185 countries [J]. CA Cancer J Clin, 2024, 74 (3): 229-263.

［3］国务院办公厅. 中共中央 国务院关于深化医疗保障制度改革的意见 [EB/OL].(2020-03-05)[2023-12-08]. https://www. gov. cn/zhengce/2020-03-05/content_5487407. htm.

［4］国务院办公厅. 国务院办公厅关于印发"十四五"全民医疗保障规划的通知 [EB/OL].(2021-09-29)[2023-12-08]. https://www. gov. cn/zhengce/content/2021-09/29/content_5639967. htm.

［5］李成志. 完善多层次医疗保障制度体系的实践和思考——以上海市为例 [J]. 中国医疗保险, 2021 (9): 44-47.

［6］国家医疗保障局. 2022 年全国医疗保障事业发展统计公报 [EB/OL].(2023-07-10)[2023-12-08]. https://www. nhsa. gov. cn/art/2023/7/10/art_7_10995. html.

［7］世界卫生组织. 全民健康覆盖 [EB/OL].(2023-10-05)[2023-12-08]. https://www. who. int/zh/news-room/fact-sheets/detail/universal-health-coverage-(uhc).

［8］柳嘉玮, 徐思露, 张倩, 等. DRG 低倍率病例的特征、产生原因与优化建议: 以肿瘤专科医院 RG13 分组为例 [J]. 药学与临床研究, 2023, 31 (4): 369-373.

［9］国家医保局, 人力资源社会保障部. 国家医保局、人力资源社会保障部关于印发《国家基本医疗保险、工伤保险和生育保险药品目录 (2023 年)》的通知 [EB/OL].(2023-12-13)[2024-12-08]. https://www. nhsa. gov. cn/art/2023/12/13/art_104_11673. html.

［10］国务院办公厅. 国务院办公厅转发民政部等部门关于进一步完善医疗救助制度全面开展重特大疾病医疗救助工作意见的通知 [EB/OL].(2015-04-21)[2023-12-08]. https://www. nhsa. gov. cn/art/2015/4/21/art_37_1177. html.

［11］中华人民共和国国家发展和改革委员会. "惠民保" 助力医疗保障体系完善 (纵横)[EB/OL].(2023-01-31)[2023-12-08]. https://www. ndrc. gov. cn/fggz/jyysr/jysrsbxf/202301/t20230131_1348092. html.

［12］中国人口与发展研究中心. 全国健康扶贫动态管理系统 [EB/OL].(2020-12-10)[2024-10-15]. https://www. jkfpsj. cn/operation/login. jsp.

［13］国家卫生健康委. 中国卫生健康统计年鉴 [EB/OL].(2023-05-17)[2024-10-15]. http://www. nhc. gov. cn/mohwsbwstjxxzx/tjzxtjsj/tjsj_list. shtml.

［14］国家医疗保障局. 中国医疗保障统计年鉴 [M]. 北京: 中国统计出版社, 2023.

［15］国家金融监督管理总局. 保险业经营情况 [EB/OL].(2023-02-15)[2024-10-15]. https://www. cbirc. gov. cn/cn/view/pages/ItemList. html？itemPId=953&itemId=954&itemUrl=ItemListRightList. html&itemName=%E7%BB%9F%E8%AE%A1%E4%BF%A1%E6%81%AF#7.

［16］OECD Health Statistics. Health expenditure and financing [EB/OL].(2020-02-19)[2024-10-15]. https://data-explorer. oecd. org/vis？ df [ds] = DisseminateFinalDMZ&df [id] =DSD_SHA%40DF_SHA&df [ag] = OECD. ELS. HD&dq=. A. EXP_HEALTH. PT_B1GQ._T.._T.._T...&pd= 2015%2C&to [TIME_PERIOD] =false.

第二节　多层次医疗保障体系下的医院医保现状

冷家骅　北京大学肿瘤医院
林钊名　北京大学肿瘤医院

一、引言

随着近年来医学研究的不断深入和医疗技术的不断突破,肿瘤治疗领域的发展尤为迅速,各瘤种的治疗方法和手段也在不断更新和改进。然而,技术的进步与高昂的治疗费用相伴而生,先进的治疗手段虽然能够显著提高患者的临床病理缓解水平和生活质量,但随之而来的是肿瘤治疗费用的不断攀升,给患者和医保基金都带来了巨大的经济压力。因此,如何在费用和临床疗效之间找到平衡,成为当前肿瘤治疗领域亟待解决的问题。

2020年2月25日,中共中央、国务院发布《关于深化医疗保障制度改革的意见》,要求到2030年,全面建成以基本医疗保险为主体,医疗救助为托底,补允医疗保险、商业健康保险、慈善捐赠、医疗互助共同发展的多层次医疗保障制度体系。在此医疗改革背景下,医疗机构需要结合各层次医疗保障的特点和优势,充分做好院内医保管理,通过制定更加科学、合理的政策和方法,让患者能够获得最优质的治疗服务,同时也能够减轻他们的经济负担。以此为出发点,本节将探讨多层次医疗保障体系下的医院医保管理实践。

二、肿瘤治疗管理现状

(一)肿瘤领域治疗技术正在飞速发展

近年来,肿瘤治疗领域在技术、理念和模式上都取得了令人瞩目的进展。随着精准医疗和个体化治疗理念的普及,医师能够在最大程度上为每位患者量身定制最合适的治疗方案,大大提高了治疗的针对性和治疗成效。同时,多学科诊疗模式的推广也加强了各学科之间的合作,为患者提供更全面的治疗服务。这些进步不仅提高了治疗效果,也改善了患者的生存质量,为肿瘤患者带来了新的希望。

肿瘤治疗手段的多样化是近年来的一大特点,其中多学科诊疗模式也在逐渐兴起。尽管近年早期癌症诊断的比例相比过去有了大幅提升,但仍然占所有就诊患者的少数,大部分患者就诊时仍处在局部进展期或晚期阶段。在过去,这些晚期肿瘤患者往往面临治疗手段有限的问题,既往的治疗手段里面大部分是采用辅助治疗或姑息治疗方法。而现在,通过精准医疗和个体化治疗手段,即使是晚期患者也能在一定程度上控制疾病,甚至有一部分患者实现了疾病转化。这种治疗方式的转变主要得益于多学科诊疗模式的广泛应用。该模式将放疗、内科、外科、介入科、影像科等多个学科结合起来,对患者进行综合诊疗,不再像过去那样仅依赖于单一的治疗方法。

另外,在治疗过程中,联合治疗手段的应用也变得越来越广泛。例如,直肠癌的治疗已不再仅仅依赖于手术治疗,而是向联合治疗和转化治疗的方向发展。其中涉及靶向药、免疫药和细胞治疗方法等。对于低位直肠癌患者,通过多学科诊疗,即使不进行手术,也可以达到临床上的完全缓解,做到了以更小创伤的治疗得到了更好的生理功能保全。这为患者提供了一种新的治疗选择,使他们能够在不进行手术的情况下达到治愈的效果,也是肿瘤治疗的新突破。

此外,随着医联体和医共体政策的实施以及支付制度的改革,康复和姑息宁养领域也得到了越来越多的关注,两者都是以满足患者需求和提高其生活质量为基本出发点的。这些政策的变化也进一步催生了对于这两方面的患者需求和医疗服务的释放。

总而言之,肿瘤治疗领域正经历着日新月异的变革,为肿瘤患者提供了更多的治疗选择和更好的生活质量。随着医学的不断发展,未来还会有更多的突破和创新为肿瘤患者带来希望。

（二）费用增长与医保压力

虽然近年来肿瘤治疗领域取得了迅猛的发展,然而这一进展同时也伴随着巨大的费用增长。医疗机构临床诊疗规范性的推进和新技术、新药品的应用虽为患者带来了长期获益,但诊疗费用的快速增加也是亟须解决的问题。诊疗费用的增长主要源自临床诊疗方案的更新,医疗技术的进步带来了显著的费用增长,以北京市某医院为例,直肠癌手术联合放疗的治疗费用可能达到单手术基础费用翻倍的水平。另外,肿瘤往往需要长期治疗,即使在临床上获得了治愈,也需要后续长期维持治疗和随访,这更增加了整体的费用支出。

目前,肿瘤治疗费用主要由患者个人和以国家基本医疗保险为基础的多层次医疗保障体系来支付。对于个人自付部分,面对高昂的肿瘤治疗费用,大部分患者都常常因灾难性支出而面临巨大的经济压力。因此,多层次医疗保障体系的推进和实施对于保障患者安心就医、缓解患者经济压力是至关重要的。通过一系列政策的支持,可以加强医疗资源的合理配置和利用,推动肿瘤治疗的规范化和标准化,提高治疗效果,为患者提供更好的医疗服务,并有效降低患者的经济负担。

三、多层次医疗保障体系下的医院医保管理实践

中共中央、国务院于 2016 年印发的《"健康中国 2030"规划纲要》中提出"以人民健康为中心"的发展思想,文件中强调要将人民健康融入所有政策,并特别提及医保的公平性和共同富裕等概念。这促使公立医院在治疗肿瘤患者的同时,更加注重进一步减轻患者的经济负担,这种关注不仅体现了医疗的公益性,也符合现代医疗体系愈发关注诊疗效率及诊疗公平性的发展趋势。

为了实现这一目标,在当前多层次保障体系背景下,医疗机构通过采取多种方式,科学地评估各种治疗方案和技术的成本效益,确保医疗资源的合理利用及公平分配,同时尽量遵循多层次医疗保障体系的政策和管理要求提供诊疗服务,更好地满足患者需求,促进医疗技术的进步和诊疗效率的提升,降低患者的治疗成本和自付费用负担,从而提供更高效、更公平、更具有性价比的医疗服务。

(一)强化三重制度综合保障作用

多层次医疗保障体系包括基本医疗保险、医疗救助、补充医疗保险、商业健康保险等多个医疗保障制度,可大致分为托底层、主体层

与补充层三个层次(图 4-1-2-1)。

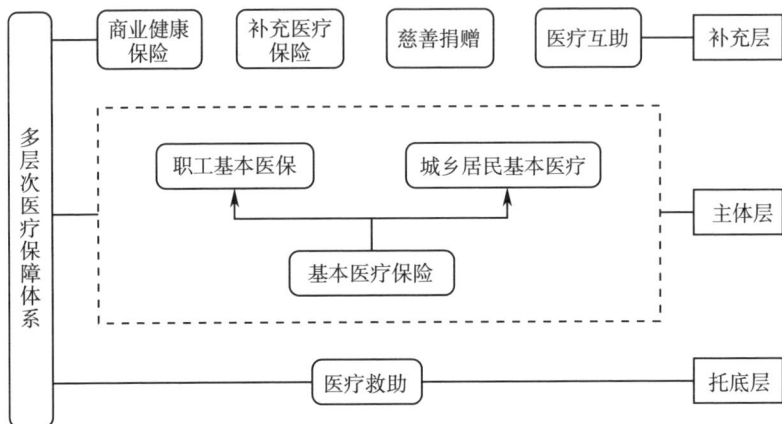

图 4-1-2-1　我国多层次医疗保障体系

这三个层次各有其特点:主体层的基本医疗保险属于国家层面的保障。国家医保局发布的《2023 年全国医疗保障事业发展统计公报》显示,截至 2023 年底,全国基本医疗保险参保人数 133 389 万人,构成了全民医保的基础。医疗救助作为政府主导提供的公益性医疗保障方式,为低收入人群等弱势群体提供托底性的医疗保障。商业健康保险、补充医疗保险等补充层的医疗保障制度或项目为参保人根据个人支付能力和意愿获得多元化的医疗保障提供了可能,进一步扩大了医疗保障制度的保障范围,提高了医疗保障体系对医疗费用的补偿能力。

1. 主体层,做好总体制度设计　从《"健康中国 2030"规划纲要》中可以看出,当前我国医疗领域存在着因病致贫、因病返贫以及灾难性医疗支出等问题,这些问题已经成为影响人民群众共享改革发展成果的主要绊脚石。因此,医疗机构需要在全院的医保管理领域做好总体的制度设计,确保诊疗行为具有一定的统一性和规范性,并不断提高与医保补偿和管理政策的一致性。

首先,在医疗机构服务方面,各项政策、服务改善以及技术应用都需要在服务应用端实现系统集成和高效协同。当前,医保、医疗、医药的协同发展和治理是提高医疗卫生体系运行效率和改善人民健康的有效途径,也是医药卫生体制改革的总体方向。因此,医疗机构现阶段的工作重点应放在如何更好推进医保、医疗、医药三医联动,将人民健康作为总目标,解决看病难、看病贵等问题,而不仅仅是关注单个患者的手术安全和费用问题。

其次,注重价值评估,通过采取多种方式科学地评估各种治疗方案和技术的成本效益,确保医疗资源的合理利用及公平分配。目前,不管是国家医保目录的更新还是创新药的入院准入过程均强调了价值评估,旨在寻求费用和疗效之间的平衡点,确保医疗资源的有效利用和患者获益最大化。价值评估不仅考虑了医疗的效果,还包括了费用效益比、患者生活质量的改善等因素。这种综合性的评估方法有助于确保医疗资源的合理配置,同时也为患者提供了更全面、更有效的医疗服务,对于推动医疗改革和提升医疗水平具有重要意义。

最后,关注国家基本医保异地就医直接结算政策的实际执行情况,适当提高异地就医患者的实际报销比例。目前,跨省异地医疗的实际补偿比例仍然较低,某些地区甚至达不到60%。这意味着,患者异地就医每一万元的医疗费用里就需自费四千元。因此,从异地医疗的角度来看,仍须进一步改善。降低患者自费比例、提高实际补偿比例,以减轻患者的经济负担,提高医疗服务的可及性和公平性,这需要政策制定者和医疗机构共同努力,通过优化异地医疗管理和支付机制来实现。

2. 托底层,精准救助加强管理　2021年10月,国务院办公厅发布了《关于健全重特大疾病医疗保险和救助制度的意见》,对重特大疾病的医疗保险和救助工作提出了总体要求。文件明确了精准救助的原则,要求依据救助对象的不同类别实施分类救助。明确医疗救助制度覆盖低保对象、特困人员、低保边缘家庭成员和农村易返贫、致贫人口等低收入人群,尤其是针对那些没有能力缴费参加基本医疗保险的城乡居民,由医疗救助制度提供相应的资金支持,全部或部分资助救助对象参加基本医保。同时,还要合理确定因病致贫、重病患者的认定条件,促进救助制度公平、可持续发展。这需要耗费大量的管理精力,并且需要各部门之间协同配合,以确保重特大疾病的医疗保险和救助制度有效实施。

3. 补充层,完善其与基本医保制度的衔接　在医疗技术飞速发展的当下,各类创新卫生技术更快地在临床普及应用,人民群众对医疗服务的需求逐步由基本保障转向高质量保障。未来要加快推广发展商业健康保险等补充医疗保障措施,加强不同层次医疗保障制度的衔接,特别是补充医疗保险制度与基本医保制度的衔接,满足人民群众多元化医疗保障需求。目前,我国各省市不断推出补充医疗保障措施,主要包括普惠保等商业健康保险等,并在新时代、新背景下创新发展。以北京市为例,为促进北京市多层次医疗保障体系的完善和有序衔接,北京市医保局协同各方积极发展商业医疗保险,进一步解决群众基本医保覆盖范围之外的医疗费用负担。2021 年,在政策指导下,北京市推出了"北京普惠健康保",进一步推动了北京市多层次医疗保障体系构建完善,并为北京市商业健康保险进一步深化发展提供了创新思路和途径。

在推动商业健康保险等补充医疗保险的过程中需要注意,要让患者真正感受到医疗保险带来的获得感,医疗机构和社区需要进一步宣传,向民众介绍优质保险所带来的实际收益。同时,医疗机构和保险公司应该加强合作,注意商业医疗保险和基本医疗保险之间可能存在的衔接空白,确保患者能够充分受益。此外,带病投保、保险与健康管理、癌症早筛、个体化咨询服务、失能失智评估等方面的服务也需要得到更多的关注和推广。在结算方面,推进实现一站式的结算和核保是未来的发展方向,以便为患者提供更加便捷的服务。

另一个需要关注的是网络互助。第一个网络互助平台于 2018 年 10 月 16 日上线,截至目前已有大量患者得到了救助。自 2019 年以来,网络互助成员已达 1.5 亿人次,每年近 4 万人次受益,互助金额约达 50 亿元,规模和影响力都不容小觑。然而,尽管网络互助在近年来得到了迅速发展,但对其的监管和引导仍须加强。在避免乱象、确保网络互助的健康和可持续发展方面,明确其性质是至关重要的,网络互助究竟是公益性质、商业性质还是金融性质,需要有一个明确的界定。

强化三重制度的综合保障作用,其核心目标在于减轻患者自付医疗费用的负担,缓解他们在治疗过程中面临的经济压力,确保患者能够选择理想的治疗方案,避免因费用问题而妥协或放弃更好的治疗手段。然而,尽管已经初步建立了多层次的医疗保障体系,但目前还不足以满足所有患者的需求,仍然会有一部分患者因灾难性医疗支出而承受沉重的经济压力。

对于医疗机构来说,目前与社区以及救助团体之间尚未形成良好的协作关系,特别是在建立健全防范和化解因病致贫返贫的长效机制方面,以及强化高额医疗费用支出预警监测方面,仍有很大的改进空间。例如,可以基于现有信息,为患者提供治疗前的费用评估,包括主要自费费用和医保内需自付部分,以帮助患者主动选择合适的医疗模式和机构,从而避免灾难性医疗支出。

此外,还应加强慈善救助、医疗互助、商业健康保险等保障项目的壮大,同时鼓励和支持工会等组织开展的互助保险,充分发挥社会机制的作用。

（二）提升院内医保服务管理

作为公立医疗机构,在某种程度上不仅要强调公立性质,还要注重整体医保基金和医疗服务的运行效率。

1. 加强医保基金管理与分配　医院一直以来都致力于为患者开启希望之门,以实现医院的高质量发展。随着筹资渠道的变化,对于医疗机构而言,需要从法制化、专业化和信息化角度出发,进一步保障参保患者的权益,避免他们因医疗费用而面临灾难性医疗支出。作为供给侧的一方,须落实公共卫生管理、筹资运营等职责,同时也需要考虑医保基金的合理支出和高效运用。在这方面,基层医疗机构、疾控和公卫体系以及非公有体系的参与都至关重要,这些机构的参与对于基层诊疗等的发展都具有积极的影响。因此,在医疗资源的合理分配和利用方面,我们需要确保各类医疗机构及合作单位都能得到合理的资金分配,以提供高质量的医疗服务。通过加强合作与交流,我们可以更好地整合资源,提高医疗服务的整体水平,为患者提供更好的治疗体验。

2. 提供个体化精准医疗服务　在治疗患者的同时,也需要密切关注患者可能面临的灾难性医疗支出的问题。患者的支付能力是直接影响治疗方案选择及临床诊疗依从性的重要因素,作为医院的医疗工作者,我们有责任关注这部分患者,并为他们提供相应的解决方案。

目前,大多数医疗机构在管理时的关注重点仍然是与基本医保基金的博弈和指标完成情况等,没有深入研究如何为那些经济困难的患者提供具体的帮助措施。在提高待遇保障水平方面,北京市由于基金相对充裕,能够提供较好的医疗保障。从 2019 年开始,北京市参保人的治疗总最高支付限额已达到 50 万元,城乡居民的最高支付限额也提高到 25 万元。然而,对于那些一年内支付超过 50 万元的患者,虽然数量较少,但他们仍然面临因病致贫、因病返贫的风险。如何精准识别这些患者并为他们提供合适的保障,是我们需要重点关注的问题。结合患者的支付能力,为他们提供合适的保障方案是解决这一问题的关键。

公立医院目前在这方面仍然面临相当大的挑战。在集中带量采购、耗材和药品零加成销售的背景下,医院结余资金本就有限,为每例患者做个体化的分析更是难以持续。因此,需要社会各界从医疗保障的角度出发,共同寻求一个可行的解决方案。其中,目前已实行的支付制度改革带来了希望,疾病诊断相关分组(diagnosis related group,DRG)和按病种分值付费(diagnosis-intervention packet,DIP)的试点在某种程度上向这一目标迈出了有力的一步。例如,DRG 付费方式下,如果由于医疗质量问题导致患者 30 天内再次入院,患者不需要支付额外的医疗费用,所有的费用都由医院承担。这意味着,过去因医疗质量问题导致的多次住院所带来的医保支付压力有望在 DRG 和 DIP 付费模式下得到缓解,也进一步促使医疗机构重点关注如何提高患者的治疗可接续性和在院外的安全性,以避免其再次住院,从而节省医疗开支,有助于减少医疗质量问题导致的医保基金额外支付的现象。从这个角度来看,支付制度改革在某种程度上促进了医疗质量的进步和患者自付费用的下降。

3. 探索更多减负措施　医疗机构在常规管理外,也可以尝试探索更多途径,为患者减轻经济压力。

例如,大型医疗机构可以通过药物临床试验来惠及患者,尤其是对于那些在资金和支付能力有限的情况下希望寻求更好医疗的患者。临床试验不仅涵盖了国内目前已上市的药物,还涉及许多暂未上市的创新药物。通过参与药物临床试验,不仅有助于为患者提供更多治疗选择,同时也能在临床试验阶段节省患者的医疗费用。因此,对于大型医疗机构来说,开展更多的临床试验也是为患者服务的重要方式之一。

四、小结

现代医疗的迅速发展为患者带来了生存的希望,但同时也给医保体系带来了巨大的压力。医疗机构应通过规范诊疗行为、实施个体化治疗策略、加强多学科合作等途径来控制医疗费用。政府、医疗机构和社会各界应共同努力,完善多层次医疗保障体系,为患者提供更加可及、优质的医疗服务。

诊疗技术进步带来的医疗费用增长与医保资金的有限性之间的矛盾是医疗机构在提供服务的过程中始终面临的约束和挑战。如何在卫生经济学的角度下,结合创新的医疗行为更加合理地使用医保基金,是未来关注的重点。只有通过合理运用与分配,才能为未来腾出更多的基金空间,以支持更广泛范围内的医疗服务工作。为了实现这一目标,可以参考域外成熟的市场经验,并引入更多辅助和补充保险方式,根据患者的承受能力和意愿进行个性化定制,同时提供更多的品牌药物选择和医疗服务。通过这种方式,更好地管理和使用医疗基金。

──── 参考文献 ────

[1] 中华医学会外科学分会结直肠外科学组, 张忠涛. 结直肠癌多学科综合治疗协作组诊疗模式中国专家共识 (2023 版)[J]. 中国实用外科杂志, 2024, 44 (1):

1-16.

[2] 国家医疗保障局. 2022年全国医疗保障事业发展统计公报 [EB/OL].(2023-07-10)[2023-12-08]. https://www. nhsa. gov. cn/art/2023/7/10/art_7_10995. html.

[3] 陈芝芝. 类保险型网络互助法律问题研究 [D]. 贵阳: 贵州民族大学, 2023.

[4] 郑秉文. 大病网络互助平台正成为多层次医保体系的重要补充 [J]. 中国医疗保险, 2020 (6): 13.

[5] 北京市医疗保障局. 北京市医疗保障局、北京市财政局关于调整基本医疗保险住院最高支付限额等有关问题的通知 [EB/OL].(2019-06-10)[2023-11-28]. https://www. beijing. gov. cn/zhengce/gfxwj/201906/t20190612_91970. html.

第三节 医保支付改革中的抗肿瘤药物临床应用管理

蒋　倩　四川省肿瘤医院
藕顺龙　四川省肿瘤医院

一、医保与抗肿瘤药物管理政策的探索与实践

(一) 医保政策的探索与改革

1. 早期探索　肿瘤发病机制尚未完全阐明,治疗手段及成效仍较局限,已成为严重影响全人群健康的重要公共卫生问题之一。全球肿瘤流行病学最新统计数据(GLOBOCAN 2022)显示,恶性肿瘤新发病例1 996万例、死亡病例973万例;中国国家癌症中心最新报告数据显示,我国恶性肿瘤发病率和死亡率仍呈上升趋势,疾病负担超过全球总体水平的50%。肿瘤疾病负担日益加重催生并加速了以分子靶向药物和免疫治疗药物等为代表的新型抗肿瘤药物的研发上市,但代价却是高额的医疗花费,给患者及社会带来沉重的经济负担和消极影响,也可能影响创新药物发展的可持续性。为增强患者对抗肿瘤药物的可及性,我国各级政府积极探索抗肿瘤药物的医保政策。2005年,福建率先探索药品谈判准入机制,通过"每年治疗费用由医保和患者共担半年,药企以慈善捐赠形式无偿赠药半年"的

支付方式,进行谈判抗肿瘤药物费用三方共担,减轻患者经济负担成效明显。随后,山东、江苏及广东等省部分统筹地区相继将部分疗效显著的抗肿瘤药物纳入地方医保目录支付范围。2009 年,《中共中央 国务院关于深化医药卫生体制改革的意见》提出提高医疗保障能力,逐步实现人人享有基本医疗卫生服务的目标,至此,医保政策的探索正式在国家层面拉开序幕。

2. 国家层面的统筹推进

(1)国家药品医保谈判:我国国家医保谈判(以下简称"国谈")工作始于 2015 年 2 月国务院办公厅引发的《关于完善公立医院药品集中采购工作的指导意见》(国办发〔2015〕7 号),文中明确提出对部分专利药品、独家生产药品,建立公开透明、多方参与的价格谈判机制,合理降低药品价格,初步构建了国谈工作机制。2015 年 10 月,国谈工作正式启动,国家卫生和计划生育委员会等 16 个部门组建了谈判小组,针对部分专利药品、独家生产的药品,与企业进行多轮谈判,于 2016 年 5 月公布首批 3 种药品谈判结果;2017 年人力资源和社会保障部公布 36 种谈判药品,并统一纳入医保支付管理;2018 年,国家医疗保障局建制接力,每年一谈,建立常态化谈判机制,参与谈判的药品品种数量逐年大幅增加。另外,为做好国谈政策的落地实施,国家医疗保障局会同国家卫生健康委印发了一系列关于做好国谈药品执行落实工作的通知,明确要求各级公立综合医院、肿瘤专科医院,根据临床需求及时配备国谈药品。医院不得以费用总控、医保费用总控、"药占比"和医疗机构基本用药目录等为由影响谈判药品的供应保障与合理用药需求。

(2)药品集中带量采购:2019 年 1 月,《国务院办公厅关于印发国家组织药品集中采购和使用试点方案的通知》(国办发〔2019〕2号),确定在 4 个直辖市和 7 个副省级城市实施国家组织药品集中采购和使用试点工作(以下简称"4+7"带量采购)。国家试点药品集中带量采购,遵循以市场为主导的药品价格形成机制,通过由国家和企业签订用量合同来获得较低的价格,推动药品降价,实现药品价格的宏观调控。"4+7"带量采购中选药品品种共计 25 个,价格平均降幅为 52%,其中肺癌靶向原研药吉非替尼片每盒单价由原来的 2 280 元降至 547 元,降幅高达 76%。由于"4+7"带量采购模式的成功,各省市积极响应,组织开展了不同形式的药品集中带量采购实践,许多创新的带量采购做法逐步涌现。例如,从最开始的"4+7"带量采购试点,到国家带量采购,再到省际带量采购联盟,在降低药品价格、增进民生福祉、推动三医联动改革、促进医药行业健康发展等方面发挥了十分重要的作用。

简而言之,国谈就是对于创新型药品纳入医保目录进行的价格谈判工作,药品集中带量采购就是对于非创新药品,最大程度挤压药价虚高部分,以量换价。国谈和药品集中带量采购工作均是医改政策的重大创新与重要政策举措,双管齐下,旨在促进药品公平可及、减轻人民群众用药负担、保障大病慢病重病患者的用药需求。

(二)抗肿瘤药物管理政策实践

抗肿瘤药物种类繁多且更新迭代迅速、机制多样,造成治疗方案复杂,易导致抗肿瘤药物不合理使用情况的发生,不仅使患者的健康权益受损,还是造成医保基金亏损的潜在原因之一。2020 年 12 月,为加强医疗机构抗肿瘤药物临床应用管理,提高抗肿瘤药物临床应用水平,保障医疗质量和医疗安全,国家卫生健康委组织制定并颁布了《抗肿瘤药物临床应用管理办法(试行)》,并于 2021 年 3 月 1 日起实施,根据安全性、可及性、经济性等因素,将抗肿瘤药物分为限制使用级和普通使用级。鼓励医疗机构优先选用国家基本医疗保险药品目录中收录、国谈或带量采购的抗肿瘤药物。

2018 年,为规范新型抗肿瘤药物的合理应用、保障医疗质量和卫生资源的合理利用,国家卫生健康委制定了《新型抗肿瘤药物临床应用指导原则》,且每年更新。《新型抗肿瘤药物临床应用指导原则》基于提高疗效、降低不良反应发生率以及合理利用卫生资源等视角,指导新型抗肿瘤药物的临床应用,综合考量药物的安全性、有效性、经济性及适当性。

二、医保支付改革与抗肿瘤药物的应用管理

（一）医保抗肿瘤药物的发展变化

1. 国谈药品及抗肿瘤药物的数量变迁　2016 年,国家卫生和计划生育委员会公布 3 种谈判药品,其中抗肿瘤药物埃克替尼和吉非替尼价格的降幅分别达 54% 和 55%。2017 年,人力资源和社会保障部公布 36 种谈判药品,其中包含 18 种抗肿瘤药,并将其纳入医保乙类支付管理。2018 年国家医疗保障局成立以后,积极开展创新药物国谈工作,并于同年开展了抗肿瘤药物医保准入专项谈判工作,确认 12 家企业的 18 个品种纳入抗肿瘤药物医保准入专项谈判范围,最终谈判成功了 17 个品种,将其纳入医保目录协议期内谈判药品支付范围。此后,国谈工作趋于稳定,参与谈判的药品范围和品种数量逐年增加,2023 年国家医疗保障局公布 430 种谈判药品,其中抗肿瘤药物 87 种。历年我国国谈药品及抗肿瘤药物数量调整情况详见表 4-1-3-1。

历年协议期内国谈抗肿瘤药物数量占比一直维持在 20% 以上,且其中受大众关注度较高的蛋白激酶抑制剂和单克隆抗体品种数量均位于前列。同时,抗肿瘤药物谈判前后价格平均降幅超过 44%,大部分药品出现"历史最大降幅",多个进口药品谈判后的医保支付标准创全球最低市场价格,极大地减轻了我国患者的经济负担。

表 4-1-3-1　2016—2023 年我国国家医保谈判药品及抗肿瘤药物调整情况

时间 /年	谈判主体	国谈药品总数 /个	国谈药品调整明细 / 个				国谈抗肿瘤药物总数 /个
			调入		调出		
			新增	常规目录纳入谈判	未续约	纳入常规医保目录	
2016	国家卫生和计划生育委员会等	3	3	0	0	0	2
2017	人力资源和社会保障部	36	36	0	0	3	18
2018	国家医疗保障局	53	17	0	0	0	35

续表

时间 / 年	谈判主体	国谈 药品 总数 / 个	国谈药品调整明细 / 个				国谈抗 肿瘤药 物总数 / 个
			调入		调出		
			新增	常规目录 纳入谈判	未续 约	纳入常规 医保目录	
2019	国家医疗保障局	114	70	0	4	5	38
2020	国家医疗保障局	221	96	14	0	3	52
2021	国家医疗保障局	275	67	3	0	16	65
2022	国家医疗保障局	363	108	0	0	20	75
2023	国家医疗保障局	430	121	0	1	53	87

2. 新型抗肿瘤药物的医保支付品种数量变迁 随着医保目录调整工作进入常态化,目录内新型抗肿瘤药物数量和种类大幅增加。2017 年,医保目录内抗肿瘤药物以传统化疗药物和内分泌药物为主。2018 年,国家医疗保障局开展抗肿瘤药物医保准入专项谈判工作后,纳入常规医保目录和协议期内谈判药品目录的新型抗肿瘤药物品种数分别增加至 5 个和 26 个。2019 年,新增协议期内谈判品种 8 个,调入常规医保目录 3 个;2020 年,新增协议期内谈判品种 10 个,调入常规医保目录 2 个;2021 年新增协议期内谈判品种 12 个,调入常规医保目录 3 个;2022 年,新增协议期内谈判品种 19 个,调入常规医保目录 5 个;2023 年新增协议期谈判品种 13 个,调入常规医保目录 7 个。

历经 6 次医保目录调整后,医保目录内抗肿瘤药物逐渐转向以靶向药物、免疫治疗药物为主,更高质量地满足了患者临床用药需求。历年新型抗肿瘤药物医保品种数量变迁情况详见图 4-1-3-1。

医保目录内同类型肿瘤的治疗方案不断细化,推进肿瘤治疗精准化、个性化发展。以非小细胞肺癌为例,2017 年仅有埃克替尼、吉非替尼、厄洛替尼、贝伐珠单抗、重组人血管内皮抑制素 5 种批准该适应证的新型抗肿瘤药物为医保目录收录品种,患者选择有限。截至 2022 年,医保目录共收录了 19 种批准该适应证的新型抗肿瘤药物,覆盖 *EGFR*、*ALK*、*BRAF* V600 等多个基因突变类型。针对 *EGFR* 敏感突变,不同代际酪氨酸激酶抑制剂均被纳入医保目录,覆盖一线、二线及后线治疗,解决了肿瘤治疗实践中的耐药性问题。

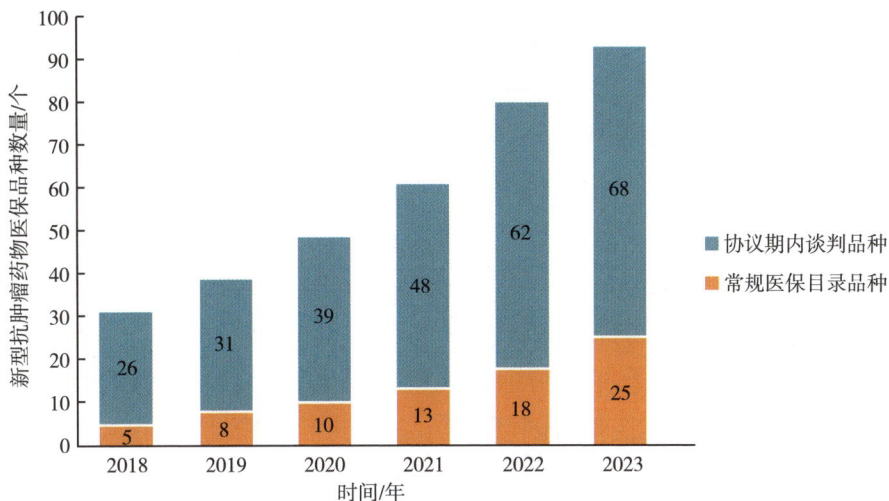

图 4-1-3-1 历年新型抗肿瘤药物医保品种数量变迁

（二）医保支付限定条件的动态调整

2004 年,为防范药品滥用、保障临床合理用药,国家医保目录首次提出了药品限定支付范围的要求。抗肿瘤药物尤其是新型抗肿瘤药物由于其作用机制和靶点的多样性,对经组织学或细胞学病理确诊,或特殊分子病理诊断的用药指征提出了迫切需求。2020 年,国家医疗保障局发布《基本医疗保险用药管理暂行办法》,明确规定"独家药品通过准入谈判的方式确定支付标准"并"建立完善动态调整机制",避免医保基金的浪费,提升其使用效益。

研究发现,2021 版医保目录限定支付品种为 861 种（22.95%）,较 2020 版医保目录限定支付品种减少了 157 种,主要原因为取消了前版目录中常见的"仅限门诊使用和定点药店购药时医保基金方予支付"的限定支付规定。因此,对普通参保患者而言,尽管限定支付药品数量减少,但能够有效使用和享受医保支付的药品范围更广。随着国谈工作持续推进,抗肿瘤药物限定支付品种数较 2020 版医保目录明显增加。有研究总结了近年来国谈抗肿瘤药物支付限定条件的变迁情况,发现抗肿瘤药物支付限定条件的变化主要分为两类:一类是适应证限定条件变化,如塞瑞替尼2018年纳入医保目录时支付限定条件为"二线间变性淋巴瘤激酶阳性的局部晚期或转移性非小细胞肺癌",2020年支付限定条件调整为一线治疗;另一类是新增适应证,如奥拉帕利2019年纳入医保目录时支付限定条件为"限铂敏感的复发性上皮性卵巢癌、输卵管癌或原发性腹膜癌患者",2020年新增"限携带胚系或体细胞 *BRCA* 突变的晚期上皮性卵巢癌、输卵管癌或原发性腹膜癌初治成人患者在一线含铂化疗达到完全缓解或部分缓解后的维持治疗"的支付限定条件。两类支付限定条件的变化均充分体现了医保支付限定条件的动态调整机制。国谈抗肿瘤药物医保支付限定条件的精细化调整为患者及时获得肿瘤学科发展以及生物科技进步带来的创新型药品提供了保障,同时也可在一定程度上避免新型抗肿瘤药物的不合理使用和医保基金浪费。

(三)"双通道"管理及抗肿瘤药物的应用

1."双通道"管理提升药品可及性　为破除医保谈判药品进院难问题,使谈判抗肿瘤药物落地使用,减轻患者用药负担,自2016年起,四川、山东、湖南、北京等地区相继以"门诊特药"或"门诊慢特病"模式积极探索国谈药品进院、支付管理路径。2021年5月,国家医疗保障局联合国家卫生健康委在各地积极探索国谈药品支付管理政策的基础上出台了《关于建立完善国家医保谈判药品"双通道"管理机制的指导意见》,随后,各省级医疗保障局相继更新或颁布国谈药品"双通道"管理细则。"双通道"管理是指将定点零售药店纳入谈判药品供应保障范围,与定点医疗机构统一支付政策,形成谈判药品报销的"双通道"。"双通道"管理打破了医疗机构基本用药目录品种不足、更新滞后的现状,保障国谈药品的供应不受品种、厂家、规格的限制,确保患者在医院供药紧张时能够不断药、不影响临床诊疗过程,同时也方便患者就近取药。是对以往大部分药品上市后"先进医院、后进医保"过程的重大改革,也是对医疗机构药品快速准入的决策要求。

2."双通道"管理的实施路径及抗肿瘤药物的应用　在"双通道"药品管理推行过程中,部分省将所有国谈药品纳入"双通道"管理,而部分省则按需指定管理,囊括特定国谈药品和部分常规医保目录品种,并实施定期动态调整,同时要求定点医疗机构规范相关诊疗、疾病认定,确定用药指征,严格遵循药品适应证,注意特殊情况下的药物合理使用,重视药物相关性不良反应的发生。同时优化用药结构,进行抗肿瘤药物分级管理并充分发挥临床药师作用,强化临床合理规范用药。必要时开展多学科诊疗,制订个性化治疗方案,提升抗肿瘤药物治疗方案依从性。并构建处方流程平台,患者凭借定点医疗机构开具的流转处方选择在医疗机构或定点零售药店取药。因此,"双通道"模式下的定点药店管理不容忽视,应由各统筹区医保经办机构负责遴选,通常选择信誉良好、管理规范、基础设施完备、具有相应物流和仓储等设备条件的医保协议定点药店,并对管理人员及信息化建设水平有着更高的标准与要求。"双通道"定点药店还承担了患者资质查验、处方真实性核对、合理用药指导、药品配送、患者用药信息登记等职能,对于需医疗机构配置使用的注射剂型"双通道"管理药品,还应设置完备的配送交接流程。"双通道"定点药店在提升国谈药品可及性方面有着不可替代的作用,畅通了药品使用渠道,提升其建设水平与药品安全监管是推动定点药店优化发展的核心工作。

药品的规范使用监管是医保基金安全合理使用的基础,完善的支付政策和经办管理是医保基金风险管控的有力保障。各省份"双通道"药品医保支付管理流程大致分为备案申请、评估审核、支付结算、定点取用和复审监管,并在定点医疗机构和定点零售药店实施统一的支付政策,但因经济发展水平和基金承受能力不同,各地的医保支付标准和最高支付限额存在差异。此外,《关于建立完善国家医保谈判药品"双通道"管理机制的指导意见》指出,要优化经办管理服务,大力推进"双通道"一站式结算,推动实现线上申报、审核、监管、电子处方流转及支付结算,以提升群众获得感和医保基金使用效率。

三、医保支付改革的挑战与建议

(一)抗肿瘤药物的可及性

1. 健全多层次保障体系　虽然我国已实现了基本医疗保险的全民覆盖,但对于新药研发上市的数量而言,基本医疗保险覆盖的范围还远远不足,如我国已上市的新型抗肿瘤药物中仍有超过 20% 的要由患者完全自费承担。谈判准入医保目录支付的抗肿瘤药物即使在降价 50% 后费用仍较高,且由于肿瘤治疗周期长,患者仍要承担一部分的自付费用,高昂的自付费用很容易成为一道无形的门槛,导致医保基金支付在肿瘤治疗领域的不公平、不合理现象。因此,如何在卫生医疗资源有限的情况下,保障所有患者公平、高效地获得抗肿瘤药物,尤其是新型抗肿瘤药物仍然是我国公共医疗保障的一项艰巨挑战。

由于近年来创新型药物不断纳入医保目录、人口老龄化加剧,医保基金支出持续增加,也加重了政府部门对医保基金是否能持续支持创新型药物的担忧。2012 年起我国开始鼓励对商业医疗保险的投资,此后,商业医疗保险迅速增长,针对单价昂贵、真实世界疗效数据有限的创新型抗肿瘤药物,引入商保先行支付,提高患者用药保障水平;针对基本医疗保险支付后的自付费用,商保亦可进行补充支付,进一步减轻患者的经济负担。目前,我国以地级市为单位定制的商业医疗保险(俗称“惠民保”)发展迅速,对基本医疗保险之外的自付费用和目录外抗肿瘤药物进行保障。基本医疗保险＋商业保险理论上可较全面覆盖创新型药物的医保支付并降低患者自付费用比例,但总体还是受到了投保者数量和政策支持的制约,目前存在一定的可持续发展风险。主要表现在三个方面,一是卫生政策支持不足,缺乏卫生行政部门和公立医疗机构的宣传,导致公众缺乏商业保险详细信息的获取途径;二是由于公众对商业保险的信任不足,导致参保率较低,目前大部分惠民保参保率不足 15%,而其他类型商业疾病险的参保率可能更低;三是为了保证低费率、既往症可赔的惠民属性,免赔额一般设置较高,实际赔付率低,受益人较少,导致参保意愿不具备可持续性。因此,多层次医疗保障体系的发展和完善还需要做好基本医疗保险的持续改革调整和商业保险的制度设计。便捷商业保险的支付结算,同时规范立法并加强医保监督,提升公众对商业保险的信任度和参与度。

2. 医保支付机制改革　抗肿瘤药物存在准入医保后的需求诱导效应,医保基金支出风险急剧加大。目前全国各地基本采用以总额控制为基础、协商谈判和风险共担机制为核心的多元复合支付方式,按项目付费的比例不断减少,DRG 付费、区域点数法总额预算和 DIP 付费正逐步获得广泛使用,而以控费为主的 DRG 付费、按床日付费等容易导致医疗服务供方过度控制成本,减少创新药品的使用。因此,为提高创新药品的可及性,在完善多层次保障体系的同时还应持续改革医保支付方式,例如借鉴国外经验,引入量价协议分担医保基金支出风险。量价协议费用分担方式为超出协定销量后企业向医保部门退款,或由医保部门调降支付标准。在保障临床合理用药和医保基金可持续运行的情形下最大限度实现肿瘤患者的药物可及性。

(二) 完善医保目录动态调整机制

经过几年国谈政策的探索,我国已形成较为成熟的药品谈判机制,医保目录品种结构和支付限定条件不断优化调整。同时,国谈药品续约规则也不断放宽松,如 2023 年《谈判药品续约规则》规定连续两个协议期均未调整支付标准和支付范围的独家药品、截至目录调整当年 12 月 31 日,连续纳入目录"协议期内谈判药品部分"时间达到 8 年的药品即可转入常规医保目录管理,较 2022 年的续约规则有较大调整,便捷了谈判品种准入常规医保目录的通道。得益于医保谈判制度的规范化、精细化,医保目录已初步实现动态调整并逐年更新。

但近年来新闻媒体报道内容多集中于医保药品目录的调入或调出信息,鲜有提及医保药品支付限定条件及相应政策,很多患者错误地认为凡在医保目录中的药品都能享受医保支付待遇,易导致患者与卫生决策机构和医疗机构的矛盾。因此,今后应加强医保药品限定支付条件的宣传,同时医疗机构应加强信息建设水平,建立医保信息智能化提醒或监管系统,及时告知患者药品的详细医保属性,避免因医保支付限定条件导致医患矛盾的发生。

医保支付限定条件在一定程度上防范了因不合理用药造成的医疗资源浪费及医保基金损失,但证据更新迭代快对医保限定条件的遴选提出了重要挑战。当前医保目录的支付限定条件基本与药品说明书适应证一致,说明当前医保谈判对支付限定条件的遴选主要参考药品说明书。而药品说明书适应证滞后于持续更新的临床研究,限制了指南或其他循证证据支持的肿瘤患者,尤其是非一线治疗的肿瘤患者的药品可及性,增加了超说明书用药的概率。超说明书用药超出医保限定制度条件范围,即产生的药品费用完全由患者自费承担,又反过来限制了药品可及性。如何科学、合理、因时制宜地运用循证证据明确医保支付限定条件,提高肿瘤患者的药品可及性、治疗时效性是临床药物治疗实践中须重点思考的问题。期待未来建立国谈药品医保支付标准的动态循证医学证据清单,保障医保谈判的循证、动态调整机制的完善和发展。

（三）强化临床价值导向

2021 年 7 月,国家卫生健康委办公厅印发《关于规范开展药品临床综合评价工作的通知》和《药品临床综合评管理价指南(试行)》,旨在指导运用多学科综合方法,多维度综合评判,促进药品回归临床价值。同年 11 月,国家药品监督管理局药品审评中心发布了《以临床价值为导向的抗肿瘤药物临床研发指导原则》,目的是落实以临床价值为导向、以患者需求为核心的研发理念,促进抗肿瘤药物科学有序开发。但既往我国医保准入评审方式以专家评审为主,循证医学证据支撑不足,药品临床综合评价等概念的引入对传统"主观评审"的医保准入机制提出了巨大挑战。国家医保谈判初步引入了有效性、安全性、经济学、创新性、公平性等价值维度的评估标准,但研究显示,截至 2022 年仍有近七成国家医保谈判药品没有公开发表的相关经济性文献,在药品谈判前就已发表的药物经济学评价尤为不足。同时,由于疾病病理的同源性,同一药品的不同适应证不断被开发上市,近年来纳入医保目录的多适应证药品尤其是抗肿瘤药物数量逐渐增加,现行的医保支付也没有充分体现同一药品用于不同适应证的价值。在以疾病为中心的传统医疗模式向"价值医疗"转型的时代背景下,日益提高的患者治疗体验和临床需求对药品创造的真实价值是否值得支付提出了疑问。

当前药物经济学评价主要通过成本效益、成本效果、成本效用等方法实现,评价结果更加关注药品的成本和效果之间的关系,忽视了抗肿瘤药物本身的个性化治疗特征。抗肿瘤药物价值的内涵应涵盖安全性、有效性、生活质量提升、长期生存时间等维度。基于药品价值的大小决定其价格是价值定价的本质,因此,实现价值定价首先需要制定一个工具定义、测量药品的价值。2015 年起美国临床肿瘤学会(American Society of Clinical Oncology,ASCO)、欧洲临床肿瘤学会(European Society for Medical Oncology,ESMO)、美国临床和经济评估研究所(the Institute for Clinical and Economic Review,ICER)、美国国立综合癌症网络(National Comprehensive Cancer Network,NCCN)等组织陆续发布了药品价值评估工具。2017 年,Bentley 等开展了对ASCO 价值框架(ASCO-Value Framework,ASCO-VF)、ESMO 临床效益的量表(ESMO-Magnitude of Clinical Benefit Scale,ESMO-MCBS)、ICER 价值评估框架(ICER Value Assessment Framework,ICER-VAF)及 NCCN 证据模块(NCCN-evidence blocks,NCCN-EB)4 种价值评估工具的信度、效度研究,提示 4 种价值评估工具设定的价值维度和指标不同,但总体一致性较高。2017 年起,陆续有基于上述抗肿瘤药物价值评价工具评估抗肿瘤药物价值的研究发表。一项研究显示,我国 2016—2020 年经国家药品监督管理局批准上市的 37 种治疗实体肿瘤的抗肿瘤药物中仅三分之一达到有意义的临床价值;一项研究显示,阳性临床试验中只有不到一半的干预措施达到了有意义的临床价值。大量未创造出价值的抗肿瘤药物,尤其是新型抗肿瘤药物的不断上市、作为指南推荐方案应用于临床,不仅造成患者健康权益受损,还可能导致医保基金的亏空,公众健康资源的不合理利用。因此,考虑到新型抗肿瘤药物上市时间短且价格昂贵,迫切需要评估其真实的价值,为其临床应用和医保谈判提供价值参考。同时,有研究显示抗肿瘤药物的价格与价值不具相关性,提示部分抗肿瘤药物的临床应用未创造出与其价格相应的价值,应充分审视其价值,这是未来抗肿瘤药物上市后再评价和临床应用的基石,也应是未来药物经济学的评价体系之一。

药物的临床价值并非一成不变,受证据更新和药品适应证变迁的影响而动态更新,应根据疾病类型、适应证的差异及亚类患者群差别予以区分。欧洲、北美的价值评价工具决策透明度不高,且难以满足我国国情需要,所以现阶段应充分借鉴国外的实践经验,兼顾我国医疗资源与卫生政策,研发适合我国国情、操作性强的价值评价工具,辅助医保准入和价值定价决策科学实施,促进医疗卫生资源的合理使用,助力价值医疗的实现。

参考文献

［1］BRAY F, LAVERSANNE M, SUNG H, et al. Global cancer statistics 2022: GLOBOCAN estimates of incidence and mortality worldwide for 36 cancers in 185 countries [J]. CA Cancer J Clin, 2024, 74 (3): 229-263.

［2］HAN B, ZHENG R, ZENG H, et al. Cancer incidence and mortality in China, 2022 [J]. J Natl Cancer Cent, 2024, 4 (1): 47-53.

［3］刘跃华, 向贵圆, 刘昭. 我国抗肿瘤靶向药物医保政策实施现状与改进建议 [J]. 中国药物经济学, 2022, 17 (9): 57-60.

［4］刁一凡. 我国新型抗肿瘤药物公共保障政策与药物可及性评估研究 [D]. 北京: 中国医学科学院北京协和医学院, 2020.

［5］张春霞. 基于新医改政策下辉瑞抗肿瘤药物营销策略研究 [D]. 北京: 北京化工大学, 2022.

［6］李凯悦, 刘辉, 蒋倩. 历年国家医保谈判药品概况与分析——抗肿瘤药品专题 [J]. 肿瘤药学, 2021, 11 (2): 229-235.

［7］藕顺龙, 罗静, 王松, 等. 历年《新型抗肿瘤药物临床应用指导原则》概况与变迁 [J]. 中国药房, 2022, 33 (11): 1392-1396.

［8］丁锦希, 吴玲君, 李伟, 等. 新型抗肿瘤药物医保准入政策评析及趋势展望 [J]. 上海医药, 2022, 43 (S2): 106-115.

［9］张明敏, 王国平. 2021 版国家医保药品目录限定支付情况研究 [J]. 卫生经济研究, 2023, 40 (3): 72-75.

［10］藕顺龙, 罗静, 刘辉, 等. 国家医保谈判抗肿瘤药品支付限定条件的循证医学证据变迁 [J]. 中国药房, 2022, 33 (3): 271-274.

［11］刘辉, 鄢玉杭, 蒋倩. 国家谈判药品 "双通道" 管理模式及实践探析 [J]. 中华医院管理杂志, 2022, 38 (9): 643-648.

［12］王海银, 丛鹂萱, 谢春艳, 等. 我国创新药品医保支付改革的进展及思考 [J]. 卫生经济研究, 2021, 38 (1): 47-49.

［13］贺子璇, 黄先琴, 陈定一, 等. 中国国家医保谈判药品药物经济学评价研究的系统评价 [J]. 中国循证医学杂志, 2023, 23 (2): 159-169.

［14］BENTLEY T G K, COHEN J T, ELKIN E B, et al. Validity and reliability of value assessment frameworks for new cancer drugs [J]. Value Health, 2017, 20 (2): 200-205.

［15］LUO J, OU S, WEI H, et al. Value assessment of NMPA-approved new cancer drugs for solid cancer in China, 2016-2020 [J]. Front Public Health, 2023, 11: 1109668.

［16］OU S L, LUO J, WEI H, et al. Value assessment of PD-1/PD-L1 inhibitors in the treatment of oesophageal and gastrointestinal cancers [J]. Front Pharmacol, 2023, 14: 1106961.

第二章
肿瘤创新药物定价实践

蒋昌松　首都医科大学国家医疗保障研究院

一、抗肿瘤药物简况

恶性肿瘤是严重威胁人类生命健康的全球性问题。目前抗肿瘤治疗主要有三种方式：手术、放疗和全身治疗。全身治疗是初次诊断就发现肿瘤已转移、其他治疗不能根除或复发的患者的主要治疗手段，包括化学治疗、内分泌治疗、分子靶向治疗和肿瘤免疫治疗。

化疗药物是一类作用于肿瘤细胞增殖周期的不同阶段，抑制或杀死肿瘤细胞的药物。据抗肿瘤药物的来源及其作用机制，将化疗药物分为烷化剂、抗代谢药、抗肿瘤抗生素、植物来源的抗肿瘤药及其衍生物、其他抗肿瘤药物五大类。常用的烷化剂有环磷酰胺、异环磷酰胺、尼莫司汀、替莫唑胺、达卡巴嗪等。常用的抗代谢药物有甲氨蝶呤、氟尿嘧啶、替加氟、阿糖胞苷、吉西他滨、羟基脲、卡培他滨、培美曲塞、雷替曲塞等。常用的抗肿瘤抗生素有放线菌素 D、博来霉素、平阳霉素、丝裂霉素、柔红霉素、多柔比星、表柔比星、吡柔比星、阿柔比星、伊达比星等。常见的植物来源的抗肿瘤药物有长春新碱、长春地辛、长春瑞滨、依托泊苷、替尼泊苷、高三尖杉酯碱、羟喜树碱、伊立替康、紫杉醇、多西他赛等。常见的其他抗肿瘤药物有顺铂、卡铂、奥沙利铂、洛铂、奈达铂、门冬酰胺酶、培门冬酶等。

肿瘤内分泌治疗目前仍然是乳腺癌、卵巢癌、子宫内膜癌和前列腺癌等与体内激素调控水平密切相关的肿瘤的重要治疗手段，尤其对不能耐受化疗和化疗失败的患者更是至关重要。常用的内分泌治疗药物有抗雌激素类药物、芳香化酶抑制剂、促性腺激素释放激素类似物、抗雄激素类药物和孕酮类药物。常见的抗雌激素类药物有他莫昔芬、托瑞米芬。常见的芳香化酶抑制剂有氨鲁米特、福美坦、阿那曲唑、来曲唑、依西美坦。常见的促性腺激素释放激素类似物是戈舍瑞林。常见的抗雄激素类药物有氟他胺、比卡鲁胺。常见的孕酮类药物有甲羟孕酮和甲地孕酮。

肿瘤分子靶向治疗是指利用肿瘤细胞与正常细胞之间细胞分子生物学上的差异，采用封闭受体、抑制血管生成、阻断信号转导通路等方法，作用于特定靶点，抑制肿瘤细胞生长，促使肿瘤细胞凋亡的治疗方法。抗肿瘤分子靶向药物通常按化学结构分为大分子单克隆抗体类和小分子激酶类，而按药物作用靶点则可分为以下几类。

1. 抗表皮生长因子受体（EGFR）的分子靶向药物　根据作用靶点和药物性质，可分为酪氨酸激酶抑制剂（TKI）和单克隆抗体。常用的酪氨酸激酶抑制剂有吉非替尼、厄洛替尼、埃克替尼、阿法替尼、奥希替尼、拉帕替尼；常用的单克隆抗体药物有西妥昔单抗、尼妥珠单抗、帕尼单抗、曲妥珠单抗和帕妥珠单抗。

2. 抗肿瘤血管生成的分子靶向药　沙利度胺、贝伐珠单抗、阿柏西普、舒尼替尼、索拉非尼、阿帕替尼和凡德他尼。

3. 与特异性抗原相关的分子靶向药物　常用的有靶向 CD20 的利妥昔单抗。

4. 信号通路抑制剂　维莫非尼、达拉非尼、依维莫司和西罗莫司。

5. 靶向细胞周期的治疗药物　如 CDK4/6 抑制剂哌柏西利。

6. 靶向 DNA 损伤与修复的治疗药物　如奥拉帕利。

7. 泛素 - 蛋白酶体抑制剂　如硼替佐米和卡非佐米。

8. BCR-ABL 激酶抑制剂　如伊马替尼、尼洛替尼和达沙替尼。

9. 其他抗肿瘤分子靶向药　如布鲁顿酪氨酸激酶抑制剂，伊布替尼、泽布替尼；间变型淋巴瘤激酶抑制剂克唑替尼、塞瑞替尼等。

肿瘤生物免疫疗法在多种肿瘤治疗领域取得了重大突破，包括主动免疫治疗和被动免疫治疗。主动免疫治疗药物如 9 价 HPV 疫苗等肿瘤疫苗；重新激活 T 细胞对肿瘤的免疫应答效应的程序性死亡受体以及其配体 PD-L1 的抑制剂,如纳武利尤单抗、帕博利珠单抗、特瑞普利单抗和信迪利单抗等;非特异性免疫调节剂,如 α 干扰素、咪喹莫特等;被动免疫治疗药物,如嵌合抗原受体 T 细胞(CAR-T)疗法。

二、抗肿瘤药物价格管理实践

随着恶性肿瘤发病率在我国日益增高,人民健康生活受到严重影响,社会经济负担显著增加。国家高度重视全民医疗及健康问题,针对恶性肿瘤这类高医疗成本疾病,切实制定并落实了一系列政策来促进和保障人民的就医用药。如国家医保局通过谈判来降低抗肿瘤药物价格,通过促进抗肿瘤药物医保目录准入和常态化制度化开展成熟药品集中带量采购,尽力缓解患者经济负担,使患者用得起、用得上高质量的抗肿瘤药物。

在药品生产到使用的整个生命周期中,在市场和政策的共同作用下,药品价格形成会经历多个阶段。

(一) 企业自主定价

目前,中国市场抗肿瘤药物的价格完全由企业自主决定。企业根据药品价值、患者需求、竞争格局、医保政策、产品成本等多项因素综合考虑具体定价。

企业自主定价的方法主要包括成本定价法、参考定价法、价值定价法三种。

定价流程主要有三步。第一步,获得预期价格范围。企业内部的销售部门、市场部门、财务部门和市场准入价格策略部门协商该产品的预期价格,主要在搜集目前已上市的同类产品/竞品定价及背后逻辑,同时参考国外相关产品定价及规律,获得相对合理的预期价格范围。第二步,锚定相对合理的价格点,分析客户(医师和患者)对价格区间的看法,缩小定价范围。主要通过定性和定量研究,获得医师和患者对不同价格点的接受程度,利用价格敏感度测试(PSM)或价格断裂点模型(GG-test 模型),锚定相对合理的价格点。第三步,制定产品上市价格。通过 P-V 曲线分析,敲定最后定价。利用价格-销量曲线,分析在不同场景下,不同价格点下可能的预期销售情况。最后通过最大销售额或最高利润空间所对应的价格点确定该产品的市场定价。

近年来,医药价格管理职能从发改部门转移至医保部门,抗肿瘤药物价格越发受到医保政策的影响。从药品生命周期的角度出发,先后与首发价格挂网、医保目录谈判、医保谈判续约,集中带量采购等医保政策紧密关联。

(二)首发价格挂网

为鼓励以临床价值为导向的药物研发创新,支持高质量新药的多元供给和公平可及,充分发挥市场决定作用,更好发挥政府作用,健全药品首发价格形成机制,提高新上市创新药品挂网效率,医保部门提出首发价格挂网机制。针对新机制、新靶点、新的先导化合物、现有药物的新衍生物或异构体等,突破性治疗、罕见病用药等,双臂、三臂优效临床试验药品等给予最大程度的鼓励。对于上述有价值的创新药物,医保部门提出,自接到国家药品监督管理局正式出具的上市许可申请《受理通知书》之日起,相关企业即可向符合条件的省级集采平台申报首发价格挂网。申报药品获得国家药品监督管理局上市注册批件后,相关省级集采平台应尽快通过官方渠道公示首发价格,具备条件的尽可能在获得注册批件的当天或次日公示,争取实现上市即挂网,挂网即有价,挂网即可售。该省级集采平台应在正式的首发价格挂网同时,将办理结果通报其他省份医保部门,作为其他省份药品集采平台挂网的参考。这样的自动挂网措施,使得具有真正创新价值的抗肿瘤新药,由各省医保部门指导督促本省药品集采平台按照通报的首发价格直接挂网,无须企业自行前往各省份重复申报,尽最大努力支持高价值创新抗肿瘤药物尽快挂网销售。

(三)医保目录谈判

医保谈判即为国家基本医疗保险、工伤保险和生育保险药品目录调整。抗肿瘤新药首发挂网后,医疗机构可线上采购使用,在进入医保目录之前由患者全自费承担。为减轻患者经济负担,在保基本的前提下促进产业发展,国家医保局自 2018 年成立伊始,便启动抗肿瘤药物医保准入专项谈判工作,将 17 种药品纳入医保目录,价格平均降幅 56.7%。截至 2023 年底,已经连续 6 年开展国家医保药品目录调整工作,基本形成了常态化、动态化的调整机制,目录内药品总数增至 3 088 种,其中西药 1 698 种、中成药 1 390 种。

医保药品目录调整遵循《基本医疗保险用药管理暂行办法》规定的程序,包括准备、申报、评审、测算、谈判、公布结果等环节。经过 6 轮调整,国家医保局累计谈判新增 446 种药品,覆盖了目录全部 31 个治疗领域。谈判准入的药品中,肿瘤用药 100 种,占比超过 20%,大部分都是近年来新上市、临床价值高的药品,大量新机制、新靶点药物被纳入目录。2017 年以前,医保目录内没有 1 种肿瘤靶向药,2023 年版目录中已经有 74 种肿瘤靶向药,其中很多治疗领域实现了不同代际靶向药的多样化选择。通过 6 轮调整,目前已初步建立了符合我国国情、覆盖全部治疗领域的新药价格体系。抗肿瘤药物基本上都是全球最低价。

2018 年,电影《我不是药神》风靡全国,群众对抗肿瘤药物价格虚高反应十分强烈。党中央、国务院决策部署 "督促推动抗癌药加快降价" 工作。从当年 6 月开始,按照国务院要求,国家医保局加快推进抗肿瘤药物医保准入专项谈判工作,组织了来自全国 20 个省份的 70 余名专家通过评审、遴选投票等环节,并经书面征求企业谈判意愿,确认 12 家企业的 18 个品种纳入本次抗肿瘤药物医保准入专项谈判范围。经过 3 个多月的精心筹备,9 月 15 日谈判正式进行,最终取得了 17 种药品谈判成功的好成绩,成功率高达 94%,价格平均降幅 56.7%,降价的同时纳入医保报销,切实降低患者经济负担(表 4-2-0-1)。

表 4-2-0-1　2018 年抗肿瘤药物医保准入专项谈判新增纳入目录的药品

序号	药品名称	适应证
1	阿昔替尼片	肾细胞癌
2	枸橼酸伊沙佐米胶囊	多发性骨髓瘤

续表

序号	药品名称	适应证
3	甲磺酸奥希替尼片	非小细胞肺癌
4	克唑替尼胶囊	非小细胞肺癌
5	马来酸阿法替尼片	非小细胞肺癌
6	尼洛替尼胶囊	慢性髓细胞性白血病
7	培门冬酶注射液	儿童急性淋巴细胞白血病
8	培唑帕尼片	肾细胞癌 / 软组织肉瘤
9	苹果酸舒尼替尼胶囊	肾细胞癌
10	瑞戈非尼片	肝细胞癌 / 结直肠癌
11	塞瑞替尼胶囊	非小细胞肺癌
12	维莫非尼片	黑色素瘤
13	西妥昔单抗注射液	结直肠癌
14	盐酸安罗替尼胶囊	非小细胞肺癌
15	伊布替尼胶囊	套细胞淋巴瘤
16	注射用阿扎胞苷	慢性粒 - 单核细胞白血病
17	注射用醋酸奥曲肽微球	胃肠胰内分泌肿瘤

案例 1：甲磺酸奥希替尼片，第三代 EGFR 靶向药物，2017 年在中国上市。2018 年 The New England Journal of Medicine 发表文章显示，奥希替尼用于治疗 EGFR T790M 突变导致耐药的肺癌患者，效果显著好于化疗药。客观缓解率大幅提高（71% vs. 31%），无进展生存时间中位数是 10.1 个月 vs. 4.4 个月，而且显著副作用比例更小（23% vs. 47%）。2017 年在中国的首发上市价格为 51 000 元 / 盒（80mg，30 片），即 1 700 元 / 片，这个单价让许多患者感到震惊，都希望奥希替尼能降价并尽快纳入医保。2018 年，经抗肿瘤药物专项医保谈判，奥希替尼纳入我国医保，价格降低了 70%，降至 15 300 元。叠加医保报销，患者只需承担约 6 000 元 / 盒，与刚上市时的价格相比受益明显。

2019 年，多个全球知名的"贵族药"开出了"平民价"，进口药品基本给出了全球最低价。抗肿瘤新药 PD-1 免疫抑制剂信迪利单抗注射液成功纳入《国家基本医疗保险、工伤保险和生育保险药品目录(2019 年版)》乙类范围(表 4-2-0-2),成为当时唯一进入国家医保目录的 PD-1 抑制剂抗肿瘤药物。保守估计,通过谈判降价和医保报销,总体上患者个人负担的药物费用将降至原来的 20% 以下,个别药品降至 5% 以下。以治疗晚期结直肠癌的靶向药物呋喹替尼胶囊为例,入选 2019 年医保目录后,1mg 规格单粒医保支付基准价为94.5 元,5mg 规格单粒医保支付基准价为 378 元。2020 年起,预估患者每月自费支付约 3 000 元,经济负担大大减轻。2019 年另有三款抗肿瘤中成药续约成功,分别是参一胶囊(6.18 元 / 粒)、注射用黄芪多糖(200 元 / 支)、复方黄黛片(10.19 元 / 片)。

表 4-2-0-2　2019 年通过医保谈判新增纳入目录的抗肿瘤药物

序号	药品名称	适应证
1	注射用雷替曲塞	结直肠癌
2	帕妥珠单抗注射液	乳腺癌
3	信迪利单抗注射液	霍奇金淋巴瘤等
4	盐酸阿来替尼胶囊	非小细胞肺癌
5	呋喹替尼胶囊	结直肠癌
6	马来酸吡咯替尼片	乳腺癌
7	奥拉帕利片	卵巢癌等
8	硫培非格司亭注射液	骨髓抑制
9	芦可替尼片	骨髓纤维化
10	食道平散	中晚期食管癌

案例 2:信迪利单抗注射液,PD-1 抑制剂抗肿瘤药物,2019 年 3月在国内首发上市。其临床试验结果登上了 2019 年第 1 期的 *The Lancet Haematology* 杂志封面,对于国产抗肿瘤药物具有重大的历史意义。根据临床试验结果,信迪利单抗针对复发或难治性经典型霍奇金淋巴瘤的客观缓解率高达 80.4%,包括 33.7% 的患者肿瘤完全消失,疾病控制率甚至达到了 97.9%,这是非常令人惊喜的结果。

针对非鳞非小细胞肺癌,信迪利单抗＋培美曲塞／顺铂的客观缓解率达到68.4%;针对鳞状非小细胞肺癌,信迪利单抗＋吉西他滨／铂类的客观缓解率达到64.7%,疾病控制率达到100%。

2019年,信迪利单抗在国内的首发售价为7 838元/100mg(支)。另外3个已经开始在国内销售的PD-1抑制剂抗肿瘤药物的价格分别为:纳武利尤单抗(进口O药)的价格为9 260元/100mg(支),体重60kg的患者一个月需要花费36 884元,1年的费用为44.26万元;帕博利珠单抗(进口K药)的价格为17 918元/100mg(支),1年的治疗费用为60.92万元;第一个国产PD-1抑制剂抗肿瘤药物,特瑞普利单抗的价格是7 200元/240mg(支),1年治疗费用为18.72万元。对比可知,信迪利单抗的价格介于国产特瑞普利单抗和进口O药、进口K药之间。信迪利单抗的年费用是特瑞普利单抗的2.2倍,进口K药的44%。

2019年医保谈判,上述四款PD-1抑制剂产品均积极参加,信迪利单抗通过降价成功纳入医保。医保谈判前,根据用量计算,使用信迪利单抗3个月的治疗费用是62 704元。医保谈判后,其价格降低为2 843元/100mg,降价幅度达64%,再按照70%的比例进行医保报销,使用信迪利单抗3个月只需自费6 823元,极大减轻了患者经济负担。

2020年谈判中,新增17种抗肿瘤新药,包括多种免疫检查点抑制剂、生物靶向制剂等(表4-2-0-3)。这些药物中,有不少具有独立自主产权的抗肿瘤新药,例如多款国产PD-1抑制剂。这些新药的加入使得我国抗肿瘤用药的保障水平较前显著提升。其中,奥沙利铂甘露醇注射液、氟维司群注射液、注射用紫杉醇(白蛋白结合型)集采后直接纳入,其余14款通过谈判纳入。

表4-2-0-3　2020年通过医保谈判新增纳入目录的抗肿瘤药物

序号	药品名称	适应证
1	注射用紫杉醇脂质体	卵巢癌
2	注射用伊尼妥单抗	乳腺癌

续表

序号	药品名称	适应证
3	替雷利珠单抗注射液	霍奇金淋巴瘤
4	特瑞普利单抗注射液	黑色素瘤
5	注射用卡瑞利珠单抗	霍奇金淋巴瘤
6	甲磺酸氟马替尼片	慢性髓细胞性白血病
7	甲磺酸阿美替尼片	非小细胞肺癌
8	泽布替尼胶囊	套细胞淋巴瘤
9	曲美替尼片	黑色素瘤
10	甲磺酸达拉非尼胶囊	黑色素瘤
11	甲磺酸仑伐替尼胶囊	肝细胞癌
12	恩扎卢胺软胶囊	前列腺癌
13	甲苯磺酸尼拉帕利胶囊	腹膜癌
14	地舒单抗注射液	骨巨细胞瘤

案例 3：泽布替尼胶囊，BTK 抑制剂，适用于治疗已接受至少一种先期治疗的套细胞淋巴瘤成年患者，2020 年在国内上市，包装规格为 80mg、64 粒。据 FDA 官网消息，在一项 86 例复发/难治性套细胞淋巴瘤患者参与的多中心临床试验中，患者在接受泽布替尼治疗后，84% 的患者出现肿瘤缩小，持续缓解时间中位数为 19.5 个月。2021 年 6 月举行的欧洲血液学协会年会网络大会的主席研讨会上，一项全球头对头Ⅲ期临床研究最新数据表明：我国自主研发的抗肿瘤新药泽布替尼，以更好的疗效和安全性，在数据上胜过国外的抗肿瘤药物伊布替尼。这是中国创新药的疗效首次在头对头临床试验中打败欧美跨国公司药物。

该创新药 2020 年在中国的首发上市价格为 11 300 元/盒，2020 年医保谈判后的价格降至 6 336 元/盒，降幅超过 44%，按 70% 的报销比例测算，患者每月自付费用降至 2 000 元以内。相较此前上市的第一代药物，其在提升治疗获益的同时，让患者的治疗负担大为减轻。

2021 年，在企业激烈竞争的抗肿瘤药物领域，18 个新增的抗肿瘤药物平均降幅 64.88%（表 4-2-0-4）。由于此前国产 4 个 PD-1 抑制剂产品主要适应证均已纳入医保，焦点则转移至新增适应证之上，多家企业开发的 PD-1 抑制剂新增适应证全部进入医保范围。作为首款国产抗体偶联药物（ADC），维迪西妥单抗不负众望，出现在新版医保目录之中。阿贝西利是全球第 3 款、国内第 2 款上市的 CDK4/6 抑制剂，用于治疗 HER2 阳性女性乳腺癌患者。奥布替尼是国内第三款上市的 BTK 抑制剂，用于治疗淋巴瘤；达雷妥尤单抗用于多发性骨髓瘤等 3 项适应证；盐酸恩沙替尼胶囊是高选择性的新一代 ALK 抑制剂，适用于克唑替尼治疗后进展的非小细胞肺癌患者。

表 4-2-0-4　2021 年通过医保谈判新增纳入目录的抗肿瘤药物

序号	药品名称	适应证
1	阿贝西利片	乳腺癌
2	奥布替尼片	套细胞淋巴瘤
3	奥妥珠单抗注射液	滤泡性淋巴瘤
4	达可替尼片	非小细胞肺癌
5	达雷妥尤单抗注射液	骨髓瘤
6	氟唑帕利胶囊	卵巢癌等
7	甲苯磺酸多纳非尼片	肝细胞癌
8	甲磺酸艾立布林注射液	乳腺癌
9	甲磺酸伏美替尼片	非小细胞肺癌
10	马来酸奈拉替尼片	乳腺癌
11	帕米帕利胶囊	卵巢癌等
12	索凡替尼胶囊	神经内分泌瘤
13	盐酸恩沙替尼胶囊	非小细胞肺癌
14	注射用维迪西妥单抗	胃癌
15	注射用盐酸苯达莫司汀	非霍奇金淋巴瘤等
16	泊马度胺胶囊	骨髓瘤
17	阿帕他胺片	前列腺癌
18	达罗他胺片	前列腺癌

案例 4：注射用维迪西妥单抗，我国首个原创性抗体偶联药物（ADC）新药，2021 年 6 月在国内上市，60mg 规格。维迪西妥单抗适

用于至少接受过 2 种系统化疗的 HER2 过表达局部晚期或转移性胃癌患者的治疗。维迪西妥单抗获批上市，打破了 ADC 领域无原创国产新药的局面，填补了全球 HER2 过表达胃癌患者后线治疗的空白，是我国自主创新生物药发展史上的一个里程碑。ADC 由单克隆抗体、连接子和小分子细胞毒性药物偶联而成，兼具抗体靶向性和小分子药物的杀伤性，能像导弹一样完成对癌细胞的精准打击，是全球抗肿瘤药物技术发展的重点方向。

维迪西妥单抗 60mg 首发上市价格为 13 500 元 / 支，2021 年医保谈判后，价格降至 3 800 元，降幅为 71.85%。依照此次医保谈判后的价格，假设患者体重为 60kg，参考维迪西妥单抗三线治疗胃癌的无进展生存期中位数（mPFS），患者年治疗费用为 13.7 万元，年自付费用为 4 万元左右。

2022 年，多种抗肿瘤药物纳入医保，涉及多款化疗药、靶向药、PD-1 抑制剂、抗血管生成药、中成药等（表 4-2-0-5）。

表 4-2-0-5　2022 年通过医保谈判和竞价新增纳入目录的抗肿瘤药物

序号	药品名称	适应证
1	优替德隆注射液	乳腺癌
2	注射用恩美曲妥珠单抗	乳腺癌
3	注射用维布妥昔单抗	淋巴瘤
4	洛拉替尼片	非小细胞肺癌
5	布格替尼片	非小细胞肺癌
6	赛沃替尼片	非小细胞肺癌
7	奥雷巴替尼片	慢性髓细胞性白血病
8	瑞派替尼片	胃肠道间质瘤
9	维奈克拉片	急性髓系白血病
10	注射用卡非佐米	骨髓瘤
11	羟乙磺酸达尔西利片	乳腺癌
12	瑞维鲁胺片	前列腺癌
13	注射用醋酸地加瑞克	前列腺癌
14	哌柏西利胶囊	乳腺癌

案例 5：奥雷巴替尼，第三代 BCR-ABL 抑制剂，适用于 T315I 突变慢性髓细胞性白血病（简称"慢粒"），国产重大创新药品之一，包装规格为 10mg、60 片。耐药是治疗慢粒的主要挑战，T315I 突变是常见的耐药突变类型之一。作为以髓系增生为主的造血干细胞恶性疾病，我国伴 T315I 突变的慢性髓细胞性白血病患者每年新增 1 000~2 000 人，长期面临无药可医的难题。作为国家"重大新药创制"专项支持品种，2021 年 11 月，奥雷巴替尼的出现，解决了突变慢粒患者无药可医的困境。该药作为中国首个本土第三代 TKI、原创 1 类新药，被业界称为三代 TKI 中的"Best-in-class"，已获中国临床肿瘤学会（CSCO）指南和中国抗癌协会（CACA）《中国肿瘤整合诊治指南》推荐。

奥雷巴替尼，每月使用 1 瓶，上市首发价格每瓶 3.75 万元，年治疗费用高达 45 万元，让大多数患者家庭负担非常沉重。经过医保谈判，每瓶价格降至 14 340 元，叠加医保报销后，年治疗费用降至 5 万元左右，极大降低了患者的用药负担。

2023 年最新的医保目录中，纳入 21 种抗肿瘤药物，其中 15 款备受关注的新药首次纳入医保，包括可以治疗 14 类癌症的"明星"泛癌种靶向药恩曲替尼，以及贝福替尼、谷美替尼等年中刚刚在国内获批的肺癌新药（表 4-2-0-6）。

表 4-2-0-6　2023 年通过医保谈判和竞价新增纳入目录的抗肿瘤药物

序号	药品名称	适应证
1	盐酸米托蒽醌脂质体注射液	外周 T 细胞淋巴瘤
2	泽贝妥单抗注射液	弥漫大 B 细胞淋巴瘤
3	瑞帕妥单抗注射液	非霍奇金淋巴瘤
4	曲妥珠单抗注射液（皮下注射）	乳腺癌
5	琥珀酸瑞波西利片	乳腺癌
6	甲磺酸贝福替尼胶囊	非小细胞肺癌
7	硫酸氢司美替尼胶囊	神经纤维瘤病
8	伏罗尼布片	肾细胞癌

续表

序号	药品名称	适应证
9	阿可替尼胶囊	套细胞淋巴瘤
10	恩曲替尼胶囊	实体瘤、非小细胞肺癌
11	谷美替尼片	非小细胞肺癌
12	阿伐替尼片	胃肠道间质瘤
13	伊鲁阿克片	非小细胞肺癌
14	林普利塞片	滤泡性淋巴瘤
15	度维利塞胶囊	滤泡性淋巴瘤
16	塞利尼索片	多发性骨髓瘤
17	磷酸索立德吉胶囊	基底细胞癌
18	注射用醋酸曲普瑞林微球	前列腺癌
19	注射用戈舍瑞林微球	前列腺癌
20	艾贝格司亭 α 注射液	重度中性粒细胞减少
21	拓培非格司亭注射液	重度中性粒细胞减少

案例 6：CAR-T 产品。作为终末期肿瘤患者最有效的手段之一，截至目前，在我国上市的 CAR-T 疗法已达 4 款，分别为阿基仑赛注射液、瑞基奥仑赛注射液、伊基奥仑赛注射液以及纳基奥仑赛注射液，其一针的定价分别为 120 万元、129 万元、116.6 万元、99.9 万元。2021 年，阿基仑赛注射液虽然通过了形式审查，但最终未能进入医保目录。2022 年，瑞基奥仑赛则首次参与医保目录申报并通过形式审查，但同样未能进入医保目录。2023 年，上述两款 CAR-T 疗法共同跨过了形式审查这一门槛，但仍然无缘进入医保目录。药品过了初审之后，还要通过专家综合评审，药物经济测算，基金预算影响测算，需要平衡药物成本、临床获益和基金影响。历年进入医保目录的创新药，年费用基本在 30 万以内，而目前 CAR-T 药物个性化定制、绝对用量小等因素决定了要将其降至 30 万元以内不太现实。因此，短期内 CAR-T 疗法通过医保谈判进入医保目录的希望不大。

医保谈判在实现降价的同时,建立了全流程的创新药倾斜机制,支持创新药优先进入医保目录。在准入环节,符合条件的创新药100%通过形式审查。在评审测算环节,将创新性作为重要指标,提升创新药的竞争优势。在价格谈判环节,秉承循证原则,借助卫生技术评估理念和技术,从安全性、有效性、经济性、创新性、公平性等多维度综合研判药品价值,根据患者临床获益确定其谈判底价,实现价值购买。5年内新上市药品在当年新增目录品种中的占比从2019年的32%提高至2023年的98%。2023年有57个品种实现了"当年获批、当年纳入目录"。新药从获批上市到纳入目录获得报销的时间,已从原来的5年左右缩短至1年多,80%以上的创新药能在上市后2年内进入医保。2023年,25个创新药(按照现行药品注册管理办法及注册分类标准批准的1类化学药品、1类治疗用生物制品、1类和3类中药)参加谈判,谈成23个,成功率高达92%,与整体水平相比,成功率高7.4个百分点,价格平均降幅低4.4个百分点。

通过谈判,创新药的价格更合理,患者可负担性大幅提高,多数出现了销售量和销售额双双大幅攀升的情况,患者使用创新肿瘤药的可负担性和可及性极大提高。截至2023年10月,纳入监测范围的协议期内医保谈判药品,医保基金累计支出2 447亿元,带动相关药品销售额3 540亿元。

据IMS全国百张床位以上医院药品数据库数据测算,国家医保谈判创新药品金额和用量都呈指数级增长,年度金额从2019年的494亿元增长至2023年的1 389.1亿元,增长了1.8倍;年度用量从2019年的10.3亿片(支)长至2023年的76.4亿片(支),增长了6倍(图4-2-0-1)。与抗肿瘤药物最相关的靶向大分子药物单抗类金额从2019年的141.7亿元增长至2023年的419.1亿元,用量从2019年的474.6万支增长至2023年的2 935.2万支(图4-2-0-2)。与抗肿瘤药物最相关的靶向小分子药物替尼类金额从2019年的78.3亿元增长至2023年的204.3亿元,用量从2019年的188.4万盒(瓶)增长至2023年的673.6万盒(瓶)(图4-2-0-3)。

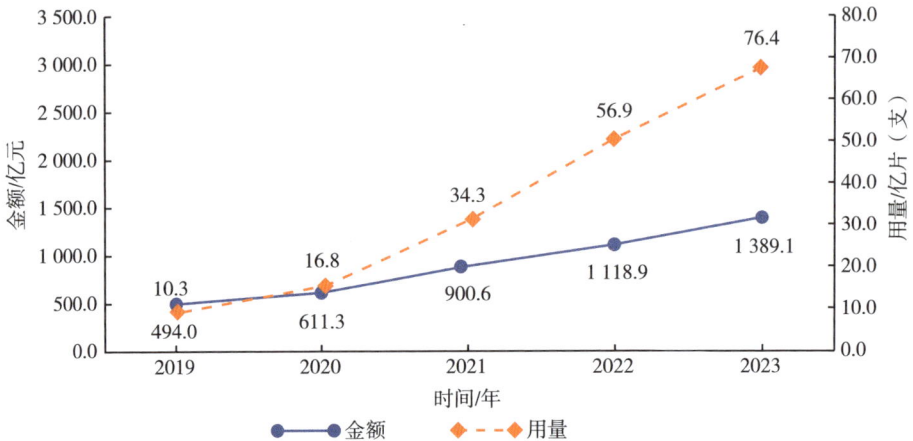

图 4-2-0-1　国谈药品金额和用量变化

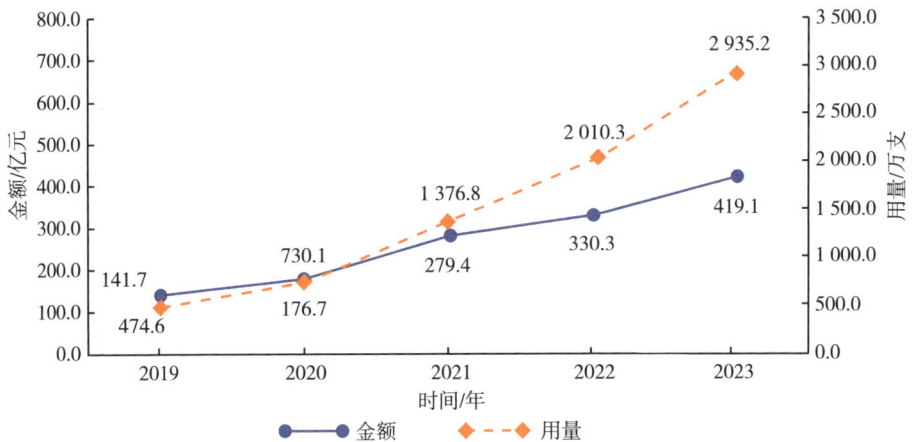

图 4-2-0-2　国谈单抗类药品金额和用量变化

医保部门还建立谈判药品配备和支付的"双通道"机制,大幅提升患者用药可及性。针对谈判药品"进得了医保,进不了医院"难题,联合卫生健康部门印发文件,将零售药店纳入谈判药品的供应保障体系,与医疗机构实行相同的报销政策,以期解决谈判药品临床使用"最后一公里"问题,希望大幅提升谈判药品特别是新准入的谈判药品的可及性。截至 2023 年 10 月底,2022 年版药品目录协议期内谈判药品在全国 23.92 万家定点医疗机构配备,其中定点医疗机构和定点零售药店分别为 6.67 万家和 17.25 万家。

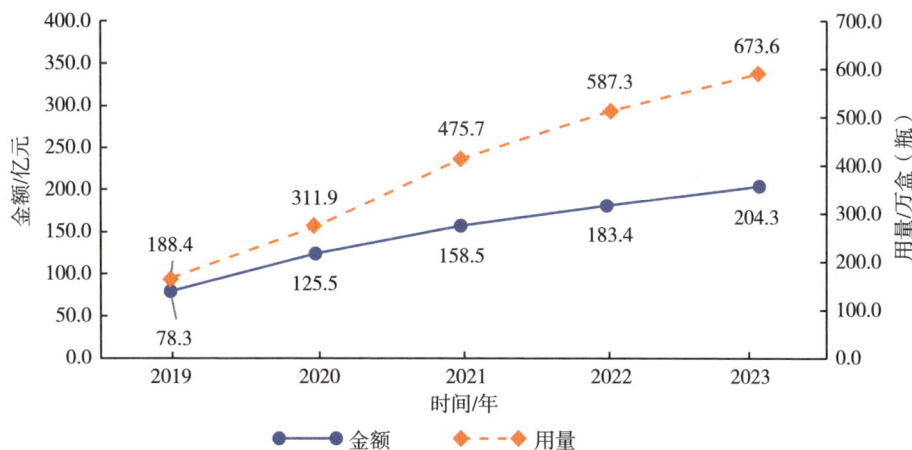

图 4-2-0-3　国谈替尼类药品金额和用量变化

(四) 医保目录续约

国家医保局根据《基本医疗保险用药管理暂行办法》等文件，建立了以新药为主体的医保药品目录准入机制。基于药品谈判准入时的基金占用预算和协议期间的实际占用额度等参数，医保部门于2022年首次发布了《谈判药品续约规则》，分类指定谈判药品及支付标准两年有效期到期后的续约路径和支付标准调整规则。

非独家药品或2018年谈判进入目录且连续两个协议周期均未调整支付标准和支付范围的独家药品，直接纳入常规目录管理。同时满足以下条件的药品可简易续约：①独家药品；②本协议期基金实际支出未超过基金支出预算（企业预估值）的2倍；③未来两年的基金支出预算增幅合理；④市场环境未发生重大变化、不符合纳入常规目录管理的条件。

对于不调整支付范围的药品，以基金实际支出与基金支出预算的比值（比值A，基金实际支出／基金支出预算＝比值A）为基准，A值为1~2时，确定支付标准的降幅，最大降幅15%。支付标准降幅同时与基金年均实际支出挂钩，下调幅度最大增加10%。如某个药品在协议期内的基金实际支出为基金支出企业预算的1.7~2倍，且医保基金年均实际支出大于40亿元，则触发简易续约的最大降幅（25%）。对于调整支付范围的药品，将因调整支付范围所致的基金支出预算增加值,与原支付范围的基金支出预算和本协议期内基金实际支出两者中的高者相比(比值 B,未来两年因调整支付范围所致的基金支出预算增加值 / 本协议期基金支出预算和基金实际支出中的高者 = 比值 B),B 值在 0~1 之间的,在初步支付标准的基础上再下调 0~15 个百分点,形成最终支付标准。

不符合纳入常规目录管理及简易续约条件的独家药品,则需要重新谈判。

以 2022 年医保谈判续约的 115 个药品进行说明,谈判药品协议到期后的处理规则大致分为三种,近九成谈判药品可简易续约,不需要重新谈判。一是协议期满仅续约(82 个,71.3%),其中简易续约 76 个,谈判续约 6 个。二是协议期满调整支付范围(19 个,16.5%),其中简易续约 17 个,谈判续约 2 个。三是协议期内调整支付范围续约(14 个,12.2%),其中简易续约 10 个,谈判续约 4 个。合计简易续约 103 个,占比 89.6%;谈判续约 12 个,占比 10.4%。

价格降幅方面,2020—2022 年,续约平均降幅分别为 17.9%、6.8%、4%,零降幅续约品种数量和占比逐年增加,分别为 3 个(18.8%)、53 个(58.9%)、83 个(72.2%)。2023 年续约时,进一步优化了规则,适当控制续约、新增适应证降价的品种数量和降幅,给予新药稳定的预期。100 个续约药品中,70% 的品种可以原价续约,31 个品种因销售额超出预期需要降价,平均降幅也仅为 6.7%;100 个续约药品中有 18 个增加了新适应证,仅 1 个需要降价。

简易续约和谈判续约的价格降幅有明显差异。简易续约在 2020—2022 年的平均降幅分别为 5.14%、1.54%、1.75%;而谈判续约在 2020—2022 年的平均降幅分别为 27.88%、19.61%、23.46%。简易续约在 2020—2022 年的最高降幅分别为 12%、17%、16%;而谈判续约在 2020—2022 年的最高降幅分别为 63.53%、68.03%、42.73%。可见,九成需要续约的医保谈判药品可以采取简易续约方式,价格降幅较小,有助于稳定企业预期。

2023 年续约规则进一步优化,于药品企业更加友好。对于谈判进入目录"协议期"满 4 年的品种触发降价机制时降幅减半,满 8 年的品种自动纳入目录"常规部分"管理。在续约阶段,允许创新药就价格降幅申请重新谈判,经专家测算后有望缩小降幅。

自 2025 年起,续约时不再依据"医保基金支出金额"计算比值 A、比值 B,而采用"纳入支付范围的药品费用"计算比值 A、比值 B(比值 A= 实际发生的纳入支付范围的药品费用 / 企业预测的纳入支付范围的药品费用,比值 B= 未来两年因调整支付范围所致的企业预测的纳入支付范围的药品费用增加值 / 本协议期企业预测的纳入支付范围的药品费用和实际发生的纳入支付范围的药品费用中的高者)。考虑到计算方法的变化,计算节点金额也进行相应调整:原"二、规则"下医保基金 2 亿元、10 亿元、20 亿元、40 亿元相应调整为纳入支付范围的药品费用 3 亿元、15 亿元、30 亿元、60 亿元。这有利于简化计算方法,降低计算成本,统一计算口径,降低测算结果差异,提高续约成功率。

(五)集中带量采购

国家组织药品集中采购目前已经开展 9 批,针对过专利期的成熟药品开展,可参加集采的药品为过专利期原研药、参比制剂、通过质量和疗效一致性评价的仿制药等高质量药品。据不完全统计,目前国家组织药品集采覆盖 26 种抗肿瘤药物,中选企业 44 家,中选产品 101 个,价格平均降幅 70%。

当一款抗肿瘤药物进入国家组织集中带量采购环节时,至少 5 家相同产品企业通过竞价产生中选结果,通常竞争激烈且必有至少 1 家企业被淘汰。从价格角度看,需要通过降低价格换取市场存量,利润空间降低,该产品不再享受创新溢价,集采协议期满后由地方医保部门开展接续采购,进一步降低价格,直至逐渐走向药品价格生命周期的尽头。

------ 参考文献 ------

[1] 杜光. 肿瘤药物治疗的药学监护 [M]. 北京: 人民卫生出版社, 2020.

[2] 沈卉. 我国抗肿瘤药品定价管理现状与问题研究 [D]. 上海: 上海交通大学,

2020.

［3］刁一凡. 我国新型抗肿瘤药物公共保障政策与药物可及性评估研究 [D]. 北京:
中国医学科学院北京协和医学院, 2020.

［4］王江流, 刘平羽, 李歆, 等. 基于比价分析法探讨抗肿瘤药物价格合理性 [J]. 中
国药物警戒, 2021, 18 (12): 1162-1165.

［5］周颖玉, 徐冬艳, 齐云, 等. 中国医院抗肿瘤药物使用情况分析 [J]. 中国医院药
学杂志, 2021, 41 (18): 1817-1822.

［6］赵圣文. 基于药物经济学评价的非竞争性药物医保支付标准确定与医保管理
策略研究 [D]. 武汉: 华中科技大学, 2021.

［7］刘洁兰, 阮智慧, 张天南, 等. 抗肿瘤药品集中带量采购政策在某三级甲等中
医院的应用实效分析 [J]. 中国医疗管理科学, 2022, 12 (5): 24-27.

［8］IQVIA. IMS HEALTH® market research and reports repository [EB/OL].
(2024-02-10)[2024-10-15]. https://www. iqvia. com/insights/the-iqvia-institute/
available-iqvia-data/ims-health-market-research-and-reports-repository.

第三章
抗肿瘤药物及耗材采购管理实践

吴耀贵　武汉大学人民医院

一、抗肿瘤药物及耗材采购管理政策探索

随着医疗技术的不断进步和肿瘤治疗需求的日益增长,抗肿瘤药物及耗材的采购管理成为医疗机构管理的重要一环。近年来,我国政府和相关部门出台了一系列采购管理政策,旨在优化采购流程、降低采购成本、提高采购效率,以保障患者的用药需求和用药安全。公立医院不以营利为目的,是纳入政府财政预算管理的公益性事业单位。计划经济时代,公立医院由财政拨款支持,管理者忽视成本管理。改革开放以来,卫生资源严重短缺,医药卫生事业进行了一系列改革,公立医院的财政机制转变为差额拨款,进行政府主导和发挥市场作用相结合。在新医改背景的宏大背景及蓝图下,公立医院要在激烈的市场竞争中生存、发展,必须加强成本控制,优化资源配置,才能顺应潮流,完成改革目的。

公立医院医用耗材费用过高的问题,一直以来备受社会各界的关注,目前,国内公立医院普遍存在医用耗材费用不合理增长,医用耗材收入占比逐年攀升,医用耗材管理混乱、资源浪费等现象。医用耗材的粗放式管理成为制约医院自身发展的关键因素。国家卫生管理部门加大监管力度,加强医用耗材管理是医改进入深水区的重要信号。2015 年开始,国家深入推进医疗改革,在《关于城市公立医院综合改革试点的指导意见》中明确提出强化公立医院精细化管理,强调耗材控费要求。国务院、国家药品监督管理局、国家卫生健康委、国家医疗保障局等出台的政策措施、发展规划、政府工作报告、

领导重要讲话等,均对医用耗材管理工作做出了纲领性的政策指导。在医药耗材购销管理方面,为遏制其不合理增长,减轻患者的就医负担,提高医药购销透明化,杜绝带金销售等医药流通领域乱象,国家已相继出台"集中采购""两票制""取消医用耗材加成"等政策措施。我国从 2001 年开始推行集中采购政策,规模采购是挤出价格"水分"的重要工具。临床用药及医用耗材具有种类多、规格多、专业性强、临床使用量巨大等特点,随着人民群众的收入水平提高,健康意识增强,就医需求增多,临床用药及医用耗材成本占医院医疗成本的比重逐年增大。为应对无序的增加,国家频繁颁发实施耗材改革方案,包括《国务院办公厅关于印发治理高值医用耗材改革方案的通知》(国办发〔2019〕37 号)、《关于印发医疗机构医用耗材管理办法(试行)的通知》(国卫医发〔2019〕43 号)等,体现了国家针对医用耗材"合规、控本、增效"的管理要求。特别是肿瘤治疗类药物及耗材,专业性强、价格高、使用量大,因此,如何在新医改背景下加强医用耗材管理的科学性,在整个医院运营管理中显得尤为重要,对耗材管理流程进行诊断并针对问题进行管理提升,既能满足外部监管要求,也能实现内部管理需要,从而降低运营风险,提升运营效率。部分医院针对抗肿瘤药物及耗材采购管理实际工作流程中出现的问题,对科室提出需求到领用的整个流程进行分析,并提出了较为有效的改进措施。截至目前,抗肿瘤药物及耗材的集采模式发展历程分为六个阶段。

（一）招标采购

招标采购是抗肿瘤药物及耗材采购的传统方式,通过公开招标的形式,医疗机构从多个供应商中选择符合要求的药品和耗材。这种方式具有透明度高、公平性强等优点,但也可能存在操作复杂、成本较高等问题。在实践中,医疗机构需要建立完善的招标流程和评审机制,确保采购过程的公正性和合规性。

（二）阳光采购

阳光采购政策旨在通过公开透明的采购流程,降低采购成本,提高采购效率。在抗肿瘤药物及耗材采购领域,阳光采购政策要求医疗机构公开采购信息、采购过程和采购结果，接受社会监督。这有助于减少腐败现象，保障采购质量，提高患者的用药满意度。

（三）两票制

两票制是近年来药品采购领域的重要改革措施，对抗肿瘤药物采购也产生了深远影响。通过减少药品流通环节，降低虚高药价，两票制有助于规范药品市场秩序，保障患者的用药安全。然而，两票制的实施也面临一些挑战，例如，如何确保药品供应的稳定性，如何平衡各方利益等。

（四）联动采购

联动采购是指不同地区或不同医疗机构之间联合进行采购，以扩大采购规模，提高议价能力，降低采购成本。在抗肿瘤药物及耗材采购中，联动采购有助于实现资源的优化配置和共享，提高采购效率。同时，联动采购也需要各地区和医疗机构之间的紧密合作和协调，以确保采购过程顺利进行。

（五）备案采购

备案采购是针对某些特殊药品或耗材的采购方式，医疗机构在采购前需要向相关部门进行备案。这种采购方式有助于确保特殊药品或耗材的采购符合规定，保障患者的用药需求。然而，备案采购也可能存在流程烦琐、审批时间长等问题，需要相关部门进一步优化审批流程，提高工作效率。

（六）带量采购

带量采购是当前抗肿瘤药物及耗材采购领域的重要政策之一。通过明确采购数量，与供应商进行价格谈判，带量采购有助于降低采购成本，提高采购效率。同时，带量采购也需要医疗机构具备较高的议价能力和管理水平，以确保采购过程的顺利进行。在实践中，医疗机构需要加强对供应商的质量管理和监督，确保采购的药品和耗材符合质量标准。

而在紧急情况下或特殊需求下，医疗机构可能需要进行紧急特殊采购。这种采购方式具有灵活性和时效性强的特点，能够迅速满足医疗机构的用药需求。然而，紧急特殊采购也需要严格遵循相关规定和程序,确保采购的合规性和安全性。医疗机构需要建立完善的紧急采购机制和流程,确保在紧急情况下能够迅速、有效地进行采购。

综上所述,抗肿瘤药物及耗材采购管理政策在不断探索和优化中逐步完善。从既往的招标采购到紧急特殊采购,各种政策各有特点,互为补充,共同构成了抗肿瘤药物及耗材采购管理的政策体系。在实践中,医疗机构需要根据自身情况和需求选择合适的采购方式,并加强与供应商、政府部门等各方的合作与沟通,以确保采购过程的顺利进行和患者的用药需求得到满足。同时,政府和相关部门也需要继续加强监管和指导,推动采购管理政策的不断完善和优化,为我国肿瘤治疗事业的发展提供有力保障。

二、抗肿瘤药物及耗材采购管理实践与经验

(一) 抗肿瘤药物

抗肿瘤药物是指通过细胞杀伤、免疫调控、内分泌调节等途径,在细胞、分子水平发挥作用,达到抑制肿瘤生长或消除肿瘤的药物,一般包括化学治疗药物、分子靶向治疗药物、免疫治疗药物、内分泌治疗药物等。抗肿瘤药物的采购管理是医疗机构药品管理的重要组成部分,直接关系到患者的治疗效果和用药安全。随着医疗技术的进步和肿瘤治疗需求的增长,抗肿瘤药物采购管理面临着越来越多的挑战和机遇。

1. 一般抗肿瘤药物采购管理实践　一般抗肿瘤药物是肿瘤治疗中的基础用药,其采购管理具有普遍性和常规性。医疗机构在采购一般抗肿瘤药物时,通常采用集中采购、公开招标等方式,以确保药品的质量和供应的稳定性。同时,医疗机构还加强与供应商的合作与沟通,建立长期稳定的合作关系,降低采购成本。此外,医疗机构还注重药品的库存管理,通过合理的库存规划和调配,确保药品的及时供应和减少浪费。

2. 限制级抗肿瘤药物采购管理经验　限制级抗肿瘤药物通常具有较高的治疗价值和价格,其采购管理需要更加严格和精细。医

疗机构在采购限制级抗肿瘤药物时,需要遵循相关政策和规定,确保采购的合规性。同时,医疗机构还应加强药品的质量管理和监督,建立严格的药品验收和检验制度,确保药品的质量和安全性。此外,医疗机构还积极与医保部门沟通,争取将更多的限制级抗肿瘤药物纳入医保目录,减轻患者的经济负担。

3. 双通道流转在抗肿瘤药物采购中的应用　双通道流转是指医疗机构在采购药品时,同时考虑线上和线下两个渠道,以实现药品采购的便捷性和高效性。在抗肿瘤药物采购中,双通道流转的应用逐渐得到推广。通过线上采购平台,医疗机构可以更加便捷地获取药品信息、比较价格和质量,提高采购效率。同时,线下渠道则保证了药品供应的稳定性和及时性。双通道流转的应用有助于医疗机构实现资源的优化配置,降低采购成本。

(二) 医用耗材

医用耗材主要包括低值医用耗材、高值医用耗材、诊断试剂耗材等。医院低值耗材是指消耗频繁、价格相对较低的消耗型医用材料,如一次性使用无菌医用材料等消耗型医用材料;高值医用耗材是指直接作用于人体、对安全性有严格要求、生产使用必须严格控制、价格相对较高的消耗型医用材料,包括但不限于《国家三级公立医院绩效考核操作手册(2020 版)》中的《第一批国家高值医用耗材重点治理清单》;诊断试剂耗材是指体内和体外诊断试剂、放射材料等。

抗肿瘤耗材具有高度的专业性和特殊性,其质量和安全性直接关系到患者的治疗效果和生命安全。因此,医院在采购抗肿瘤耗材时,必须严格遵循相关法规和采购制度,确保采购过程的合规性和透明度。同时,通过科学的采购管理,可以有效降低采购成本,提高医院的经济效益。

1. 建立健全的采购制度　医院应制定详细的抗肿瘤耗材采购管理制度,明确采购流程、审批权限、监督管理等关键环节,确保采购活动的规范化和制度化。

2. 优化供应商选择与管理　通过招投标、询价等方式,选择具有资质和信誉良好的供应商,确保供应渠道的可靠性和产品质量的稳定性。同时,建立供应商评价体系,定期对供应商进行评估和考核,促进供应商不断提高产品和服务质量。

3. 严格执行采购计划　医院应根据临床需求和库存情况,制订合理的抗肿瘤耗材采购计划,并严格按照计划执行采购任务。对于需要单独采购的耗材,应经过严格的审批程序,避免采购目录外的耗材采购。

4. 加强库存管理　医院应建立完善的抗肿瘤耗材库存管理制度,实现库存信息的实时更新和共享。通过合理的库存控制和预警机制,降低库存积压和浪费,提高资金周转率。

（三）抗肿瘤药物及耗材采购管理的经验总结

尽管抗肿瘤药物采购管理在实践中获得了一定的经验,但仍面临一些挑战。首先,药品价格的波动和供应链的稳定性是影响采购管理的重要因素。医疗机构需要密切关注市场动态,加强与供应商的合作,以应对价格波动和供应不稳定的问题。其次,药品质量和安全性是采购管理的核心。医疗机构需要建立完善的药品质量管理体系,加强对药品的验收、检验和使用过程的监督,确保患者用药安全。此外,随着医疗技术的不断发展,新型抗肿瘤药物不断涌现,医疗机构需要不断更新采购管理理念和方式,以适应新的治疗需求和市场变化。

1. 注重信息化建设　通过引入先进的采购管理系统,实现采购流程的自动化和智能化,提高采购效率和准确性。同时,利用信息化手段加强对供应商和库存的监控和管理,提升整体管理水平。

2. 强化质量控制　医院应建立严格的耗材质量验收制度,确保所采购的抗肿瘤耗材符合相关标准和规定。对于不合格的耗材,应及时予以退货或处理,避免给患者带来潜在的风险。

3. 加强沟通协调　采购管理部门应加强与临床科室、财务部门等相关部门的沟通和协调,共同推动抗肿瘤耗材采购管理的优化和改进。同时,建立有效的反馈机制,及时收集和处理临床科室对耗材的反馈意见,提高采购管理的针对性和时效性。

三、抗肿瘤药物及耗材管理实践

（一）抗肿瘤药物及耗材使用权限管理

1. 抗肿瘤药物及相关耗材临床应用应当遵循安全、有效、经济的原则　各科室医师应以循证医学证据为基础，遵循诊疗规范、临床诊疗指南、临床路径和药品说明书等理论依据，充分考虑药物临床治疗价值和可及性，合理应用抗肿瘤药物。抗肿瘤药物临床应用实行分级管理。根据安全性、可及性、经济性等因素，将抗肿瘤药物分为限制使用级和普通使用级。具体划分标准如下。

（1）限制使用级抗肿瘤药物是指具有下列特点之一的抗肿瘤药物：①药物毒副作用大，纳入毒性药品管理，适应证严格，禁忌证多；②上市时间短、用药经验少的新型抗肿瘤药物；③价格昂贵、经济负担沉重的抗肿瘤药物。限制级抗肿瘤药物须由具有丰富临床经验及相应职称要求的医务人员使用。

（2）普通使用级抗肿瘤药物是指除限制使用级抗肿瘤药物外的其他抗肿瘤药物。医院抗肿瘤药物分级管理目录由医院药事管理与药物治疗学委员会制订，并结合药品上市后评价工作，进行动态调整，目录原则上12个月调整一次，最长不得超过18个月。

2. 推动临床路径改革　临床路径（clinical pathway,CP）是指以完善的循证医学数据库为基础，针对某一项诊断明确的疾病或手术，制定标准化、程序化的诊疗流程，在保证治疗方案顺利实施的前提下，实现预期的治疗效果和成本控制的目的，扩大肿瘤相关单病种管理范围，加强病种成本核算及耗材精细化管理。加大信息化投入，通过大数据集成技术，将医用高值耗材与临床路径目录建立一一对应关系，在医用耗材临床应用管理中实现智能化预警与追溯。

（二）人员管理

科主任是本科室抗肿瘤药物及相关耗材临床应用管理的第一责任人。

1. 医院药事管理与药物治疗学委员会下设抗肿瘤药物管理工作组　抗肿瘤药物管理工作组由医疗部、医保管理办公室、门诊管理服务部、护理部、药学部、信息中心、临床科室、医学影像科、病理科、检验科等部门和科室负责人或具有相关专业高级技术职务任职资格的人员组成,共同管理抗肿瘤药物的临床应用。

2. 建立以疾病为中心的肿瘤多学科诊疗团队 落实抗肿瘤药物管理要求,保障合理用药,提高肿瘤诊疗综合管理水平,提供专业化、规范化、精准化、个体化和全程全方位的"一站式"抗肿瘤药物相关诊疗服务。超药品说明书适应证及临床权威指南使用的抗肿瘤药物应通过充分讨论,形成一致意见并记录在案。临床药师参与患者抗肿瘤药物治疗方案的制订与调整,开展抗肿瘤药物处方和用药医嘱的审核与干预,提供药学监护与用药教育等。

(三) 抗肿瘤药物及耗材采购流程管理

医药耗材,特别是高值药物和医用耗材,因产品技术含量高,生产商多分布在欧美等发达国家,容易形成市场垄断,这些会导致产品流通环节繁杂,致使产品价格普遍虚高。医药耗材品种繁多,产品名称不一致等情况普遍存在,比如同用途的产品可能名称不同;同名称的产品也可能适用范围不同。同时因为产品更新换代速度较快,临床医师往往无法对这些产品进行及时全面的了解和掌握,所以有时需要通过厂商的技术"跟台",现场向医护人员提供技术指导和专业工具才可以进行诊疗。另外,由于医药耗材的采购者是采购部门,实际使用者是医务人员,而最终用户是患者,而医药耗材生产商既不可能直接将耗材直接送到采购部门,也不可能直接送给医务人员,这之间有着复杂的信息传递与支付机制。抗肿瘤药物及耗材专业性强,特别是医用耗材的选择经常是由医务人员来判断的,患者作为费用支付者,通常无法见到实物,大多数患者也会因为信任,根据医务人员的推荐选择产品,"诱导需求"现象普遍。

武汉大学人民医院创新机制,加强部门协同,将药物及医用耗材的精细化管理落实到各个环节,将责任分解到各个职能部门。在医药耗材管理方面,设立由院领导、医药耗材管理部门(医疗部、设备处等)和各临床科室构成的三级管理制度。一级机构领导管理由分管院领导直接负责,并配备一定数量的专业技术人员,负责对医用耗材的采购规划、资金预算管理等统筹安排。二级机构作为医药耗材管理部门,在分管院领导的带领下,负责医用耗材管理工作,参与医用耗材管理全过程。三级机构作为一线临床科室,应在医药耗材管理部门技术人员的指导下,具体负责本科室的医用耗材采购、验收、使用、盘点等工作。在新医改政策的指导下,逐步建立健全相关规章制度,加强部门间管理衔接,建立多部门协同机制,提高医用耗材管理效率。

1. 抗肿瘤药物采购管理 严格执行《中华人民共和国药品管理法》及《中华人民共和国药品管理法实施条例》《医疗机构药事管理规定》等相关规定及技术规范,加强抗肿瘤药物遴选、采购、储存、处方、调配、临床应用和药物评价的全过程管理。

由医院药事管理与药物治疗学委员会根据肿瘤诊疗需求制定抗肿瘤药物供应目录,并定期调整。抗肿瘤药物品种遴选以临床需求为目标,优先选用国家基本药物目录、国家基本医疗保险药品目录中收录,国家集中谈判或招标采购,以及国家卫生健康委公布的诊疗规范、临床诊疗指南、临床路径涉及的药品。

2. 抗肿瘤相关耗材采购管理 通过建立医院资源管理(hospital resource planning,HRP)系统,实现供应链管理系统的一体化应用,构建了需求—采购—入库—请领—使用—付款等功能完备的物流管理流程。HRP系统的业务操作流程包括:科室需求计划、采购订单、耗材入库、科室领用、医嘱收费的全过程管理,完善多级库房管理体系,重点监管产品消耗量大的部门,通过与HIS交互,建立实耗实销管理机制,根据医师医嘱确认收费产品的耗用,尽可能减少收费产品的人为损失,并且准确体现每一个科室的实际产品消耗情况。

统一耗材名称,与HIS形成接口,对科室耗材领用人进行培训,规范领用流程;使用高值耗材时,患者与耗材使用信息匹配,并同步到HIS。建立新增耗材准入审核制度,充分论证,精细化管理,加强耗材遴选前调研,要求供应商提供耗材同类产品的调研对比资料,特别针对高值耗材,由使用科室及设备处等相关部门评估其使用价值,一事一议,制定高值耗材目录,为该耗材的临床使用提供充分的循证医学证据,特别针对高值耗材、低值耗材、试剂不同产品,在原有流程上进行个性化设计,使用 HRP 系统,院内外系统联动,最终达到高效的管理效果。通过加强验收和储存方面的管理,合理设置库存预警,提高医用耗材供应链的运行效率和经济效益。特别是高值耗材,制定耗材使用监测指标,建立高值耗材的全过程追踪管理体系。明确二级库及科室耗材管理人员的职责范围,对管理人员进行相关流程培训,相关科室人员按照标准操作流程执行采购和库房管理,并定期由相关部门监管。

优化准入流程,简化临时及特殊申领耗材的流程,在耗材管理系统中给科室耗材领用人开放权限,固定时间段申报需求计划;科室耗材领用、入库、出库等数据与历史数据进行分析,对长期申领的耗材设定最低库存基数,自动进行补货。具体操作如下。

(1)科室根据实际使用情况提交申请:申购科室提交《新增医用耗材准入审核意见表》,填写内容包括拟申购耗材名称,耗材技术性能需求,是否需要与设备配套使用,耗材对应的医疗项目或诊疗技术名称,对应医疗服务项目收费名称、收费标准、收费代码,操作人员资质情况,申请条件。其中申请条件分为 6 条:①科室已获得医疗部批准开展的"新技术、新业务"项目;②政府指令要求开展项目所需耗材;③科室已购置设备或在已有设备上开展新项目所需耗材;④科室已开展项目因购置或更新设备,原耗材不能在新设备上使用,须申请;⑤原使用耗材停产或耗材性能升级换代所需耗材;⑥其他情形,须说明。表格填写完成后,需要科务会成员签字确认。

(2)部门审核:①医疗部审核。主要审核申购科室是否具备申购耗材所需技术准入条件,是否具备操作人员资质,是否同意开展此技术。②计财处审核。耗材是否属于"除外内容",耗材对应的收费项目名称,收费项目代码、收费标准。③设备处审核。耗材对应设备是否在医院固定资产账中,检索现有耗材字典库中是否有相同产品。

(3)专家工作组论证:组织各专业专家工作组对科室新增耗材进行论证,论证时需要申购科室到场进行项目陈述,解答专家提出的问题,专家通过投票方式表决,同意票数达到三分之二以上视为同意。

(4)领导小组审议:汇总专家工作组意见,报院领导小组审议,同意票数达到三分之二以上方可视为同意准入,由院办公会下发"同意项目立项通知函"到设备处,按程序启动遴选工作。

对耗材管理流程中实际存在的问题,及时提出针对性的改进措施。合规控制维度,实现线上全流程闭环管理,实现职责分离;安全管理维度,统一耗材名称、规格,解决货单不符、错领等问题,实现高值耗材完整的采购及使用信息化溯源,规避违规使用;成本控制维度,建立二级库管理体系,合理控制库存,节省资金,各级库库存状态实时监控,存量科学合理;绩效提升维度,落实公立医院绩效改革政策,健全激励约束机制,加大耗材管控考核力度,将耗材控制指标作为科室绩效发放的重要参数,使考核结果与职工薪资挂钩,兼顾经济效益与社会效益;流程简化维度,优化 HIS 对接系统,取消手工录入,减少审批流程,统一规格及名称,减少物资字典数量,各级库管理效率显著提高。

(四) 授权管理

对抗肿瘤药物及耗材使用实行考核授权和动态授权管理。经抗肿瘤药物临床应用知识培训并考核合格后,具有中级专业技术职称且在本院工作满一年的医师,授予普通级抗肿瘤药物处方权及耗材使用权;具有中级专业技术职称且在本院工作满三年的医师及具有高级专业技术职称的医师,授予普通级和限制级抗肿瘤药物处方权。对于诊断明确、病情相对稳定的患者,首次抗肿瘤药物治疗方案应由医疗组(高级职称医师主导)制订并实施;对于疑难病例、疗效不佳的肿瘤患者,抗肿瘤药物治疗方案应由科室或 MDT 小组制定。

(五) 质控管理

定期开展抗肿瘤药物处方点评以及耗材使用评定。建立抗肿瘤药物及相关耗材合理使用指导意见与点评细则,通过治疗效果评估、查房点评等方式加强抗肿瘤药物及相关耗材临床应用的日常管理,针对不合理使用情况及时公示、反馈、干预,并采取限制或取消处方权等措施督促整改。

开展抗肿瘤药物使用监测。根据各临床科室专业特点,设定抗肿瘤药物临床合理应用管理相关指标,定期评估抗肿瘤药物合理应用管理情况,评估抗肿瘤药物使用适宜性,对抗肿瘤药物使用趋势进行分析,对抗肿瘤药物不合理使用情况应当及时采取有效干预措施。

四、抗肿瘤药物及耗材采购管理的挑战与建议

2020年3月5日,国务院印发《关于深化医疗保障制度改革的意见》明确提出各级政府要深化医用耗材集中带量采购制度改革,更加强调了招采一体、量价相挂钩,基本实现了医用耗材的集中带量供应。以国家医保基本支付标准为基础,构建了招采、供应、交易、结算、监督于一体的省级政府统一招标采购平台,继续推动建立区域性、全国性联盟的供应机制,建立了竞争充分、价格合理、规范有序的供给保障体制。促进医疗保险基金与医药企业进行结算,完善了医疗保险支付标准和集中分类供应价格的统筹联动机制。通过带量采购、价格联动等方式来降低采购价格。国家颁布并实施一系列政策,体现了国家层面整顿医药耗材流通领域的决心和魄力,新医改政策为公立医院医药耗材管理改革指明了方向。抗肿瘤药物及耗材采购管理在医疗机构运营中占据重要地位,直接关系到医疗服务的质量和成本。然而,在实际操作中,抗肿瘤药物及耗材采购管理面临着诸多挑战:抗肿瘤药物及耗材的价格波动较大,如何在保障质量的前提下控制采购成本,是医疗机构面临的一大难题。选择可靠的供应商,确保药品及耗材的质量和供应稳定性,是采购管理的关键。抗肿瘤药物及耗材种类繁多,库存管理复杂,如何避免库存积压和浪费,同时确保临床需求得到满足,是一个重要挑战。随着医疗信息化的发展,如何实现抗肿瘤药物及耗材采购管理的信息化、智能化,提高管理效率,也是医疗机构需要面对的问题。针对这些问题,我们在实际工作中深入调研,汲取经验、优化流程,针对问题逐项提出解决方案:①建立科学的采购制度。医疗机构应制定明确的采购计划和预算,通过集中采购、公开招标等方式,降低采购成本。同时,加强与供应商的沟通与合作,建立长期稳定的合作关系。②加强库存管理。采用先进的库存管理技术,如实时库存监控、预警系统等,确保库存量的合理性。同时,定期进行库存盘点和清查,及时处理过期、

损坏的药品及耗材。③推行信息化管理。利用现代信息技术手段，建立抗肿瘤药物及耗材采购管理系统，实现采购、库存、使用等信息的实时更新和共享。通过数据分析，优化采购计划和库存管理策略。④加强人员培训。定期对采购管理人员进行专业培训，提高其专业素养和管理能力。同时，加强与其他部门的沟通与协作，形成合力，共同推动抗肿瘤药物及耗材采购管理工作的改进。

抗肿瘤药物及耗材采购管理是一项复杂而重要的工作。医疗机构应针对面临的挑战，制定切实可行的管理措施，不断提高采购管理水平，为患者提供优质的医疗服务。

参考文献

［1］LIU J, DONG Q L. Government emergency procurement system based on integrated theory [J]. AMR, 2011, 219: 824-827.

［2］陈烨, 丁锦希. 药品集中带量采购中的专利问题探讨 [J]. 知识产权, 2021 (9): 79-96.

［3］范慧, 胡鹏. 基于 HRP 管理模式下医用耗材物流管理新思路的探索 [J]. 中国医疗设备, 2020, 35 (3): 125-127.

［4］历君. 医用耗材采购成本的控制 [J]. 中国医药科学, 2016, 6 (19): 221-224.

［5］国务院办公厅. 国务院办公厅推动药品集中带量采购工作常态化制度化开展的意见 [DB/OL].(2021-01-28)[2024-12-30]. https://www. gov. cn/zhengce/zhengceku/2021-01/28/content_5583305. htm.

［6］钟磊, 张杰, 刘宇赤. 高值医用耗材集中采购实践总结 [J]. 中国医疗设备, 2018, 33 (1): 153-156.

［7］李环, 张治国, 李程洪, 等. 我国各省医用耗材集中带量采购政策比较分析 [J]. 中国卫生政策研究, 2021, 14 (3): 48-56.

［8］杨朔, 胡剑, 袁鹏, 等. 高值医用耗材组套分组带量采购的实践与思考 [J]. 中国医学装备, 2020, 17 (8): 162-165.

V

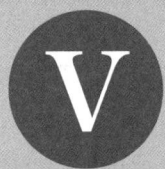

肿瘤医疗创新篇

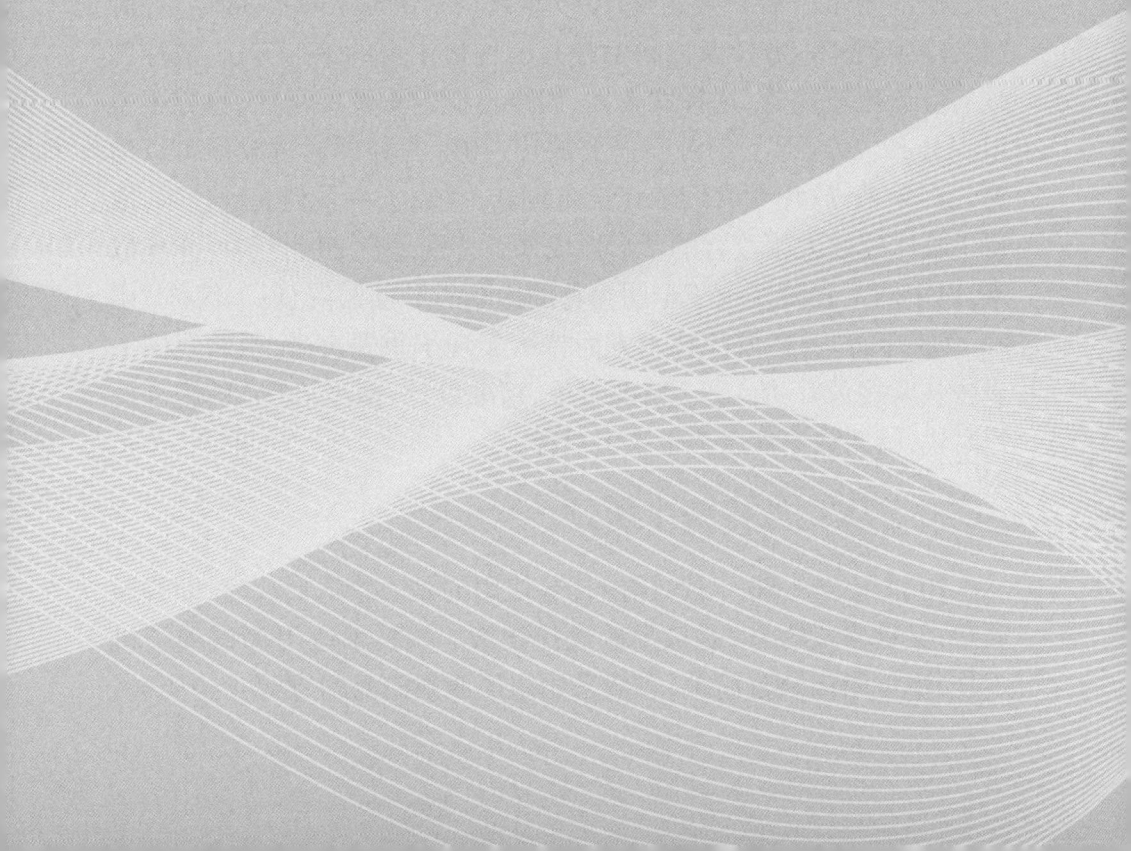

第一章
肿瘤医疗技术创新

第一节　技术创新推动医院高质量发展

于金明　山东省肿瘤医院

肿瘤是严重威胁人类生命健康的疾病之一,并且随着老龄化、机械化和城镇化的快速发展,肿瘤的发病率将继续不断升高。在中国,每 10 分钟就有 55 人死于癌症;全球约有 50% 的胃癌、肝癌和食管癌病例来自中国,癌症病死率高达 50% 以上,且继续呈上升趋势。现代医学的发展,使人类控制和征服癌症逐步变成现实。1990 年癌症整体死亡率下降 24%,2015 年死亡率快速下降了 38%。在肿瘤治疗中,手术、放疗及内科治疗是三种最主要的治疗方法,放疗因其适应证比较宽泛,选择性较大,始终扮演着重要的角色,世界卫生组织公布,70% 以上的肿瘤需要放疗,40% 的肿瘤通过放疗可以治愈。百年来,放疗专家们依托设备创新,攻克了一系列关键技术,取得了临床疗效大幅改善的革命性成果。特别是自 20 世纪 90 年代以来,以中国工程院院士于金明为首的山东省肿瘤医院(以下简称"山肿")放疗团队,在放疗技术方面持续实现了重要突破,引领我国一步步从常规放疗进入了"精准定位、精准设计、精准治疗"的精准放疗时代,给无数癌症患者带来了福音。

一、攻克放疗两个瓶颈

20 世纪 70—80 年代,国内普遍使用的是二维适形放疗,即普通放疗,又称常规放疗,是最早的放疗技术。该技术应用 X 线模拟机定位,体位固定装置简单,多数采用矩形照射野且对穿等少野照射,其主要是根据骨性解剖标志定位，而不是根据肿瘤的实际准确范围进行靶区勾画，导致照射野形状与肿瘤形状明显不同，并且涵盖大量的正常组织，治疗效果较差，副作用大。20世纪90年代初期，山东省肿瘤医院于金明教授放疗团队结合当时的临床实际，进行了深入研究探索，力求克服"粗老笨重"式放疗带来的副作用，并且率先在全国提出了"精确放疗"的概念，即需要突破放疗的两个瓶颈：靶区精确勾画和射线精确照射，关键是做到在照射的时候尽量使射线不损伤或少损伤肿瘤周围的正常组织。

他们从放大镜聚焦阳光点燃火柴的实验中找到了灵感。左手拿一根火柴置于太阳光下，右手拿一枚放大镜，让阳光透过镜片直直地聚焦照射到火柴头上，温度渐渐升高，直到火柴头燃烧起来，而周围的环境温度并不高。火柴头就好比身体里的肿瘤，而阳光就是放疗射线，让焦点牢牢聚集在肿瘤上，只对病灶起作用，而对旁边组织波及不大，这就是理想的精确放疗。以此为突破口，山肿放疗科率先在国内开展了立体定向放射治疗。通俗地讲，就是短时间内集中给肿瘤一个很高的照射剂量，而肿瘤周围的正常组织接受的照射剂量较低，损伤较小。1994年，他们又研发了具有独立知识产权的新一代肿瘤治疗设备"立体定向全身X射线治疗系统"，改写了X射线放疗设备脑部治疗功能和体部治疗功能不能兼得的历史。

肿瘤名为瘤，实际并不都是圆形的，而是奇形怪状的，有的像哑铃，有的像番薯，五花八门，应有尽有，浸润的程度和范围也不相同，因此，即使定位准确，射线也有可能偏离，照射到正常组织。经过进一步研究讨论，团队又有了"三维适形放射治疗"的思路：从三维方向上对射线的剂量进行控制，使高剂量区的剂量分布接近肿瘤形状，避免把过多的正常组织纳入射线范围，无论肿瘤形态如何变化，都可以为其"量身定制"靶区。不过，这还不够精确，以前每束射线的能量强度是均匀的，而肿瘤细胞的分布却是不均匀的。这就又产生了一个新理念：调强放射治疗。调强就是将传统放疗中剂量率均匀输出或平稳变化的射束变成剂量率输出不均匀射束的过程。与三维适形放射治疗相比,调强放射治疗可以在保持肿瘤区域高剂量不变的情况下减少周围正常组织的受照剂量,或在保持周围正常组织受照剂量不变的情况下提高靶区的受照剂量,从而提高肿瘤局部控制率和/或降低正常组织并发症。

山肿放疗团队将适形与调强结合,研发了"逆向动态调强适形放射治疗系统",这是一种具有自主知识产权,用于放疗的精准体位固定、立体定向定位装置。在国际上首先引入 GA 算法直接优化子野和射束角度,实现了解剖和功能多图像融合。研发出具有剂量监控功能的动态电动 MLC 系统,能够校正加速器剂量率不稳定造成的误差。从而建立了胶质瘤、脑转移瘤、肺癌、肝癌、胰腺胆管癌等肿瘤临床放疗技术规范,提高了肿瘤的局部控制率,减少放疗损伤。这套系统于 2005 年通过了美国 FDA 认证,在国内、国外广泛销售。

十年磨一剑,在团队所有人精雕细琢的攻关下,各道关隘终于取得了决定性突破,比较好地解决了"画准靶区"和"照准靶区"的难题,推动作为肿瘤治疗第二大手段的放射治疗技术从"笼统""粗放"发展到了"精确"。同时,在放疗设备研发领域展现出的不竭创新力,加速驱动山东省肿瘤医院从单纯的"临床医疗型"医院向"产学研用一体化"医院的升级发展,并在国际放疗领域逐渐拥有了话语权。

经过多年的系统研究与成功实践,山肿放疗团队引领的"精确放疗"理念在肺癌、乳腺癌、鼻咽癌、食管癌等不同肿瘤的治疗领域取得了显著成效。其中局部晚期肺癌的 5 年肿瘤局部控制率从常规放疗的 36% 提升到 51%,5 年生存率从 18% 提升到 25%,放射性肺炎的发生率从 29% 降低到 17%,为数以万计的患者赢得了宝贵生机。他们的研究成果和"精确放疗"理念,陆续得到国内外医学界的广泛认同,制定的多项肿瘤精确放疗技术规范,也被接收并推广普及开来。先后使中国、美国、加拿大、欧洲等多个国家和地区的放疗指南得到修改。

二、从精确到精准

精确放疗时代,主要是基于患者解剖影像开展放疗,从物理层面解决了画准和照准靶区的问题,但无法从根本上解决传统群体化放疗中"同病不同效"的问题,究其原因,在于对肿瘤生物学行为的认知不足,也就是肿瘤的生物异质性。肿瘤异质性不仅体现在同一类肿瘤不同患者之间,而且体现在同一个肿瘤不同区域之间。针对肿瘤生物异质性的放疗技术必将会成为提高放疗效果的主要方向,也就是要更进一步将"精确放疗"发展为"精准放疗",实现诊疗的个体化。从基因方面分析患者的耐受性和肿瘤敏感性,从而给予精准剂量、按需照射。再深一个层次,就是要把肿瘤内区分出不同的亚区域,进行差异成像,并在照射的时候,关注到每一个点的差异,取得更好的照射效果。

以此为思路,放疗团队与外科、病理、影像等多学科研究团队联合攻关,创建了术前影像 - 术中标本 - 术后病理精确配准的关键技术,解决了 PET/CT 影像学宏观信息与组织学微观病理信息空间精确配准的难题。在规范肿瘤放疗靶区精确勾画方面取得突破性进展,为生物调强适形放射治疗提供了理论依据与技术支撑。PET/CT可以在体检测肿瘤代谢、乏氧区域分布、血管生成异质性等信息,在引导肿瘤个体化放疗中发挥了重要作用。以 PET 使用 ^{18}F-FDG 检查为例,根据肿瘤内部不同区域标准摄取值,可以分辨肿瘤细胞活跃程度,通过识别肿瘤内乏氧等生物表现特异的区域,在同一肿瘤内分别给予不同的处方剂量,实现肿瘤内同步剂量提升。团队通过影像 - 病理精准对照,建立了肿瘤糖代谢生物靶区勾画标准,提高了利用 ^{18}F-FDG PET/CT 对肺癌、食管癌、鼻咽癌、原发灶不明转移癌进行诊断和分期的准确性,精准检测肿瘤的浸润范围,提高了靶区勾画的精准性。

乏氧是导致肿瘤放疗抵抗的重要生物学因素,严重降低疗效。放疗团队从细胞、动物到临床,系统研究了 ^{99m}Tc 标记的 HL91 SPECT 及 ^{18}F-FETNIM-PET 进行肿瘤乏氧显像的安全性和有效性。

确定了应用 ^{18}F-FETNIM-PET 无创、定量检测非小细胞肺癌、脑胶质瘤乏氧状态的新方法,建立监测乏氧动态变化与放化疗敏感性的关系,优化生物调强个体化放疗策略。初步成果在 2008 年 ASCO 年会报告交流,ASCO 每日新闻评论"该技术对肿瘤组织的乏氧情况进行无创性连续检测,这是令人激动的进步",后续研究获 2014 年 ASCO 年会优秀奖。基于一系列研究成果,山肿放疗团队逐步建立了生物靶区勾画方法,创建分子和基因影像研发平台,实现"量体裁衣"式的个体化生物调强适形放射治疗,制定肺癌、食管癌、乳腺癌等常见肿瘤靶区勾画中国指南,并被 NCCN、EORTC 和加拿大等国际指南采纳。

英国皇家马斯登癌症中心的教材上一直保留着这么一段话:肿瘤治愈有两种手段,冰冷的手术刀和灼热的放射线。后者指的便是放疗,随着技术的发展,放疗已经遇到了天花板效应,联合治疗是下一步发展的方向,而放疗联合免疫治疗具有极大的潜力。经过大量的研究,山肿放疗团队证实了放疗具有重塑免疫微环境的作用,免疫治疗与放疗联合具有"1+1＞2"的协同效应,并率先在国际上提出了放射免疫治疗(iRT)的概念。正常情况下,机体的免疫系统就像"警察",时刻在体内寻找"不法分子"——癌细胞,并加以消灭。但癌细胞很"聪明",它会伪装成"好人",因此能够躲避"追捕",不受控制地增殖。肿瘤免疫治疗使癌细胞能够重新被免疫系统识别,从而被杀伤。团队还利用不同放射治疗时间、剂量分割方式与免疫治疗联合,揭示放射免疫联合治疗过程中的免疫应答和肿瘤逃逸新机制,发现免疫治疗及放射治疗耐药相关靶点,提高肿瘤免疫治疗和放疗的治疗效果,探索最优的联合治疗策略。

三、建立国际顶级肿瘤放疗技术体系

尽管在研究人员的努力下,如今已经进入了精准放疗时代,但对于当前应用最广泛的光子放疗而言,一般高能射线在穿透人体、抵达肿瘤前后,会因剂量分布不够完美而需多野聚焦,这一治疗方式会对

"沿途"组织造成损伤,也就是射线在杀灭肿瘤细胞的同时,仍然会对周围组织造成不同程度的伤害。

粒子放疗因为其独特的物理学和生物学特性进入了国内外放疗专家的视野。质子是一种与氢原子核相同的基本粒子,属于重带电粒子类,大约是电子质量的 1 836.5 倍,极其微小,一万亿个质子排成直线只有一毫米长。经过高能加速器把质子加速到接近光速,通过束流系统引入需要治疗的肿瘤部位后,突然释放所有能量形成一个剂量高峰,即布拉格峰。峰前的剂量较低,而峰后的剂量接近零。这意味着质子可以停在肿瘤内,对肿瘤病灶进行精准"定点爆破清除",同时对肿瘤周围正常组织起到最大的保护作用,明显提升患者的生存率和生存质量,被称为"癌症终极杀器"。

1954 年,美国劳伦斯伯克利国家实验室的研究团队进行了世界首例肿瘤患者的质子治疗。此后,瑞典、俄罗斯、德国、日本等相继开始了质子在医学领域的研究,直到 1988 年,这项技术才获得了美国 FDA 的批准,开始在肿瘤治疗领域大放异彩。如果说放疗是现代医学发展的一项王冠,那么质子放疗就是这顶王冠上闪亮的明珠。

早在 20 世纪 90 年代,于金明在美国哈佛大学做访问学者时,第一次看到神奇的质子加速器,怦然心动,他创造性提出的质子旋转放疗设想也引起了欧美医学权威和医疗器械公司的高度关注。在之后的 30 多年间,他始终藏着一个惠及中国患者、造福人民健康的梦想:建设我国的质子治疗中心。但由于科技含量大、建设成本高,治疗费用近于"天文数字",一直以来我国质子医疗事业起步较为缓慢,一般患者只能望"质"兴叹。尽管困难重重,于金明及其带领的山肿放疗团队仍然锲而不舍,经历了近三十个春夏秋冬,这个"质子梦"的种子终于开花结果。

2017 年,于金明在两会期间向时任国务院总理李克强建言,从贯彻"健康中国"战略出发,建设集医疗、教学、科研等功能于一体的济南国际医学科学中心,其中就包括质子中心,这一建言得到了总理和在场领导的高度重视。2018年3月9日，医院正式向山东省和济南市提交申请，当年7月18日，时任济南市委书记王忠林宣布：质子项目正式开工。如此重大复杂的高科技项目，从打立项报告到完成论证审批、征地拆迁、开工建设，只用了短短132天，梦想照进了现实。而在两年半之后的2021年4月1日，该项目克服疫情和国际关系等重重困难，提前4个月完成，"山东省肿瘤医院质子临床研究中心"正式启用。相比国内外同类型项目，往往需要几年，甚至十几年时间，这完全是一个令世人惊叹的奇迹，被国际肿瘤医学专家惊奇地称为"中国速度、山东速度、济南速度、山肿速度"。2022年7月6日，山肿又以超乎想象的短时间获得了中华人民共和国生态环境部审批，拿到了《辐射安全许可证》，被业界评价为"创造了想都不敢想的奇迹"。2023年11月1日，质子治疗系统《医疗器械注册证》获批，正式投入临床使用，标志着山东步入了质子治疗时代。该系统为国内首台获批的采用超导回旋加速器技术和360°旋转机架的质子治疗系统，可以实现多角度治疗。在保证患者治疗效果的前提下，能够有效缩短患者治疗时间。该系统有3个治疗舱室，每天可以完成90~100例患者的治疗。

在质子项目正紧锣密鼓地推进时，医院又将目光投向了粒子放疗的另外两个高峰：重离子放疗和硼中子俘获放疗。重离子束具有独特的深度剂量分布和高相对生物学效应：重离子能量沉积在射程末端，对沿途健康组织损伤小；治愈率高，可有效杀死乏氧肿瘤细胞；定位精度高，可对人体深部肿瘤实施精确治疗，对肿瘤周围的健康组织损伤很小；可三维扫描治疗、实时监控，便于准确定位、适形照射和控制剂量；每次辐照时间较短，无痛苦感，患者日常活动不受影响；治疗周期短，疗程4~20次（天）。被誉为"面向21世纪最理想的放疗用射线"。中子治疗，全称是硼中子俘获治疗（BNCT）。硼是一种无毒无害的元素，可以随着亲肿瘤细胞的药物一起注入人体。硼元素被肿瘤吸收后，一旦受到中子射线的照射，可以发生物理反应，释放出可以杀灭肿瘤细胞的射线。而该射线的射程仅有一个细胞的直径长度，可以只杀灭肿瘤细胞而不损伤周围正常细胞。因此，

BNCT 技术也被称为"细胞刀"，它如同在人体内注入了一群身背"炸药包"的"敢死队员"，"抱住"肿瘤细胞后，静待中子击中自己，然后和肿瘤细胞"同归于尽"。

　　经过不懈努力，山东省肿瘤医院质子中心二期工程重离子中子项目得到了省市领导的大力支持，继续由省市共建共享。如今，重离子设备已完成招标，病房楼正如火如荼地建设中，机房项目也已获批。山东省肿瘤医院立足山东、引领全国、面向东北亚，让省内外的肿瘤患者在国内就能享受到国际上最高端的肿瘤治疗技术和更高质量、更高水平、更高层次的医疗服务。同时借助质子、重离子、中子"三驾马车"，率先打造国际顶级的肿瘤放疗中心，实现放疗学科五年内国际领先的宏伟目标。未来，放疗技术将在精确、精准的前提下，以区块链及 5G 赋能的物联网技术作为数据传输载体，进一步依托人工智能、增强现实等信息技术，迈入"智慧放疗"时代。

参考文献

［1］World Health Organization. Global cancer observatory: China [EB/OL].(2024-02-08)[2024 05-27]. https.//gco. iarc. who. int/media/globocan/factsheets/populations/160-china-fact-sheet. pdf.

［2］DEVITA V T JR, ROSENBERG S A. Two hundred years of cancer research [J]. N Engl J Med, 2012, 366 (23): 2207-2214.

［3］许晨. 生命至上 [M]. 济南: 山东人民出版社, 2023.

［4］卢洁, 巩贯忠, 李小波. 现代放射治疗设备学 [M]. 北京: 科学出版社, 2023.

［5］HU M, YU J M, SUN X, et al. The valuation of [18F] FETNIM PET/CT imaging for detecting tumor hypoxia in non-small cell lung cancer [J]. J Clin Oncol, 2008, 26 (15suppl): 7504.

［6］THEELEN W S M E, CHEN D, VERMA V, et al. Pembrolizumab with or without radiotherapy for metastatic non-small-cell lung cancer: A pooled analysis of two randomised trials [J]. Lancet Respir Med, 2021, 9 (5): 467-475.

［7］于金明. 于金明院士集 [M]. 北京: 人民军医出版社, 2014.

［8］MOHAN R. A review of proton therapy: Current status and future directions [J]. Precis Radiat Oncol, 2022, 6 (2): 164-176.

第二节　技术创新推动肿瘤医疗服务发展

杨　雪　重庆大学附属肿瘤医院
徐　波　重庆大学附属肿瘤医院

肿瘤医疗技术指在肿瘤诊断及治疗全过程中应用的各种医疗技术和方法。为了提高肿瘤诊断准确性和治疗的效果及生存率,医疗领域一直在不断进行技术创新和进步。早期肿瘤诊疗技术的发展可以追溯到放射治疗和化疗的引入。随着科学技术的不断进步,越来越多的新技术被应用于肿瘤诊疗中。这些技术的创新和应用,不仅提高了肿瘤诊疗的准确性、有效性和安全性,也减轻了患者的痛苦,延长了患者的生存时间,提高了患者的生活质量。同时,这些技术的发展也推动了肿瘤研究的进展,为未来的治疗手段和方法提供了理论基础。《健康中国行动—癌症防治行动实施方案(2023—2030 年)》提出,到 2030 年,我国总体癌症 5 年生存率达到 46.6%,而医疗技术的创新将是达到此目标的必由之路。本节将从信息化与人工智能技术、肿瘤微创治疗技术、肿瘤生物治疗技术三个方面介绍近年来肿瘤医疗技术领域的创新发展。

一、信息化与人工智能技术

恶性肿瘤的精准诊疗全流程是一项综合性工作,依赖于技术与理念的创新。临床肿瘤学海量数据的积累伴随着物联网、信息化与人工智能技术的快速发展为肿瘤精准诊疗带来了新的机遇。近年来,新一代信息化在人工智能辅助诊断和治疗、远程医疗以及大数据分析等方面取得了里程碑式的创新与发展。这些创新不仅提高了肿瘤诊疗的质量和效率,还为医师和患者提供了更好的治疗体验。下面将对这些创新技术进行综合分析,并探讨其未来的发展趋势。

（一）人工智能辅助诊断和治疗的创新与应用

近年来,人工智能技术在肿瘤医疗领域的应用取得了重大突破,相应而生的是一个新兴的医工交叉学科——智能肿瘤学。其中已趋成熟的是人工智能在肿瘤影像诊断方面的应用。人工智能可以通过计算机视觉和深度学习等技术,对医学影像进行自动化、高效化和精准化分析,帮助医师发现异常、识别病灶、定量测量、预测预后等。例如,在 CT、MRI、超声等影像学领域,人工智能可以比人类更快速、更准确地检测出异常结果,提高诊断的准确性和效率。此外,人工智能还可以帮助医师加速对患者基因数据的分析和解读,从而更好地诊断遗传疾病,制订个性化的治疗策略。例如,GenomeAsia 100K 项目就是运用人工智能技术对亚洲人种基因组数据进行分析的大规模合作项目,这有助于加速遗传疾病的诊断和疗效评估。人工智能在肿瘤治疗方面的创新也取得了重要进展,如智能化药物设计、个性化治疗方案推荐等。然而,人工智能在肿瘤医疗中仍面临着数据隐私、算法可解释性等问题,需要进一步研究和解决。

（二）大数据分析在肿瘤诊疗中的创新与应用

大数据分析在肿瘤诊疗中扮演着越来越重要的角色。首先,大数据分析在肿瘤预防和筛查方面的应用得到广泛关注。通过对大量患者数据进行分析,可以发现肿瘤的潜在风险因素和发展趋势,为肿瘤的早期预防和筛查提供科学依据。其次,大数据分析在肿瘤治疗方面也取得了重要进展。通过整合分析患者的基因组数据、临床数据和治疗数据,可以实现个性化治疗方案的制订,提高治疗的精确性和疗效,达到精准治疗的目标。最后,大数据分析还可以帮助评估不同治疗方案的效果,为医师和患者提供决策支持。然而,大数据分析在肿瘤诊疗中仍面临不少挑战。例如,数据质量是大数据分析的关键。由于肿瘤的诊断和治疗涉及多个环节和多个数据源,数据的质量和一致性是一个难题。另外,数据隐私保护也是一个重要问题。由于患者数据涉及个人隐私,如何在保护患者隐私的前提下进行大数据分析是一个挑战。未来,应加强相关研究和技术支持,建立完善的数据标准和隐私保护机制,推动大数据分析在肿瘤医疗中的应用。

（三）远程医疗的创新与应用

远程医疗是人工智能技术的重要应用方向,随着第五代(5G),甚至第六代(6G)移动通信技术的发展,远程医疗技术不断进步,使得医师可以通过远程视频会诊、远程影像诊断等方式,为患者提供及时的诊疗服务。远程医疗的智能化发展,如远程手术机器人、智能健康监测设备等,为肿瘤患者提供了更便捷、安全和高效的医疗服务。远程保健干预措施是一种非常便捷的方法,可最大限度地减少治疗负担和对癌症患者生活的干扰,使癌症患者更为安心并获得个性化护理服务。然而,远程医疗在技术标准、医保政策等方面面临一些挑战,需要进一步完善相关制度和规范。

(四) 肿瘤医疗信息化与人工智能应用的未来发展趋势

信息化和人工智能技术的创新与发展为肿瘤医疗全过程带来了巨大的变革,但仍面临许多挑战和机遇。未来,肿瘤医疗信息化的发展趋势主要体现在以下几个方面:第一,进一步推动电子病历的全面应用。电子病历的普及率还有提升空间,同时应加强电子病历系统的功能拓展,如健康管理、医师工作流程优化等。第二,加强远程医疗的技术支持和政策保障。远程医疗有望成为肿瘤医疗的重要模式,需要加强远程医疗技术的研发和应用,同时制定相关政策和规范,确保远程医疗的安全和效果。第三,进一步推动人工智能在肿瘤医疗中的应用。人工智能在肿瘤影像诊断、多组学数据分析、个性化治疗方案制订等方面具有广阔的应用前景,需要加强算法研发和临床验证,同时解决数据隐私和算法可解释性等问题。第四,加强大数据分析在肿瘤医疗中的应用。大数据分析有望为肿瘤医疗提供更多的决策支持和个性化治疗方案,但仍需要解决数据质量和隐私保护等问题。第五,建立肿瘤医疗信息化的标准体系和合作机制。肿瘤医疗信息化涉及多个环节和多个参与方,需要建立统一的标准和规范,促进各方的协同合作。未来,肿瘤医疗信息化将成为肿瘤医疗的重要支撑,为肿瘤患者提供更优质的医疗服务。

二、肿瘤微创治疗技术

随着医学技术的不断进步,肿瘤微创治疗技术也在不断创新和发展。这些技术创新不仅提高了手术的精确性和安全性,还减少了患者的创伤,缩短了术后恢复时间,为肿瘤患者提供了更好的治疗选择,提高了治疗效果和患者生活质量。本部分将简要介绍近年来肿瘤微创治疗中的几种创新技术。

（一）机器人辅助手术

机器人辅助手术技术是肿瘤外科治疗领域的一项重要创新技术。该技术利用精密的机器人手臂和手术仪器,由外科医师通过控制台进行操作。机器人手臂具备高度的灵活性和精确性,可以完成微小、复杂的手术操作。

机器人辅助手术已广泛应用于多种肿瘤手术,如前列腺癌手术、妇科肿瘤手术、胃肠道肿瘤手术等。它的优势在于可以提供更精准的手术操作,减少手术创伤和出血量,缩短术后恢复时间。同时,机器人手臂可以360°旋转,完成更复杂的解剖操作,使得手术更加精确和安全。

（二）立体定向手术

立体定向手术是一种通过计算机导航系统和三维影像引导手术的微创技术。该技术利用先进的成像技术,如 MRI、CT 等,获取患者的三维解剖结构,再通过计算机系统进行分析和导航,使外科医师能够在术中实时准确定位和操作。立体定向手术广泛应用于脑肿瘤手术、神经外科手术等领域。它的优势在于可以提供更准确的手术定位和导航,避免损伤周围正常组织和器官。通过立体定向手术,外科医师可以更精确地切除肿瘤组织,提高手术的成功率和患者的生存率。对立体定向活检和外科活检进行的多个系列研究比较表明,立体定向技术对小病灶准确采样,对乳腺癌的检测灵敏度为90%~95%。

立体定向体部放疗（stereotactic body radiation therapy,SBRT）是一种高精度的放射治疗技术,通过高能射线对直径 ≤5cm 的肿瘤进行照射,病灶中心达到高剂量,周围区域剂量分布迅速下降,在杀灭肿瘤细胞的同时最大限度地保护周围正常组织。具有单次剂量大、疗程短、疗效肯定、无创、不良反应轻微的特点,相较于常规分割具有明显优势。SBRT 因卓越的放射物理学及剂量学优势,可产生良好的肿瘤局部控制率。SBRT 治疗无法耐受手术的早期非小细胞肺癌（non-small cell lung cancer，NSCLC）患者，局部控制率超过 90%，与手术相当。RTOG 0236 研究显示，SBRT 成为不可手术的早期 NSCLC 患者的标准治疗。来自 *The Lancet Oncology* 的两篇有关可手术的 NSCLC 治疗选择的临床研究显示，接受 SBRT 的患者的长期生存率不劣于接受手术治疗的患者。另外，RTOG 0618 和 JCOG 0403 两项研究显示，对于可手术的早期 NSCLC 患者，SBRT 可替代手术治疗。

（三）光导纤维技术

光导纤维技术是一种利用光学原理进行肿瘤切除和治疗的微创技术。该技术利用光导纤维传递激光光束，通过光热效应和光化学反应杀灭肿瘤细胞。

光导纤维技术广泛应用于肿瘤的切除和疗效监测。例如，光导纤维可以用于肿瘤的切除和热凝固，通过激光光束的聚焦作用，精确切割和破坏肿瘤组织，减少出血和保护周围正常组织。此外，光导纤维（光纤）还可以用于肿瘤的光动力疗法，即通过光敏剂和激光光束的相互作用，杀灭肿瘤细胞。然而，光穿透深度有限和光敏剂难以利用的问题阻碍了深部肿瘤的光诊断和治疗。由此，有研究者开发了一种利用功能性光纤实现在体内镜癌症传感和治疗的方法。利用对缺氧敏感的荧光纤维进行肿瘤检测，实现快速准确的肿瘤识别和诊断，进一步利用掺稀土光纤的内源性光热效应进行治疗。

（四）腹腔镜手术

腹腔镜手术是一种通过小切口和腹腔镜器械进行的微创手术。相比传统开放手术，腹腔镜手术减少了手术创伤，缩短了恢复时间，常用于腹腔肿瘤的切除和器官重建。在腹腔镜手术中，外科医师通过小切口将腹腔镜器械插入腹腔，利用显微镜和摄像设备进行手术操作。

腹腔镜手术的优势在于可以提供更小的手术切口和更好的可视化效果。通过腹腔镜手术，外科医师可以准确地观察并对肿瘤组织进行操作,减少对周围正常组织的损伤,从而减少手术并发症和缩短恢复时间。

（五）冷冻治疗

冷冻治疗,也称冷冻消融术,是一种通过低温冷冻肿瘤组织来杀灭癌细胞的方法,可以用于治疗多种类型的肿瘤,包括肺癌、肝癌、肾癌等。其基本原理是将液体氮或氩气等冷冻剂直接注入肿瘤组织中,使组织迅速降温并形成冰晶,从而导致细胞冻结和死亡。冷冻治疗通常使用针状的冷冻探头或导管将冷冻剂引导至肿瘤部位,确保冷冻剂能够充分接触和覆盖整个肿瘤区域。

冷冻治疗的优势是精确、无创伤、术后恢复快,但也存在一些限制和风险。首先,冷冻治疗可能无法完全消除肿瘤,特别是对于较大和较深部位的肿瘤。其次,冷冻过程中可能会引起一些副作用,如疼痛、炎症和感染等。最后,冷冻治疗可能会对周围的血管和神经产生一定损伤。因此,在进行冷冻治疗前,医师需要评估患者的病情和治疗需求,并选择合适的治疗方法和参数。

（六）高强度聚焦超声技术

高强度超声聚焦技术（high intensity focused ultrasound, HIFU）是一种利用聚焦超声波来治疗肿瘤和其他疾病的无创疗法。其基本原理是利用聚焦超声波的特性,将声波能量聚焦到特定的目标区域。当超声波通过组织时,会产生机械振动和热能,并且在聚焦区域内能量密度高,产生高温,引起肿瘤细胞的凝固、坏死和破裂,从而达到治疗的效果。HIFU 在前列腺癌、宫颈癌、乳腺癌、子宫肌瘤等多种类型的肿瘤治疗中应用广泛。它可以作为单独的治疗手段,也可以与其他治疗方法（如放疗、化疗）联合应用,以提高治疗效果。

HIFU 的优势之一是无创,不需要切开皮肤或使用传统的手术器械。通过皮肤表面直接向肿瘤区域传输超声波,避免了传统手术的创伤和并发症发生风险。此外,HIFU 治疗具有精确性高、可控性强的特点,可以精确地破坏肿瘤组织,同时最大限度地保留周围正常组织的完整性。然而,HIFU 也存在一些限制和风险。首先,它对于深层肿瘤的治疗效果可能不如表浅肿瘤。由于超声波在组织中的传播会受到吸收、散射和衍射等因素的影响,因此 HIFU 的治疗深度受到限制。其次,HIFU 治疗可能引起一些副作用,如疼痛、皮肤烧伤、血管损伤等。最后,术后的严重缺氧环境会加剧残留肿瘤细胞的无限制增殖和代谢,导致肿瘤复发和转移。

(七)纳米技术

纳米技术在肿瘤治疗中具有巨大的潜力。其基本原理是利用纳米尺度的材料和器件特性来实现精确的药物靶向传递。此外,纳米技术还可以通过光热效应、磁热效应等方法,将能量传递到肿瘤细胞中,破坏肿瘤细胞的结构和功能。

纳米技术治疗肿瘤具有许多优势。首先,纳米颗粒具有较小的尺寸,在体内更容易进入肿瘤组织。其次,纳米载体可以提高药物的稳定性和溶解度,延缓药物失效,提高疗效。最后,纳米颗粒可以通过改变表面性质和功能化处理,实现药物靶向传递,减少对正常组织的毒副作用。纳米技术还可以提高药物的局部浓度,增加治疗的有效性。

然而,纳米技术治疗肿瘤也面临一些挑战和难题。首先,需要充分考虑纳米材料的生物相容性和稳定性。其次,纳米颗粒的制备和表征需要具备高难度的技术和设备。最后,纳米技术的长期安全性和毒副作用也需要进一步研究和评估。

肿瘤微创和手术机器人技术等创新技术正在不断涌现。机器人辅助手术、立体定向手术、光导纤维技术以及其他创新技术的应用,都为肿瘤治疗带来了巨大的进展。这些技术的发展使得手术更加精确、全面和有效,减少了手术创伤和术后并发症的发生,提高了患者的生存率和生活质量。随着科技的不断进步和创新技术应用范围的不断扩大,肿瘤微创治疗技术有望继续发展,为肿瘤患者提供更好的治疗选择和医疗服务。

三、肿瘤生物治疗技术

近年来,随着生物技术的迅速发展,肿瘤生物治疗领域涌现出许多创新技术,为肿瘤患者带来了新的治疗希望。本节将简要介绍一些近年来的肿瘤生物治疗创新技术,包括免疫治疗、基因治疗、细胞治疗和微生物治疗等。

(一) 免疫治疗

免疫治疗是利用人体免疫系统的免疫应答机制治疗肿瘤的一种方法。近年来,免疫检查点抑制剂成为肿瘤治疗的重要突破。免疫检查点抑制剂可以通过抑制肿瘤细胞对免疫细胞的抑制,激活免疫系统,增强免疫细胞对肿瘤细胞的杀伤作用。目前,免疫检查点抑制剂已经在多种肿瘤治疗中取得了显著的疗效,如黑色素瘤、非小细胞肺癌和肾细胞癌等。

除了免疫检查点抑制剂,CAR-T 细胞疗法也是一项重要的免疫治疗技术。CAR-T 细胞疗法是利用改造的 T 细胞来识别和杀伤肿瘤细胞的一种方法。通过将特定的嵌合抗原受体(CAR)导入 T 细胞,使其能够识别并杀伤肿瘤细胞。CAR-T 细胞疗法已经在 B 细胞恶性肿瘤,如急性淋巴细胞白血病和非霍奇金淋巴瘤的治疗中取得了显著疗效。

(二) 基因治疗

基因治疗是利用基因工程技术来修复或改变患者体内的基因,以达到治疗肿瘤的目的。近年来,基因编辑技术的发展为基因治疗提供了新的方法和工具。CRISPR-Cas9 是一种常用的基因编辑技术,它可以精确地修改 DNA 序列,修复或改变患者体内的有害基因。

基因治疗还包括载体介导的基因传递。通过将治疗基因载入病毒或质粒等载体,将其引入患者体内的细胞中,从而实现基因治疗的目的。目前,载体介导的基因治疗已经在临床试验中取得了一些进展,如改善患者免疫系统的治疗基因的传递,以提高肿瘤治疗效果。

(三) 细胞治疗

细胞治疗是利用患者自身的免疫细胞或干细胞进行治疗的一种方法。近年来,干细胞治疗成为肿瘤治疗的新热点。干细胞具有自我更新和多向分化能力,可以分化为各种细胞类型,包括肿瘤细胞。通过干细胞的选择性定向分化,可以将其转化为具有杀伤肿瘤细胞能力的细胞,从而实现治疗肿瘤的目的。

另外,CAR-NK 细胞疗法也是一项新兴的细胞治疗技术。CAR-NK 细胞疗法是利用改造的自然杀伤细胞(NK 细胞)来杀伤肿瘤细胞的一种方法。通过将 CAR 导入 NK 细胞,使其能够识别并杀伤肿瘤细胞。相比于 CAR-T 细胞疗法,CAR-NK 细胞治疗具有更好的安全性和免疫耐受性,可作为一种替代治疗方法。

(四) 微生物治疗

微生物治疗是利用某些特定的微生物来治疗肿瘤的一种方法。近年来,肿瘤免疫微生物组的研究引起了广泛关注。肿瘤免疫微生物组是指肿瘤组织中存在的微生物群落,包括细菌、真菌和病毒等。通过调节肿瘤免疫微生物组的组成和功能,可以影响肿瘤的发展和治疗效果。

近年来,通过精确调节肿瘤免疫微生物组治疗肿瘤的研究取得了一些进展。例如,通过改变肿瘤免疫微生物组的组成,可以增强免疫细胞对肿瘤细胞的识别和杀伤作用。此外,通过引入特定的病毒或细菌,可以激活免疫系统,增强肿瘤的抗原呈递和抗肿瘤免疫应答。

(五) 其他生物治疗技术

除了上述提到的免疫治疗、基因治疗、细胞治疗和微生物治疗,还有一些其他的肿瘤生物治疗创新技术值得关注。

1. 肿瘤疫苗　肿瘤疫苗是一种通过引入肿瘤特异性抗原来激活患者的免疫系统,并对肿瘤进行攻击的方法。这种方法可以通过多种途径实现,如使用合成肽、蛋白质、DNA 或 RNA 等形式的肿瘤特异性抗原来激活免疫系统。肿瘤疫苗可以针对不同类型的肿瘤进行个体化设计,以提高治疗效果。

2. 微环境调控　肿瘤微环境是指肿瘤周围的细胞、细胞外基质和分子等环境因素。肿瘤微环境对肿瘤的生长和转移起着重要的作用。通过调控肿瘤微环境,可以影响肿瘤的发展和治疗效果。一些研究表明,通过改变肿瘤微环境中的细胞因子、生长因子、血管生成因子等分子,可以抑制肿瘤的生长和转移,并增强肿瘤对治疗的敏感性。

3. 组学分析　肿瘤基因组学和转录组学的发展也为肿瘤生物治疗提供了新的机会。通过对肿瘤基因组和转录组进行深入研究,可以发现肿瘤的遗传变异和表达异常,从而制订针对性的治疗策略。例如,通过检测肿瘤细胞中的突变基因或异常表达的基因,可以选择合适的靶向药物进行治疗。

(六) 创新技术联合生物治疗模式的探索

肿瘤治疗领域创新技术和生物治疗领域突飞猛进的进展,促使研究者们探索联合两种不同的治疗方式作为提高疗效的新途径。免疫治疗联合立体定向放射治疗模式就是一个非常成功的例子。

进行 SBRT 的患者总生存时间与无进展生存时间与进行手术治疗相似。但是,局部和淋巴结复发率略有增加。因此,为降低复发率,提高治愈率,进一步提高 SBRT 的疗效,美国安德森癌症中心放疗科张玉蛟教授团队在 2016 年首次提出使用免疫治疗联合立体定向放疗(immunotherapy-stereotactic ablative radiotherapy,I-SABR)的想法,首先展示了立体定向放疗后免疫系统活化的基础实验和临床试验证据,然后进一步探索了立体定向放疗与免疫治疗两大利器联合作用的有效性,最后为未来临床试验探索 I-SABR 提供了指导性设想。许多临床前研究已显示,放疗对肿瘤微环境也有调节作用,还能影响抗原呈递、细胞因子释放等进程,这些都可能利于免疫治疗。2018 年张玉蛟教授再度发文,结合最新研究证据提出,I-SABR 应照射多个乃至全部病灶,激活更强的“远隔效应”(abscopal effect)。2023 年,张玉蛟教授在 *The Lancet* 上以特报形式发布了最新研究成果,将早期 NSCLC 患者的 4 年无事件生存(EFS)率提升至 77%,这将有望为早期 NSCLC 患者的系统治疗提供高效且安全的新选择。在未来,仍有许多问题等待我们去挖掘和探索,例如 I-SABR 过程中实施免疫治疗和 SABR 的时机、合适患者的选择、不同的免疫治疗剂需要 SABR 的介入时间,以及患者对治疗的反应等。

近年来,肿瘤生物治疗领域涌现出许多创新技术,为肿瘤患者带来了新的治疗希望。免疫治疗、基因治疗、细胞治疗和微生物治疗等技术的不断发展和创新,为肿瘤治疗提供了新的思路和方法。然而,这些技术仍面临许多挑战,如安全性、效果持久性和成本等问题。因此,需要进一步的研究和临床试验来验证和改进这些技术,以实现更好的肿瘤治疗效果。同时,需要加强跨学科合作和科技创新,推动肿瘤生物治疗技术的发展和应用,为肿瘤患者提供更好的治疗选择。

参考文献

[1] LIN B, TAN Z, MO Y, et al. Intelligent oncology: The convergence of artificial intelligence and oncology [J]. J Natl Cancer Cent, 2022, 3 (1): 83-91.

[2] WALL J D, STAWISKI E W, RATAN A, et al. The GenomeAsia 100K Project enables genetic discoveries across Asia [J]. Nature, 2019, 576 (7785): 106-111.

[3] YU K H, BEAM A L, KOHANE I S. Artificial intelligence in healthcare [J]. Nat Biomed Eng, 2018, 2 (10): 719-731.

[4] ZHANG L, WANG H, LI Q, et al. Big data and medical research in China [J]. BMJ, 2018, 360: j5910.

[5] COX A, LUCAS G, MARCU A, et al. Cancer survivors' experience with Telehealth: A systematic review and thematic synthesis [J]. J Med Internet Res, 2017, 19 (1): e11.

[6] SAEIDI H, OPFERMANN J D, KAM M, et al. Autonomous robotic laparoscopic surgery for intestinal anastomosis [J]. Sci Robot, 2022, 7 (62): eabj2908.

[7] SCHMIDT R A. Stereotactic breast biopsy [J]. CA Cancer J Clin, 1994, 44 (3): 172-191.

[8] BALL D, MAI G T, VINOD S, et al. Stereotactic ablative radiotherapy versus standard radiotherapy in stage 1 non-small-cell lung cancer (TROG 09. 02 CHISEL): A phase 3, open-label, randomised controlled trial [J]. Lancet Oncol, 2019, 20 (4): 494-503.

［9］CHANG J Y, MEHRAN R J, FENG L, et al. Stereotactic ablative radiotherapy for operable stage Ⅰ non-small-cell lung cancer (revised STARS): Long-term results of a single-arm, prospective trial with prespecified comparison to surgery [J]. Lancet Oncol, 2021, 22 (10): 1448-1457.

［10］CHANG J Y, SENAN S, PAUL M A, et al. Stereotactic ablative radiotherapy versus lobectomy for operable stage Ⅰ non-small-cell lung cancer: A pooled analysis of two randomised trials [J]. Lancet Oncol, 2015, 16 (6): 630-637.

［11］RAN Y, XU Z, CHEN M, et al. Fiber-Optic Theranostics (FOT): Interstitial fiber-optic needles for cancer sensing and therapy [J]. Adv Sci (Weinh), 2022, 9 (15): e2200456.

［12］NEVES J B, WARREN H, SANTIAPILLAI J, et al. Nephron Sparing Treatment (NEST) for small renal masses: A feasibility cohort-embedded randomised controlled trial comparing percutaneous cryoablation and robot-assisted partial nephrectomy [J]. Eur Urol, 2024, 85 (4): 333-336.

［13］SUN T, LI J, ZHOU Y, et al. Metal-organic framework-mediated synergistic hypoxia-activated chemo-immunotherapy induced by high intensity focused ultrasound for enhanced cancer theranostics [J]. Small, 2024, 20 (18): e2306338.

［14］HU Y, FENG J, GU T, et al. CAR T-cell therapies in China: Rapid evolution and a bright future [J]. Lancet Haematol, 2022, 9 (12): e930-e941.

［15］KATTI A, DIAZ B J, CARAGINE C M, et al. CRISPR in cancer biology and therapy [J]. Nat Rev Cancer, 2022, 22 (5): 259-279.

［16］TROUNSON A, MCDONALD C. Stem cell therapies in clinical trials: Progress and challenges [J]. Cell Stem Cell, 2015, 17 (1): 11-22.

［17］BLAKE S J, WOLF Y, BOURSI B, et al. Role of the microbiota in response to and recovery from cancer therapy [J]. Nat Rev Immunol, 2024, 24 (5): 308-325.

［18］LIN M J, SVENSSON-ARVELUND J, LUBITZ G S, et al. Cancer vaccines: The next immunotherapy frontier [J]. Nat Cancer, 2022, 3 (8): 911-926.

［19］MURCIANO-GOROFF Y R, WARNER A B, WOLCHOK J D. The future of cancer immunotherapy: Microenvironment-targeting combinations [J]. Cell Res, 2020, 30 (6): 507-519.

［20］BERNSTEIN M B, KRISHNAN S, HODGE J W, et al. Immunotherapy and stereotactic ablative radiotherapy (ISABR): A curative approach？ [J]. Nat Rev Clin Oncol, 2016, 13 (8): 516-524.

［21］BROOKS E D, CHANG J Y. Time to abandon single-site irradiation for inducing abscopal effects [J]. Nat Rev Clin Oncol, 2019, 16 (2): 123-135.

［22］CHANG J Y, LIN S H, DONG W, et al. Stereotactic ablative radiotherapy with or without immunotherapy for early-stage or isolated lung parenchymal recurrent node-negative non-small-cell lung cancer: An open-label, randomised, phase 2 trial [J]. Lancet, 2023, 402 (10405): 871-881.

第二章
肿瘤服务模式创新

第一节　中国癌症患者互助组织进展及价值

汤立晨　复旦大学附属肿瘤医院
裘佳佳　复旦大学附属肿瘤医院
朱富忠　复旦大学附属肿瘤医院
盛伟琪　复旦大学附属肿瘤医院

一、中国癌症患者互助组织的历史与发展

（一）中国癌症患者互助组织的历史与现状

中国患者互助组织的历史可以追溯到 20 世纪 80 年代。当时，随着改革开放的推进，社会逐渐重视个体健康和疾病防治，一些患者开始自发组织起来，相互帮助，分享治疗经验，提高生活质量。

癌症会给患者及其家庭带来巨大的健康损害以及经济心理负担，对每一位不幸患癌症的人来说，一场病就会改变他和身边家人的生活轨迹。面对这样的巨变，人们会感受到生理上的痛苦、精神上的恐惧焦虑和无助，自然而然地去寻求安慰、寻求帮助、寻求治愈疾病的希望。这就是癌症患者互助组织形成的基础。

最早的癌症患者互助形式或许是病房里病友间关于术后注意事项的交流，抑或是门诊排队时互相比较治疗的差异，同一种病的患者三五成群开始自发组织起来，相互帮助，分享治疗经验，提高生活质量。

20 世纪 90 年代以来，随着互联网的普及和发展，患者互助组织的活动逐渐从线下扩展到线上，他们通过论坛、电子邮件等早期互联

网工具,进行信息分享和交流。这一时期,癌症患者互助组织的数量和种类逐渐增多,涉及的疾病种类也更加广泛,几乎涵盖所有癌症种类。

随着医学的关注重心由疾病本身转变为患病的人,一些医疗机构、学会、基金会、药物器械企业也逐渐加入癌症患者互助组织的建设中,社会力量的加入大大加快了癌症患者互助组织的规模化及规范化。

进入21世纪,中国的患者互助组织进一步发展壮大,开始出现一些全国性的患者互助组织,如中国癌症基金会、蔻德罕见病中心等。这些组织不仅为患者提供信息支持和心理支持,还积极参与政策倡导和公众教育,推动相关疾病的研究和防治。

近年来,中国的患者互助组织在数量和影响力上都有了显著提升。据统计,截至2019年底,全国共有患者互助组织近5 000个,涵盖了各种疾病领域。这些组织通过各种方式,为患者提供关怀和支持,提高患者的生存质量,推动社会对疾病防治的认识和重视。各种患者互助组织如雨后春笋般出现,这里仅以乳腺癌患者互助组织为例,一窥我国患者互助组织的发展历程,感悟生命的力量之和。

目前全国最大的全瘤种患者组织是中国抗癌协会康复分会,其历史可以追溯到1984年,当时中国抗癌协会成立,康复分会作为其下属的一个分支机构,也随之成立。2015年9月,该协会主办的第十八届全球乳腺癌患者支持大会(the 18th Reach to Recovery International Breast Cancer Support Conference)盛大开幕,这是史无前例的由患者组织举办的国际性会议,也是首次在中国召开的全球乳腺癌患者支持大会,标志着中国患者组织已成功参与到全球患者组织的大家庭中。

复旦大学附属肿瘤医院乳腺外科的"妍康沙龙"是国内最早的由医疗机构牵头成立的患者组织,由肿瘤专家沈镇宙教授倡导,香港慈善家夏丽君女士资助,上海市复旦大学附属肿瘤医院乳腺外科、上海市乳腺癌临床医学中心主办。该沙龙旨在为乳腺癌患者提供一个交流平台,帮助她们在康复过程中互相支持、分享经验,并得到专业的康复指导。妍康沙龙会定期举办各种活动,如康复讲座、心理支持、健康饮食、运动锻炼等,旨在帮助乳腺癌患者提高生活质量,增强康复信心。同时,沙龙还邀请专业医师和专家为患者提供病情咨询、治疗方案建议等,帮助她们更好地应对疾病带来的困扰。沙龙作为全球华人乳癌组织联盟的创始成员单位,也承办了第三届全球华人乳癌组织联盟大会,多次参与国际会议并分享中国经验,在国际领域获得了广泛认可,影响力与日俱增。

"中国患者组织经验交流会"是典型的由企业支持主办的会议,至今已举办了5届,是国内比较重要的患者组织互相交流学习的平台。企业主导的患者组织常常与新药新器械的研发、评价密切相关,有更好的医药器械援助支持。

总的来说,中国患者互助组织的历史是一个从自发组织到有序发展,从线下到线上,从单一病种到多病种的过程。这些组织在为患者提供帮助和支持的同时,也在推动社会对疾病防治的关注和理解方面,起到了重要的作用。

（二）中国癌症患者互助组织的发展展望

中国癌症患者互助组织在未来的发展方面,将会面临诸多挑战与机遇。

1. 快速增长的需求　中国的癌症患者数量预计将持续增长。人口老龄化和生活方式的变化使得心脑血管疾病和癌症的发病率逐渐上升,癌症疗效的进步也使得与肿瘤共存的患者人数大大增加,这将导致癌症患者互助组织需要服务的群体规模增大。

2. 提高公众意识　随着癌症发病率的提高,公众对癌症的认识和预防意识将成为互助组织工作的一个重点。组织需要加大力度进行科普宣传,推广健康生活方式,提高早期筛查和诊断的意识。

3. 政策与立法支持　互助组织在未来的发展有望得到政府更多的政策支持和立法保障。政府可能会出台更多关于癌症防治、药物可及性和医疗保障的政策,为癌症患者提供更好的治疗环境。

4. 科技与医疗进步　随着医疗科技的进步,新的治疗方法和技术将不断涌现。互助组织需要紧跟这些变化,为患者提供最新的治疗信息和渠道。

5. 药物可及性　虽然已有多种高价抗肿瘤药物降价并纳入医保范畴,但仍有大量患者难以负担高昂的医疗费用。互助组织将继续为提高药物可及性而努力,争取更多药品降价或捐赠,使抗肿瘤药物更加普及。

6. 社会支持与捐赠　互助组织将继续寻求社会各界的支持与捐赠,扩大资金来源,为癌症患者提供更多援助。同时,组织也需要加强内部管理,确保资金的合理使用和透明度。

7. 国际合作与交流　中国癌症患者互助组织需要进一步加强与国际组织的合作与交流,从"引进来"到"走出去",引进国外的成功经验,共同推动癌症防治事业的发展。

8. 心理支持与社会关怀　癌症患者不仅要面对身体的病痛,还需要应对心理的压力。互助组织将进一步提供心理支持服务,同时倡导社会给予癌症患者更多的关怀和理解。

综上所述,中国癌症患者互助组织在未来将继续致力于为癌症患者提供全方位的支持,推动癌症防治事业的发展,提高患者的生存率和生活质量。

二、中国癌症患者互助组织的价值与意义

在我国,癌症的发病率和死亡率持续上升,越来越多的个人和家庭承受着癌症带来的痛苦。社会支持最早在精神疾病及医疗康复领域被提出,指的是来自他人的关心和支持。在社会支持理论中,社会支持主体指的是重要他人或其他各种社会主体。在提供社会支持的过程中,癌症患者互助组织应运而生,与专业支持相互支撑,为患者及其家庭提供了巨大的支持。下面将从三个方面探讨中国癌症患者互助组织的价值与意义。

(一) 对医疗诊治过程的支持

1. 提供信息咨询　癌症患者在就诊过程中,往往存在信息不对称的问题。互助组织通过提供经过筛选的,可信的专业医疗信息,帮助患者了解病情、治疗方案和药物疗效,使患者能够更好地参与治疗

决策。此外,互助组织还定期邀请专家进行研讨和演讲,提高患者的医学素养,增强自我管理能力,也加深了专业医务人员对患者需求的了解,从而能够为患者制订个性化的诊疗方案。同时癌症患者互助组织通过让专业人员提供信息,提高患者对疾病的认知,提高预防意识。

2. 提供心理支持 癌症治疗过程中,患者及家属往往会面临巨大的心理压力。互助组织通过心理辅导、团体治疗等方式,帮助患者和家属调适心理,增强战胜病魔的信心,进而提高疾病诊疗的依从性,使得医疗方案能够顺畅、高效、完整地完成,改善疾病治疗效果。

3. 整合社会资源 互助组织通过整合社会资源,为患者提供医疗救助、慈善捐助等服务。通过与政府部门、医疗机构、企业和社会团体合作,为患者争取优惠政策、药品降价等福利,降低治疗成本,提高治疗效果。癌症患者互助组织还可以进行特定行业的支持和倡导,就影响癌症患者的问题发表意见,协助地方甚至国家制定或改变癌症政策问题的尝试。另外还可以通过支持临床试验来倡导癌症研究,协助制订临床试验方案和知情同意书,参与社区外展和临床研究教育,帮助减少参与临床研究的障碍,并招募患者参加特定的临床试验。

(二) 对患者及患者家庭的支持

癌症患者互助组织对患方的支持基于同辈支持的机制,主要有生活经验的应用、情绪陪伴、集中力量提供社会支持和实际支持以及扮演帮助者的角色。同辈支持被认为是同等的个体给予他人帮助和鼓励的过程,核心属性是情感、信息和评价支持。目前癌症患者的同辈支持在国内也受到越来越多的关注,热点研究的疾病主要涉及乳腺癌等,在接受来自医护人员提供的专业支持的同时,患者也希望从病友的经验中了解更多关于疾病的应对策略。

1. 生活照料 癌症患者互助组织可以为患者提供生活上的关爱和帮助,如定期探望、生活照料、子女教育、交通协助等。在患者家庭遇到困难时,互助组织可以及时伸出援手,通过经济援助,帮助家庭渡过难关。

2. 经验分享　同辈可以在提供社会支持的过程中,分享疾病诊疗过程中的治疗经验和副作用应对经验,以及生活中的其他经验。例如通过使用假发、围巾应对化疗可能引起的脱发问题,如何在各种治疗前准备所需物品,分享专业或科普书籍等,为患者及其家人提供情感和实际支持。

3. 康复指导　癌症患者互助组织可以为患者提供专业人员主导或同辈主导的康复指导,如康复训练、饮食调理、运动锻炼等,帮助患者提高生活质量。有研究表明乳腺癌患者术后接受同辈指导进行患肢功能锻炼,同辈的鼓励有助于缓解患者的知觉压力,提高功能锻炼的达标率,促进肩关节功能恢复。

4. 情感支持　癌症患者在治疗过程中,往往需要面对孤独、无助和恐惧情绪。互助组织通过举办各类活动,促进患者之间的交流与互动,让他们感受到关爱和温暖,传递乐观情绪,减少孤独感。同时,互助组织还鼓励患者家属参与,增进家庭情感纽带,共同战胜病魔。一项荟萃分析结果显示,同辈支持在缓解乳腺癌患者负性情绪、提高生活质量方面取得良好效果。乳腺癌患者在同辈支持项目中增强了疾病应对能力,改善了负性情绪,摆脱了社会孤立,重新燃起生活的希望。

(三) 对社会功能康复的支持

1. 职业康复　癌症患者互助组织可以为癌症患者提供职业培训和就业指导,帮助他们重新融入社会,实现自我价值。一项基于同辈支持干预特征和同辈反馈理论,应用于青年癌症患者的同辈支持方案就有效地提升了同辈支持感,增强了患者重返工作岗位的信心。

2. 社会融入　癌症患者互助组织通过举办各类活动,促进患者与社会各界人士的交流,提高患者的社交能力,帮助他们重新融入社会。例如互助组织可以通过举办比赛、午餐或晚餐会、戏剧或音乐会、时装表演和拍卖会,调动患者的社会参与度,提升社会融入感。

3. 公共倡导　癌症患者互助组织通过积极倡导社会关爱癌症患者,提高公众对癌症防治的关注度,为患者营造一个良好的社会环境。

综上所述,中国癌症患者互助组织在支持医疗诊治、关爱患者家庭、促进社会功能康复等方面发挥着重要作用,能与医疗资源形成高效互补,同时有效地利用社会资源,缓解社会压力。目前国内癌症患者社会组织的参与度并不高,即便是社会关注度较高的乳腺癌领域,患者的社会参与程度依然较低,所获得的组织支持不足。随着我国癌症发病率的持续上升,癌症患者互助组织的价值与意义愈发凸显。政府部门和社会各界应高度重视癌症患者互助组织的发展,加大对互助组织的支持力度,促进患者的社会参与,有效建立患者间及组织间信息交换和经验分享的社会网络,让更多癌症患者受益。

三、中国癌症患者互助组织的实践与实例

伴随着经济社会的发展和癌症诊治技术的不断进步,癌症患者的互助行为逐步由零散向组织化、规模化发展。中国癌症患者互助组织起始于东部发达地区,1989 年成立、1993 年正式注册成为社会组织的上海市癌症康复俱乐部是中国最早成立的互助组织之一。此后 20 年间,癌症患者互助组织方兴未艾,在癌症患者康复过程中起到了信息支持、情绪情感支持和社会支持的作用,其重要性也日益凸显。我们以上海市癌症康复俱乐部(以下简称"上海癌症俱乐部")和复旦大学附属肿瘤医院妍康沙龙(以下简称"妍康沙龙")为例,就癌症患者互助组织的建设、实践与实例进行讨论。

(一) 中国癌症患者互助组织的建设

通过梳理上海癌症俱乐部、复旦大学附属肿瘤医院乳腺外科妍康沙龙等互助组织的组织架构和发展历程,不难发现癌症患者的互助组织通常是指一群同样罹患癌症(同病种或者不同病种)的人,自发或由专业人员发起,共同面对癌症诊治及康复过程中遇到的问题和困难,分享各自经验和认识的组织。系统梳理上述两个互助组织,我们发现其建设和实践过程中有如下特征。

1. 其成立和发起由一个核心人物倡导,其建立、发展以及发展方向均深受领袖个人人格魅力的影响,如上海癌症俱乐部由袁正平先生倡导发起,袁先生一直担任会长近 30 年;妍康沙龙则是由复旦

大学附属肿瘤医院终身教授沈镇宙发起成立。这两个机构的发展至今都仍受到两位创始人深刻的影响。

2. 其发起初衷均为帮助癌症患者面对诊治过程中的问题、促进癌症患者的生理 - 心理 - 社会康复,将公益性立为组织的基本原则,并由此组织一系列活动。

3. 组织的活动最初主要为信息支持和经验分享,而后发展出各类文娱活动和患者互助志愿者服务。

4. 强调参与者的平等身份。尽管随着组织机构的完善,会有不同分工如会长、副会长、组长等,但这些分工并不能改变身份平等的原则。

5. 致力于建立一个互助支持网络,对专业的医疗资源有较高依赖性。

以上是从两个发展成熟度较高的组织中提炼、总结出的癌症患者互助组织建设过程中的核心要素,但是从发展的角度看,有稳定的患者来源、定期开展活动、科普宣教、志愿服务组织等都是互助组织能够持续发展的重要影响因素。

(二) 中国癌症患者互助组织的实践

从现实角度看,目前国内的癌症患者互助组织大体上可以分为以下三类: 由专业医疗机构发起、由患者(或康复患者)自发发起、专业医疗机构和患者共同组织紧密合作。

由专业医疗机构发起的癌症患者互助组织较多,如"妍康沙龙""汝康沙龙"等。尽管具体组织形式不同,但这些组织均是由专业医疗机构发起,并由组织主导机构设置、活动内容等。

上海癌症俱乐部则是由患者自发组织的典型代表,尽管深受癌症诊治领域专家的深刻影响,但整体上其建设、活动组织等均是由俱乐部自行决定的。他们并不依托某一个医疗机构或科室发展,而是与医疗机构形成了更为开放性的专业支持关系。

专业医疗机构和患者共同组织、紧密合作的癌症患者互助组织相对较少,但上海粉红天使癌症病友关爱中心属于此列。该组织由乳腺癌康复患者陆女士发起成立,密切联络上海交通大学医学院附属瑞金医院乳腺外科团队,在组织成立、发展过程中形成紧密的联合体。

(三) 中国癌症患者互助组织的实例

本部分将以上海癌症俱乐部和"妍康沙龙"为例,分析患者(康复患者)自发组织和医疗机构发起的癌症患者互助组织的实践实例。

1. 上海市癌症康复俱乐部(以下简称"俱乐部") 1989 年由袁正平先生发起成立,1993 年正式成为社会团体法人,强调癌症生存者管理和自我管理,设立理事会、常务理事会、监事会等机构,定期选举领导班子,每月召开会长会议决议及日常工作任务,每年举办区块站长以上骨干培训,定期组织同行业经验交流和研讨。

经过 30 余年的发展,在 21 个区成立了癌症康复俱乐部、康复协会,下设 187 个康复站点,形成了市、区、街道(乡镇)的三级管理网络。坚持以"群体抗癌、超越生命"为宗旨,开展各项有效的患者康复活动,逐步形成了较为系统专业的,为癌症患者康复服务的模式,被媒体和大众称为群体抗癌的"上海模式"。其主要服务内容包括以下几个方面。

(1)康复学校。1993 年起发起成立癌症康复学校,累计举办 98 期,6 500 余位癌症患者毕业,连续三周开展包括支持小组、意向引导、音乐治疗、认知行为治疗、放松训练、健康教育等培训内容。1998 年起精简课程内容,形成为期 3 天的爱心康复营。

(2)社区站点每月开展一次心理咨询、经验交流、健康讲座、文体等活动。

(3)建立官方网站和出版电子读物,每年发放给会员 4 期。

(4)建立包括肝移植、肝癌、无喉复声、妇科癌症、造口、乳腺癌、血液、肠癌、胃癌、肺癌、泌尿系统等多个康复指导中心。

(5)在医院设立癌症资源中心,提供健康宣教、同病互助等服务。

(6)开展文体活动、建立安宁疗护志愿服务项目等。

然而,由于其与医疗卫生机构合作不深入,导致其发展在一定程度上面临困境。

2."妍康沙龙"　"妍康沙龙"是由著名肿瘤专家、复旦大学附属肿瘤医院终身教授沈镇宙教授发起,香港慈善家夏丽君女士资助,依托复旦大学附属肿瘤医院乳腺外科、上海市乳腺癌临床医学中心主办的乳腺癌患者康复俱乐部。沙龙于2003年8月8日正式成立,其会员主要为复旦大学附属肿瘤医院治疗的乳腺癌患者,以"关爱、支持、互助、促进康复"为宗旨,依托医院乳腺外科的专业实力,从专业的角度,给乳腺癌患者以支持、指导和帮助。同时建立一个医患之间、患患之间互相交流的平台,从而积极地促进患者健康的恢复,是首家由医院创办的癌症康复俱乐部。"妍康沙龙"的负责人由医院乳腺外科的资深医护担任,成立由患者构成的核心组,决定日常工作事宜。

"妍康沙龙"致力于乳腺癌患者的全程管理,2015年设立全国首个乳腺癌全程管理平台——"妍康e随访",为乳腺癌患者建立个体化随访档案;设立"妍康学苑",每月一次开展线上线下乳腺癌防治科普;出版《关爱·自信:沈镇宙教授谈乳腺癌》《你并不孤单:和乳腺癌康复专家一起迎接更好的自己》等科普读物;设立互助会,由康复患者担任会长,设立舞蹈队、合唱团、旗袍队等文体活动小组,建立文宣组负责日常宣传推广,遴选优秀康复患者组建探视组,经培训考核合格后,每周三深入医院服务新病友。"妍康沙龙"还将自己的发展经验输送到国外,与美国、马来西亚、韩国等多个国家的乳腺癌患者团队开展大型公益交流活动。"妍康沙龙"的成立和发展与医疗机构有着"深度绑定",其患者自主发展、患者自治受到一定程度的制约,今后如何取得平衡有待进一步探索。

本部分仅就中国癌症患者互助组织的进展及价值进行了讨论,梳理了中国癌症患者互助组织的历史、现状和展望,明确互助组织在患者的诊治及康复过程中,对患者家属支持和患者社会功能康复均有重要作用。概要性地分析了上海市癌症康复俱乐部和复旦大学附属肿瘤医院"妍康沙龙"这两个癌症患者互助组织的建设和实践。癌症患者互助组织的发展目前还处在初步阶段,相信随着癌症诊治技术的发展、人民生活水平的不断提高、新信息技术的应用,癌症患者互助组织的高质量发展时代即将到来。

参考文献

［1］郝春东, 柏立华. 特殊群体心理学 [M]. 哈尔滨: 黑龙江大学出版社, 2012.

［2］侯钧生. 西方社会学理论教程 [M]. 天津: 南开大学出版社, 2001.

［3］刘琦. 笑着·活着 [M]. 北京: 北京时代华文书局, 2014.

［4］袁正平. 第三人生 [M]. 上海: 上海中医药大学出版社, 2000.

［5］陈洁. 民间志愿服务组织管理情况探析: 以上海市癌症康复俱乐部为例 [J]. 社会福利 (理论版), 2013 (10): 55-58.

［6］周林刚, 冯建华. 社会支持理论: 一个文献的回顾 [J]. 广西师范学院学报 (哲学社会科学版), 2005, 26 (3): 11-14.

［7］李文华. 社会支持理论视角下困境儿童同辈群体融入的小组工作介入——以北京市潮县镇儿童驿站为例 [D]. 天津: 天津理工大学, 2022.

［8］WATSON E. The mechanisms underpinning peer support: A literature review [J]. J Ment Health, 2019, 28 (6): 677-688.

［9］DENNIS C L. Peer support within a health care context: A concept analysis [J]. Int J Nurs Stud, 2003, 40 (3): 321-332.

［10］焦杰, 年伟艳, 武佩佩, 等. 同伴支持在国内癌症患者中应用的文献计量分析 [J]. 天津护理, 2020, 28 (4): 421-425.

［11］佘桂芳, 雷青, 李娜, 等. 基于 Citespace 的同伴支持在护理领域研究的知识图谱分析 [J]. 长治医学院学报, 2023, 37 (2): 121-126.

［12］吴小芳, 乔楠, 徐维. 同伴支持下阶段性患肢功能锻炼在乳腺癌术后患者中的应用 [J]. 中国医药导报, 2021, 18 (7): 189-192.

［13］HU J, WANG X, GUO S, et al. Peer support interventions for breast cancer patients: A systematic review [J]. Breast Cancer Res Treat, 2019, 174 (2): 325-341.

［14］吴媛, 张玉玺, 王楠楠, 等. 乳腺癌患者参与同伴支持体验质性研究的 Meta 整合 [J]. 中华护理杂志, 2023, 58 (7): 800-808.

［15］李丽君. 同伴支持干预对青年癌症患者心理痛苦的影响研究 [D]. 长沙: 中南大学, 2022.

［16］侯茹男. 社会资本对乳腺癌患者心理健康和生命质量的影响研究 [D]. 济南: 山东大学, 2022.

第二节 以患者为中心的肿瘤随访现状及未来展望

黄登敏 中国医学科学院北京协和医学院
刘远立 中国医学科学院北京协和医学院

一、肿瘤患者长期随访的必要性

长期随访在肿瘤患者的诊疗管理中至关重要,既是优化个体化治疗的重要环节,也是推动临床科研和公共卫生战略发展的核心举措。

（一）临床诊疗决策需求

在肿瘤诊疗过程中,患者病情的动态变化和治疗反应具有高度个体化特征。医师需要定期获取随访反馈,以调整诊疗策略、优化用药方案,并及时发现潜在的不良反应或疾病复发迹象。此外,定期随访可促进医患共同决策,提高患者依从性,增强治疗的有效性和安全性。

（二）患者未被满足的医疗需求

随着快速康复护理理念的兴起,肿瘤患者住院时间缩短,但院后阶段的健康管理需求未得到充分满足。具体表现为:①普适性问题缺乏引导。如如何预约复诊? 如何正确管理慢性病或合并症? 如何获取用药指导? ②医学特异性问题缺乏专业化通俗易懂的指导。如针对特定术后不良症状或治疗相关副作用的处理建议。③患者常忽略出院医嘱中的复查安排和辅助治疗方案的持续管理等,定期随访可及时提供复查提醒和就诊引导。同时由于肿瘤患者的特殊性,定期随访还可提供心理支持。部分肿瘤患者在术后或治疗后期可能面临焦虑、抑郁等心理困扰,个性化的健康宣教和心理干预有助于提高患者生活质量,增强治疗信心。

（三）科研需求

随着精准医学和个体化治疗的发展,肿瘤的诊疗手段和药物不断迭代优化。长期随访可追踪患者的生存情况及健康结局,积累高质量的临床数据,为不同治疗策略的疗效和安全性提供循证依据。此外,随访数据有助于探索新的生物标志物、优化风险分层模型,并指导未来的临床试验设计。

(四) 响应国家战略规划需求

规范化的长期随访不仅关乎个体健康管理,也是国家癌症防控体系建设的重要组成部分。通过系统性随访,可监测我国主要癌种的五年生存率,提供精准的生存率数据,为政策制定和医疗资源配置提供科学依据。基于真实世界数据(real-world data,RWD)的收集和分析,有助于完善国家癌症登记系统,推动我国癌症防治策略的优化与实施。

二、肿瘤患者随访的核心内容及目标

长期随访是肿瘤患者全病程管理的重要环节,其核心目标不仅限于疾病监测,还涉及治疗优化、生活质量提升和医患协同管理。针对不同阶段的患者,随访的重点内容有所侧重,涵盖从疗效评估到康复支持的全方位健康管理。

(一) 预后疗效的"监测 - 预警 - 干预"

随访的核心任务是建立动态健康监测体系,精准追踪患者的疾病进展和治疗效果,并在异常情况出现时及时干预,以优化个体化治疗策略。通过定期收集患者的影像学、实验室检查等临床病理信息,以及患者不良症状的报告数据,以量化评估短期及长期治疗效果。基于随访数据,结合人工智能辅助分析或多变量预测模型,识别肿瘤高复发风险患者,提前预警并制订个性化干预措施。根据随访反馈动态化调整药物剂量、联合用药策略与支持性治疗,以改善疗效并减少不良反应,实现治疗方案的持续优化。

(二) 依从性管理

患者依从性是影响治疗结局的重要因素,随访的作用不仅在于提供医学监测,还需通过行为干预和精准管理,提高患者对治疗计划的执行力。通过智能提醒系统(短信、APP 通知、电话随访等)确保患者按时完成影像学、血液学检查,提高复查到诊率。同时还可以利用电子药盒、智能随访工具等,提高患者的用药规范性,减少因遗漏服药或擅自调整剂量导致的治疗失败风险。通过为患者提供个体化的饮食与康复运动指导,如术后饮食过渡(流食 - 半流食 - 固态)、运动康复(步态训练、肺功能锻炼)等,帮助患者逐步恢复正常生理功能,提升生活质量。

(三) 加强健康宣教与促进医患沟通

随访不仅是数据的收集过程,更是加强患者健康管理意识、优化医患沟通,进一步提供持续医疗服务的重要手段。通过提供科学专业、通俗易懂的医学知识,提高患者的健康素养,使其能更主动地参与到治疗和康复管理中来。根据患者的癌种、治疗阶段及个体需求,推送定制化的健康宣教内容,如术后伤口护理、用药安全、饮食指导等,帮助患者更好地理解并管理自身健康状况。指导患者识别可能存在的异常信息,如术后不良反应、并发症或复发信号等,鼓励患者及早反馈,提高医疗响应效率。构建持续、便捷的医患沟通平台,使患者在非就诊期间也能获得及时的医学指导,增强其对治疗的信心。

三、肿瘤患者随访现状及局限性

当前,肿瘤患者随访的主要模式包括传统随访(电话 / 短信 / 门诊)、基于社交平台群聊(如微信群)的随访模式,以及近年来兴起的远程医疗平台随访模式。然而,这些模式在实际应用中均存在不同程度的局限性,影响了随访的长期有效性和可持续性。

(一) 传统随访模式(电话 / 短信 / 门诊)的局限性

传统随访主要依赖电话 / 短信随访和定期门诊复查,这种模式在医疗体系中应用已久,但随着医疗资源紧张、患者数量增长,逐渐暴露出以下问题:一是人力物力消耗大。电话随访需由医护人员逐一联系患者,耗费大量时间、人力、物力资源,随访覆盖率和频率受限。门诊随访要求患者定期到院复诊,但部分患者因距离、经济负担或身体状况等原因无法按时复查,影响随访的连续性。二是数据存储与管理困难。随访信息大多以纸质或电子病历的补充记录形式存在,缺乏标准化的数据录入和管理机制,导致信息难以长期追踪和有效利用。三是"数据孤岛"现象严重。各医院独立管理随访数据,缺乏统一的随访数据库,不同医院的数据标准不统一,限制了跨机构的数据共享和整合,影响科研和政策决策。四是数据质量参差不齐。随访信息主要依赖医师与患者的主观交流,受访谈技巧、患者表达能力等因素影响,信息完整度和准确性存在较大差异,难以形成高质量的临床数据库。最重要的是,传统随访模式下收集的患者数据碎片化程度严重,无法用于高质量的临床决策支持。传统随访数据多为零散记录,难以系统化整合,缺乏智能分析和实时反馈机制,难以支持医师优化个体化治疗决策。

（二）基于社交平台群聊随访模式的局限性

随着社交平台的普及,不同需求下的群聊随访模式逐渐兴起。然而,这种模式在实际应用中仍存在诸多局限性。基于社交平台搭建的医护-患者沟通群聊,常分为基于诊疗目的的群聊和基于科研目的的群聊。基于临床诊疗目的的群聊常由医院或科室建立患者交流群,由医师或护士定期发布健康科普、随访提醒等信息,以提高患者的疾病认知和依从性。然而此类群聊由于面向大量患者,难以针对个体病情提供精准化随访,因此无法满足患者的特异性需求。由于群聊人数较多,医师难以及时回复所有问题,可能因信息滞后引发患者不满。同时存在潜在的医疗合规风险,医师在群聊中提供的健康指导容易被视为院外行医,涉及医疗监管风险,若患者院后出现严重并发症甚至死亡等情况,容易引发医疗纠纷。而基于科研目的搭建的群聊通常由研究团队建立"一对一"患者随访群,通常为"患者＋家属＋医师/护士/研究人员"的模式,用于数据收集和随访管理。由于个别医师需管理多个患者群,工作强度大,随访任务容易成为额外负担。同时此类随访以特定研究项目为导向,项目结束后往往不再持续随访,导致患者长期管理断裂,此类"人工一对一随访模式"可持续性差,可推广性差。同时以上两种基于社交平台的随访模式都存在以下通病:一是文本信息难以定量化存储。群聊随访的交流内容多为文字,患者表达方式不规范,医师难以快速提取关键信息,数据缺乏结构化管理,不利于后续统一化储存与数据结构化处理。二是缺乏标准化医学语义解析。患者描述的症状较为模糊,如"感觉不舒服"可能涵盖多种不同的临床表现,医师需进一步询问才能明确,文本信息难以直接转换为标准化医学数据,不利于精准分析和临床决策。因此,基于社交平台收集的患者随访数据,存在数据存储零散、缺乏标准化录入,难以系统化管理等问题,严重影响其在科研数据分析、临床疗效评估中的应用价值。

(三) 基于远程医疗平台的患者随访的局限性

近年来,远程医疗技术发展迅速,不少医疗机构尝试使用远程医疗平台进行患者随访管理,如智能随访系统、远程问诊 APP 或小程序等。然而,这些平台在肿瘤患者管理中的应用仍存在一定局限性。当前开发的远程医疗随访多用于慢性病管理(如糖尿病、高血压等),专门针对单一癌种开发的特异性随访系统较少,难以满足肿瘤患者因病情复杂、多变及部分癌种进展迅速所需的精准、动态随访管理需求。同时由于肿瘤患者的随访需求涉及疾病监测、治疗调整、康复指导、心理支持等多方面,传统的远程医疗随访平台往往以 "统一模板" 方式进行,难以针对个体化需求提供精准支持。部分远程随访平台功能设计复杂,使用门槛较高,特别是老年肿瘤患者和低文化水平群体可能面临操作的困难,患者的交互体验有待提高,影响随访的依从性和数据质量。远程医疗平台的数据往往独立于医院电子病历系统,缺乏与临床信息的深度整合,医师在临床决策过程中仍需依赖传统随访模式获取关键信息,难以直接开展临床决策。此外,远程医疗平台若未采取严格的数据加密措施,可能存在患者信息泄露给第三方等风险。

综上所述,现有随访模式在可持续性、数据共享及管理、个性化服务、数字化适配性和安全性方面仍存在不足,未来随访模式需在智能化、标准化和数据安全方面进一步优化,以实现高效、精准的长期患者管理。

四、患者报告结局及其在随访研究中的应用

患者报告结局(patient-reported outcome,PRO)是近年来临床研

究和随访管理中的重要评价指标,能够从患者角度评估疾病对其健康状况、生活质量及治疗体验的影响。PRO 不仅在临床试验、疗效评估和健康经济学研究中得到广泛应用,还逐步成为精准医疗和个性化随访管理的重要工具。

(一) 患者报告结局的概念、类别及形式

2006 年,在患者报告结局协调组织会议上,美国食品药品监督管理局(FDA)将患者报告结局(PRO)定义为不经过医务人员或其他人的解释,直接来自患者的有关其健康状态任何方面的信息。美国 FDA 将 PRO 划分为以下四大类。

1. 患者不良症状信息(symptoms)　指患者在疾病进程或治疗过程中主观感受到的不适症状,如疼痛、恶心、疲劳等。这些症状报告对于临床医师调整治疗方案、优化患者管理至关重要。

2. 健康相关生活质量(health-related quality of life,HRQoL)　衡量患者在生理、心理和社会功能方面的健康状态,反映疾病和治疗对患者整体生活质量的影响。

3. 患者满意度(patient satisfaction)　评估患者对医疗服务、治疗效果、沟通体验等方面的主观感受,是衡量医疗服务质量的重要指标。

4. 患者健康相关行为(health-related behaviors)　包括吸烟、饮酒、运动、饮食习惯等生活方式因素,这些行为可能影响疾病预后和健康结局,在慢病管理和癌症康复中具有重要意义。

PRO 的核心价值在于强调“以患者为中心”的理念,使患者的主观感受成为临床决策和研究的重要依据。为了确保 PRO 在随访研究中的可靠性和有效性,PRO 测量工具通常以标准化量表的形式呈现,既往以传统纸质版量表形式进行数据收集,但存在收集效率低下,易受填写错误或数据缺失等局限性。近年来随着互联网发展迅速,纸版量表已逐渐迭代为电子版量表,可通过手机应用、小程序或远程医疗平台采集 PRO 数据,提高了随访依从性和数据质量。同时部分研究机构目前还开发了计算机自适应测评系统(computerized adaptive testing,CAT),可基于患者的实时反馈动态调整量表问题,提高测量效率,减少不必要的问题,提高患者的量表填写体验,提升量表信度。

(二)患者报告结局的科学性

PRO量表的开发和应用需符合严格的科学标准,以保证测量的准确性、稳定性和临床可解释性。美国FDA提出了严格的PRO量表开发流程,主要包括①患者认知性访谈(cognitive interviewing):以确保量表的题目表达符合患者的文化理解习惯,减少歧义和偏倚。②测量学特性检验:开发量表需经过信度(reliability)、效度(validity)、反应度(responsiveness)等测量学指标的验证,确保其能准确反映患者的真实感受。③跨文化适应(cross-cultural adaptation):当量表在不同的语言和文化背景下使用时,需经过严格的翻译和验证过程,确保测量结果的可比性和一致性。

(三)患者报告结局的应用场景

患者报告结局在随访研究和临床实践中具有广泛的应用价值,能够帮助医师更全面地了解患者状态,优化疾病管理和治疗策略。主要应用场景包括①症状监测:PRO可实时记录患者的不良症状变化,如疼痛、疲劳、恶心等,便于医师及时干预。相关研究表明,采用PRO进行远程症状监测可提高肿瘤患者的生存率,并减少不必要的急诊率和住院率。②生活质量评估:通过HRQoL量表评估患者在生理、心理、社交等方面的健康状况,为制订个性化随访方案提供依据。同时在肿瘤治疗过程中,生活质量评估可帮助医师在疗效与副作用之间找到平衡点,优化治疗方案。③追踪治疗副作用:传统的副作用报告通常依赖医师评估,可能低估患者的真实感受,而PRO能够弥补这一不足,提供更全面的治疗耐受性数据。④作为临床随机对照试验中的结局指标:PRO在临床试验中可作为主要或次要终点,评估新药或新疗法对患者症状、功能和生活质量的影响。近年来,多个癌症药物的临床试验已将PRO数据纳入关键疗效指标,以提高试验结果的临床可解释性。⑤用于药品监测与真实世界研究:评估真实世界环境下药品的长期安全性和有效性,有助于建立患者中心化的精准医学数据库,支持政策制定和医疗资源优化。

五、肿瘤患者核心量表体系分析

肿瘤患者的随访管理需要借助经标准化开发及验证的 PROs 量表来精确捕捉疾病进展、不良症状、生活质量、治疗满意度等关键指标。根据开发人群和使用目的的不同,应用于肿瘤患者的 PROs 量表可分为普适性量表和特异性量表。

(一) 普适性量表

常用的普适性量表包括:①不良症状量表,这类量表用于评估患者的症状表现,通常涵盖疲劳、疼痛、恶心、呕吐等症状。例如,EORTC QLQ-C30 量表是国际上广泛应用的癌症患者症状评估工具。②生活质量量表,生活质量量表主要用于评估肿瘤患者在治疗过程中的整体健康状况和生活质量。例如,FACT-G 量表用于评估癌症患者的生理、心理、社会和功能方面的生活质量。③患者满意度量表,用于评估患者对治疗过程、治疗效果以及医疗服务的满意度。这些量表虽然在临床中得到了广泛应用,具有较强的通用性,但由于肿瘤种类、治疗方案和患者个体差异的影响,其适用性在某些情况下可能受到限制。例如肺癌患者和乳腺癌患者的症状表现、治疗副作用及生存期等方面存在明显差异,普适性量表可能无法有效反映这些细节。因此,随着肿瘤治疗的发展和个性化医疗的需求,特异性量表逐渐成为亟待开发的方向。

(二) 特异性量表

针对不同癌种和治疗方式的特异性量表逐步成为肿瘤随访管理中的重要工具,这些量表能够更精准地捕捉患者的症状、治疗效果和生活质量变化。特异性量表的出现有助于提高肿瘤患者的管理水平,并为临床决策提供更细致的数据支持。特异性量表可分为:①癌种特异性量表,即根据不同癌种的特点开发的量表,例如 QLQ-BR23 是专门为乳腺癌患者设计的量表模块,属于 EORTC QLQ-C30 量表的扩展部分。②器官特异性量表,即根据患者患病器官而单独设计的评估工具,例如 QLQ-OG25 胃肠道癌症量表,此量表用于评估胃肠道癌症患者在接受治疗过程中的消化系统症状及其生活质量。③治疗方式相关量表,即针对不同治疗方式开发的评估工具。例如针对靶向药物和免疫治疗引起的特异性副作用,如皮疹、免疫相关炎症等症状进行评估的量表。

(三)量表选择策略

在肿瘤患者的随访过程中,量表的选择至关重要。为了最大限度地提高评估的科学性和临床适用性,应根据临床场景的需求,采用复合应用模式,选择合适的量表工具,综合考虑不同癌种、不同治疗方式、不同评估目的和患者的个体差异,确保随访评估的全面性和精准性。

六、基于患者报告结局的肿瘤患者智能随访模式展望

随着技术的进步,基于患者报告结局(PRO)的肿瘤患者智能随访模式在提高随访效率、精准度和个性化方面展现出巨大的潜力。结合现代人工智能、机器学习和大数据分析技术,未来的智能随访模式将不仅局限于传统的症状监测,而是向更深层次的精准医疗、个性化健康管理和数据共享模式发展。与此同时,新技术的不断涌现对伦理审查和法律法规提出了更高要求,亟待建立与之配套的规范体系。本部分将重点探讨基于 PRO 的肿瘤患者智能随访模式在核心技术架构、数据安全、个性化需求、可持续发展模式以及面临的伦理挑战和监管难点等方面的未来展望。

(一)核心技术架构

智能随访模式的核心技术架构包括自然语言处理(NLP)、机器学习模型以及计算机自适应系统等核心技术。这些技术能够帮助精准地分析患者反馈信息、预测疾病风险并实时调整随访策略。在随访过程中,患者常通过自由文本方式表达症状和感受。NLP 技术能够自动识别并分析这些文本内容,将患者的主观描述转化为标准化的医学数据。例如,患者提到的"感觉很虚弱"或"腿部疼痛"可以自动转化为癌症治疗相关不良事件标准分级。这不仅能提高数据处理的效率,还能减少人工判断的误差。通过机器学习模型,智能随访

平台可以根据患者的历史数据、疾病阶段、不良症状数据等，进行肿瘤复发等临床结局的预测预警，并在预警期内及时引导患者复查就医，从而便于医护人员及早采取预防或治疗措施，提升患者预后。计算机自适应系统（computerized adaptive testing，CAT）可基于患者具体反馈动态调整量表问题的难度和相关性，从而生成个性化、精准的评估量表，避免了冗长和不相关的内容，能显著提高患者的参与度和量表的信度。

（二）数据安全与数据共享

随着肿瘤患者随访数据的数字化，数据的安全性和共享成为亟待解决的关键问题。联邦学习是一种分布式学习技术，它能够在保证数据隐私的前提下，实现多中心数据的共享和模型的训练。通过联邦学习，各医院和研究机构可以在本地保留患者数据，而无需将数据上传至中央服务器。该技术在肿瘤患者随访中的应用，能够有效整合不同医疗机构的患者数据，提升随访分析的准确性，同时保障患者的隐私，促进数据的互通与整合。此外，随着可穿戴设备和智能硬件的普及，肿瘤患者的健康监测将不再局限于传统的临床病理数据和患者报告结局数据，可加入可穿戴设备采集的患者生理状态实时监测数据，构成多源数据库，有助于实现实时动态的患者健康管理。

（三）交互良好，满足患者多层次个性化需求的随访平台

智能随访系统不仅要精准、快速地处理数据，还要注重患者的参与感和互动体验，以确保随访的高依从性，从而降低失访率。在随访过程中，患者不仅仅需要症状监测和健康评估，还需要个性化的健康宣教和情感支持。智能随访平台应根据患者的疾病阶段、治疗方案和症状反馈，提供个性化、专业化、通俗易懂的健康宣教内容，提供恰当的康复指导和心理疏导。此外，平台应具备简洁易操作的用户界面，确保各类患者（尤其是老年患者）能便捷使用，以避免数字鸿沟。

（四）随访模式的可持续性

智能随访系统不仅需要在技术上具备高效性和可靠性，还需要在可持续性方面做好规划。为了确保智能随访平台的长期发展和不

断优化,需构建医学类人工智能大模型,并开发针对单一癌种的大模型,使其在特定癌种的随访过程中具有更强的应用价值。通过不断吸取医学知识图谱、输入医学指南和最新研究成果,平台可以及时更新并优化治疗方案和健康管理策略。此外,随着患者数据量的不断增长,平台还需要建立完善的数据追溯机制,确保每一条数据的来源和变动都有明确记录。第三方随访平台应加强信息安全防护,确保患者隐私的安全性,防止数据泄露和滥用。通过这样的技术架构和模式创新,基于患者报告结局的智能随访系统将减轻医护人员的工作负担,实现精准、高效、个性化的患者随访服务,推动肿瘤随访模式向智能化、个性化、精细化发展。

(五) 智能化肿瘤患者随访平台的伦理风险

1. 健康不平等　智能随访平台主要依托智能手机、电脑、平板等电子设备为患者提供服务。然而,经济收入较低的患者往往难以拥有或更新此类设备,因而在信息获取、服务利用和健康管理上与其他患者存在明显差距,进而加剧了"数据鸿沟"和"健康不平等"的问题。与此同时,为提升平台用户黏性和市场竞争力,部分随访平台提供"院外紧急情况绿色就诊通道"等增值服务,可能导致有限的医疗资源在不同群体间分配不均,进一步弱化弱势群体获得及时医疗服务的机会。因此,在推广智能化随访平台时,必须充分考虑经济和技术资源分布的不均匀,探索优化配置和差异化支持机制,避免因技术普及而加剧社会医疗资源的不平等。

2. 院外医疗行为的法律边界与风险管控　部分智能随访平台为方便患者出院后继续咨询,为患者与其主治医师建立在线沟通机制。这种模式在一定程度上提高了医疗服务的便捷性,但同时也存在院外行医的法律风险,即医师在未进入医院正常就诊流程的情况下提供诊疗建议,可能涉及违规操作。此外,若患者在出院后出现严重不良症状或并发症等情况,而平台所提供的健康宣教或自动回复信息,若未能基于最新、最准确的临床证据给出专业指导,容易使患者误判病情,从而延误就医或采取不当治疗措施。因此,有必要建立明确的责任划分和风险预警机制,规范远程医疗服务的法律边界,确保患者在出现紧急情况时能够及时获得线下专业救治。

3. 医疗 AI 算法的临床可解释性与应用风险 利用患者随访数据及其他病历信息构建的人工智能模型,如肿瘤复发预测模型,通常会为患者提供明确的复发风险评分或风险等级(高、中、低)。然而,由于训练数据的局限性、算法偏倚、"黑箱效应"以及商业技术保密等因素,模型的预测结果可能存在误差或不适用于所有患者,且模型算法不能完全公开,从而影响临床决策。特别是在算法解释性不足的情况下,将预测结果直接应用于临床实践存在较大风险。因此,在推广基于 AI 的随访决策支持系统前,必须对模型进行严格的外部验证、交叉验证和性能评估,明确规定可应用于临床决策模型的性能指标标准,如灵敏度、特异度、ROC 曲线下面积等关键指标需达到规定阈值,同时必须在患者充分知情的基础上谨慎应用,以降低因算法错误引发的不良医疗后果。此外建议建立"算法责任追溯链",需明确数据标注方、算法开发方、临床验证方的三方责任分配机制。

(六)亟待出台相配套的法律法规,确保患者随访数据安全,明晰各方权责范围

1. 相关法律法规的监管现状 目前已有《中华人民共和国网络安全法》《中华人民共和国数据安全法》《中华人民共和国个人信息保护法》等法律对患者数据安全这类"敏感医疗健康数据"进行了基本规定,但针对智能随访平台所涉及的跨平台数据传输、远程医疗服务及数据共享等新兴问题,现行法律法规尚存在不足。需要进一步细化和扩展相关规定,明确随访平台、医疗机构和数据使用方(如药企、商业保险企业、政府相关部门、科研机构等)在数据收集、存储、传输和利用过程中的权利与义务,确保数据安全和患者隐私保护。

2. 数据收集与隐私保护的平衡 智能随访平台在遵循"最小必要原则"收集患者病历、疾病史等敏感信息的同时,又需汇集足够数据以支持其提供个性化健康宣教内容和针对性服务。因此,如何在确保患者隐私安全与提升服务质量之间取得平衡,是需要深度思考的问题。建议在法律法规中明确数据采集范围、使用目的和知情同意程序,同时设计合理的匿名化和脱敏处理措施,既保障临床精准管

理,又防止敏感数据滥用。

3. 医院 HIS 与随访平台的数据隔离与安全防护 为防止智能随访平台通过接口等方式非法访问医院 HIS 中的核心数据,必须在技术和制度层面建立严格的隔离措施。建议采用多重身份验证、加密传输、分层访问权限以及独立防火墙等技术手段,确保随访平台与医院内部系统之间有明确的数据访问边界。同时,建立完善的应急响应和安全监控机制,以防止潜在的数据泄露和网络攻击风险,确保医院数据安全。

4. 医疗数据资产的产权界定与利益分配 患者随访数据作为一种新兴数据资产,涉及多方利益主体,其中包括:①患者本人,作为数据主体,应享有隐私权、知情权及合理补偿权。②患者所就诊的医疗机构,作为患者病历数据的提供方,承担数据管理与安全保障责任。③智能随访平台运营商:作为患者随访数据的采集方,负责数据的整合、分析和应用,需依法保护数据安全。④数据应用机构:具有有限使用权,需确保患者知情同意及患者数据安全。如医保部门、商保等企业,可利用患者数据进行成本效益分析,推动医疗资源优化配置;如科研机构,可基于患者数据进行科学研究及公共卫生政策制定。当随访数据用于商业化时,如何明确各方的权责、确定合理的利益分配比例,并在保护最弱势群体(患者)的隐私及权益的前提下实现数据共享,均需在法律法规中予以明确。相关政策应兼顾公共利益与个人权益,通过透明、公正的机制促进多方共赢。

参考文献

---

[1] U. S. Department of Health and Human Services FDA Center for Drug Evaluation and Research, U. S. Department of Health and Human Services FDA Center for Biologics Evaluation and Research, U. S. Department of Health and Human Services FDA Center for Devices and Radiological Health. Guidance for industry: Patient-reported outcome measures: Use in medical product development to support labeling claims: Draft guidance [J]. Health Qual Life Outcomes, 2006, 4: 79.

［2］陈薇, 刘建平. 临床疗效研究中的患者报告结局 [J]. 中国中西医结合杂志, 2009, 29 (8): 746-749.

［3］DAI W, FENG W, ZHANG Y, et al. Patient-reported outcome based symptom management versus usual care after lung cancer surgery: A multicenter randomized controlled trial [J]. J Clin Oncol, 2022, 40 (9): 988-996.

［4］石丘玲, 王旭. 基于患者报告结局的症状监测在药物警戒中的应用前景及方法学考量 [J]. 中国医药导刊, 2023, 25 (12): 1194-1199.

［5］韩凤芹, 陈亚平. 数字经济的内涵特征、风险挑战与发展建议 [J]. 河北大学学报 (哲学社会科学版), 2022, 47 (2): 54-61.